Krystian Manthey
Wa(h)re Gesundheit

Lektorat: Dr. Richard Reschika
Umschlaggestaltung: Gesine Beran, Turin
Coverfoto: © © shutterstock | Kenishirotie |
Serega K Photo and Video | j.chizhe
Innenteil, Layout/Satz: Wilfried Klei
Druck & Verarbeitung: Westermann Druck Zwickau

© Kamphausen Media GmbH, Bielefeld 2021
info@kamphausen.media | www.kamphausen.media

ISBN Printausgabe: 978-3-95883-543-6
ISBN E-Book: 978-3-95883-544-3

1. Auflage 2021

Bibliografische Information der Deutschen Nationalbibliothek

Die Deutsche Nationalbibliothek verzeichnet diese
Publikation in der Deutschen Nationalbibliografie;
detaillierte bibliografische Daten sind im Internet über
http://dnb.de abrufbar.

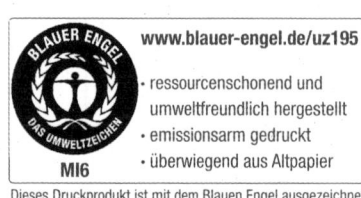

www.blauer-engel.de/uz195

· ressourcenschonend und
umweltfreundlich hergestellt
· emissionsarm gedruckt
· überwiegend aus Altpapier

MI6

Dieses Druckprodukt ist mit dem Blauen Engel ausgezeichnet

KRYSTIAN MANTHEY

WA(h)RE
GESUND
HEIT

DER GESUNDHEITSKOMPASS
IM THERAPIE-DSCHUNGEL

Jedes Buch = 1 neuer Baum

Mit diesem Buchkauf unterstützt du den Wandel zu einer nachhaltigen Gesellschaft, denn 80% meines Honorars spende ich an ...

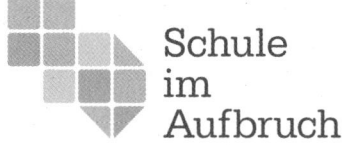

Schule im Aufbruch ist eine Initiative für ganzheitliche und transformative Bildung, die zu mehr Potenzialentfaltung unserer Kinder führen soll. Wir wollen Schulen, die die angeborene Begeisterung und Kreativität von Kindern und Jugendlichen erhalten und fördern. Dafür bedarf es einer neuen Lernkultur, vielfältiger Lernformate und einer wertschätzenden Haltung. Was wirklich zählt: Vertrauen, Wertschätzung, Beziehung, Verantwortung, Sinn.
Mehr unter: **www.schule-im-aufbruch.de/**

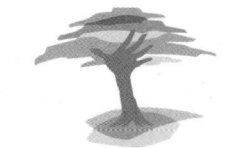

Eden Reforestration Projects ist eine global agierende, erfahrene NGO, die brachliegende Flächen wieder aufforstet. Für die Bepflanzung und anschließende Pflege der Wälder wird die lokale Bevölkerung mit fairer Bezahlung beschäftigt. Dadurch hilft das Projekt, extrem arme Regionen der Welt nachhaltig zu unterstützen.
Mehr unter: **edenprojects.org/user/krystianmanthey/**

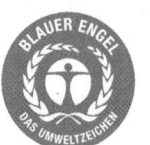

Zudem ist dieses Buch nach den Kriterien des Blauen Engel umweltschonend hergestellt und – im Vergleich zu herkömmlichen Büchern – gesundheitlich unbedenklich.
Mehr Infos unter: **www.blauer-engel.de/**

Vorbemerkung

Im Sinne des Gleichstellungsgedankens mögen Personalbezeichnungen wie Patient im weiteren Verlauf des Buches bitte im Sinne von Patient*innen verstanden werden, um neben dem weiblichen und männlichen Geschlecht auch alle Menschen zu inkludieren, die sich nicht zu einem der beiden Geschlechter zugehörig fühlen.

„Die Gesundheit ist zwar nicht alles, aber ohne Gesundheit ist alles nichts.“

Unbekannter Autor

Vorwort von Gerald Hüther

Dieses Buch von Krystian Manthey ist das Beste und Fundierteste, was ich bisher unter den zahlreichen kritischen Beiträgen über unser gegenwärtiges Gesundheitssystem gelesen habe. Das alles zusammenzutragen muss enorm mühsam und aufwendig gewesen sein. Und es so behutsam, leicht verständlich und kaum angreifbar zu formulieren ist eine hohe Kunst. Deshalb bin ich froh, dass der Kamphausen Verlag es nun einer breiten Öffentlichkeit zugänglich macht. Und ich verbinde damit drei Hoffnungen: Die erste besteht darin, dass es möglichst vielen Lesern die Augen dafür öffnet, dass es nicht möglich ist, die Aufrechterhaltung ihrer Gesundheit an irgendwelche Personen oder Einrichtungen abzugeben. Zweitens hoffe ich, dass unter den im Gesundheitswesen beschäftigten Personen eine Debatte darüber in Gang kommt, was es bedeutet, erkrankte Menschen so zu begleiten, dass sie wirklich wieder gesunden und nicht nur als wieder „arbeitsfähig" entlassen werden, um in die Gesellschaft eingegliedert werden zu können. Dazu gehört auch eine Klärung der Frage, was ein modernes Gesundheitssystem zu leisten vermag und was nicht. Und meine dritte Hoffnung besteht darin, dass die Leserinnen und Leser durch die Lektüre dieses Buches in die Lage versetzt werden, kritische Fragen zu stellen, und Argumente zur Hand haben, um nicht jede medizinische Behandlung schicksalhaft über sich ergehen zu lassen. Selbst denken zu können gehört ja zu den Herausstellungsmerkmalen unserer Spezies. Und erst diese Fähigkeit macht es uns möglich, uns selbst und das, was wir für unsere Gesunderhaltung brauchen, in Zukunft möglicherweise etwas besser zu verstehen als bisher.

Wir Menschen sind ja sonderbare Wesen. Keinem Tier und erst recht keiner Pflanze muss erklärt werden, was es oder sie tun sollte, um gesund zu bleiben. Sie alle, die Sonnenblumen und Kuckuckslichtnelken, die Grashüpfer und Nacktschnecken, die Dachse und Iltisse, ja sogar die Affen wissen von ganz allein, was ihnen guttut und was sie brauchen, um möglichst lange gesund zu bleiben, einen Fortpflanzungspartner zu finden und Nachwuchs zu bekommen. Ihre über viele

Generationen durch Mutation und Selektion optimierten genetischen Programme steuern die Herausbildung ihrer körperlichen Merkmale, die Regulation ihres Stoffwechsels, die Entwicklung ihres Gehirns und damit auch ihr jeweiliges Verhalten ganz von allein.

Wir stammen zwar von tierischen Vorfahren ab, sind aber doch ganz anders als sie unterwegs. Der Grund dafür ist unser zeitlebens lernfähiges Gehirn. Mit dem können wir so gut wie alles lernen, was uns andere Menschen beibringen, und noch besser all das, was sie uns tagtäglich selbst vorleben. Leider gehört dazu auch vieles, was uns später krank macht. Wir wissen nicht von allein, was gut für uns ist. Wir müssen es erst im Lauf unseres Lebens herausfinden, jeder und jede Einzelne, aber auch wir alle zusammen. Und wer nicht aus sich selbst heraus weiß, wo es langgeht, kann sich eben auch allzu leicht auf seiner Suche nach einem glücklichen, erfüllten und gesunden Leben verirren. Leider bemerken wir das aber oft erst dann, wenn es zu spät ist und wir bereits krank geworden sind. Denn hier liegt der große Unterschied zwischen uns und den Tieren und Pflanzen. Im Gegensatz zu ihnen lassen wir uns nicht von den aus dem eigenen Körper kommenden Signalen und natürlichen Empfindungen leiten, sondern von irgendwelchen Vorstellungen, die wir von anderen übernommen oder die wir uns selbst zusammengebastelt haben. Wir leben nicht so, wie wir sollten, um gesund zu bleiben, sondern wir leben so, wie wir das aufgrund dieser Vorstellungen für richtig halten. Selbst dann, wenn uns das danach gestaltete Leben krank macht.

Diese Vorstellungen bestimmen – und das macht Krystian Manthey sehr eindringlich im Kapitel über die Hauptursachen unserer sogenannten Zivilisationskrankheiten deutlich – den sich in der gegenwärtigen Welt ständig weiter ausbreitenden Lebensstil und die daraus erwachsenen und damit einhergehenden krank machenden Gewohnheiten. Um das zu erreichen, wovon so viele glauben, es mache sie glücklich, sind Menschen dazu bereit – und haben es meist auch allzu gut gelernt –, völlig lieblos mit sich selbst und mit anderen umzugehen. Manche sind auf der Suche nach möglichst viel Anerkennung, Erfolg, Reichtum und Besitz lieblos geworden. Anderen war es besonders wichtig, alles im Leben zu optimieren und zu kontrollieren, oft sogar sich selbst. Auch das hat sie dazu gebracht, lieblos mit sich selbst umzugehen. Manche wünschen sich, von anderen gebraucht, von ihnen beschützt und umsorgt zu werden. Aber wer die Verantwortung für sich selbst an andere abgibt, handelt nicht liebevoll, sondern verantwortungslos.

Die meisten dieser Vorstellungen sind bestenfalls dazu geeignet, das krank machende Leben, das so viele Menschen führen, noch ein paar Jahre länger auszuhalten. Es gibt sehr viele Zeitgenossen, die ihre Freude, ihre Lebendigkeit und alle spielerische Leichtigkeit hinreichend nachhaltig und oft über viele Jahre hinweg unterdrückt haben, um so perfekt wie möglich zu funktionieren: als Lebenspartner, als Kind ehrgeiziger, oft auch noch zerstrittener Eltern, im ständigen Wettbewerb um Bedeutsamkeit, Macht, Einfluss und die besten Positionen – in der Schule, im Berufsleben und oft auch in allen anderen Bereichen unseres Zusammenlebens. Weil so viele Menschen lieblos mit sich selbst umgehen, werden so viele von ihnen krank.

Was uns krank macht, sind nicht die psychischen Belastungen und körperlichen Abnutzungserscheinungen. Krank werden wir, weil wir unser Leben nach Vorstellungen gestalten, die uns krank machen. Um gesund zu bleiben, müssten wir uns also von diesen Vorstellungen befreien. Dazu werden wir allerdings erst dann imstande sein, wenn wir etwas finden, vielleicht auch einfach nur wiederfinden, das für uns bedeutend wichtiger und anziehender ist als all die bisher von uns verfolgten, verwickelten und krank machenden Vorstellungen und alle dafür eingeübten ungesunden Gewohnheiten.

Göttingen, Weihnachten 2020
Dr. Gerald Hüther

„Wissen ist Macht"

Dieses Buch ist all jenen gewidmet, die unter Zivilisationskrankheiten wie Rückenschmerzen, Bluthochdruck oder Diabetes leiden und auf Besserung ihres Zustandes hoffen. Es richtet sich aber zugleich an alle, die ihre Gesundheit bis ins hohe Alter erhalten möchten.

Komplexe biologische Abläufe im Körper und wissenschaftliche Erkenntnisse der verschiedensten medizinischen Fachrichtungen werden leicht verständlich aufbereitet. Das Buch soll dir dabei helfen, deinen Körper und die Mechanismen, die ihn krank oder gesund machen, zu verstehen, und dir Werkzeuge an die Hand geben, dieses Wissen auch tatsächlich anzuwenden – für ein langes und gesundes Leben. Denn erwiesenermaßen kann ein jeder zur eigenen Gesundung effektiver beitragen, wenn er die Hintergründe seiner Beschwerden versteht.

Im ersten Teil widme ich mich zunächst dem Gesundheitssystem, das leider aktuell eher als Krankheitssystem bezeichnet werden sollte, und den Möglichkeiten, wie du es dennoch für dich nutzen kannst. Anschließend werfe ich einen Blick auf die Gene und kläre danach die wichtigen Fragen: Was ist Schmerz, warum gibt es ihn und wie kann er dir dabei helfen, gesund zu werden? Damit lege ich die Grundlage, um die Hauptursachen und -risikofaktoren von Zivilisationsleiden zu verstehen. Im darauffolgenden Kapitel analysiere ich die häufigsten Volkskrankheiten, beleuchte die Ursachen zum besseren Verständnis nochmals im Detail und zeige dir mögliche Heilungswege auf. Schließlich nehme ich dich mit auf eine philosophische Reise zum Thema „Was ist Gesundheit?" und zeige dir, wie du dein Gesundheitswissen auch tatsächlich umsetzen und deinen inneren Schweinehund an die kurze Leine nehmen kannst.

Dieses Buch soll ausdrücklich kein Ersatz für den Besuch bei einem Arzt deines Vertrauens sein, sondern als Ergänzung dienen und dich in erster Linie dazu befähigen, deine Gesundheit aktiv mitzugestalten und die richtigen Fragen – an dich selbst und deinen Arzt – zu stellen.

Alle wichtigen Aussagen sind für tiefer gehende Recherchen und zur Untermauerung von Untersuchungen und Fakten mit genauen Quellen belegt. Wo Studienangaben fehlen, beziehe ich mich notgedrungen auf den gesunden Menschenverstand sowie auf Erfahrungsberichte von Ärzten, Therapeuten und Betroffenen.

Hierzu sei darauf hingewiesen, dass bekanntlich zu jeder Meinung eine Studie existiert, und umgekehrt. Zudem sind viele Studien verfälscht durch Placebo- und Selbstheilungseffekte (dazu später mehr) sowie durch Interessenkonflikte. Auch wenn die Auswertungen einer großen Anzahl randomisierter Doppelblindstudien durch sogenannte Metaanalysen tatsächlich sehr aussagekräftig sind, können sie doch nur für den Durchschnitt aller Menschen und nicht vollumfänglich für den Einzelnen, also für dich, gelten.

Dieses Buch ist das Ergebnis mühevoller, jahrelanger Recherche. Ich habe meine ganz persönlichen Erkentnnisse und Konsequenzen daraus gezogen, und das empfehle ich auch dir. Übernimm nicht einfach meine Meinung, sondern mache dir dein eigenes Bild von der Welt und hinterfrage dieses immer wieder. Denn, wie man so schön sagt: „Man lernt nie aus" – das gilt auch für die Wissenschaft.

„Wir sprechen über den Stand des Wissens – und gleichzeitig über den aktuellen Stand des kollektiven Irrtums."[1]

– Dr. Eckart von Hirschausen, Arzt, Komiker, Wissenschaftsjournalist und Gründer der Stiftung „Gesunde Erde - Gesunde Menschen"

Da auch ich noch nicht im Besitz der Fehlerfrei- oder Allwissend-Pille bin, möchte ich mich vorab – trotz größter Sorgfalt – für Ungenauigkeiten und Schlampereien entschuldigen. Natürlich wird mancher auch den ein oder anderen Fakt, eine spezielle Behandlung oder diesen oder jenen Guru vermissen. Deshalb erhebt dieses Buch ausdrücklich nicht den Anspruch, der Weisheit letzter Schluss zu sein. Vielmehr soll es dir die aktuelle Situation des Gesundheitssystems und seiner Ungereimtheiten aufzeigen und dich in erster Linie inspirieren und dir helfen, deine Gesundheitsprobleme in Eigenregie weiter zu ergründen. Das schließt den Rat von Ärzten, Trainern und

Therapeuten nicht aus, sollte aber nicht alleinig auf deren „Weisheiten" basieren. Menschen oder Ratgeber, die behaupten, den Universalschlüssel für ein Problem gefunden zu haben, sind dabei grundsätzlich mit Vorsicht zu genießen.

Besonders hervorheben möchte ich, dass ich weder für noch gegen die Schulmedizin bin. Genauso wenig bin ich für oder gegen die Alternativmedizin. Ich bin für die Gesundheit eines Menschen, und mir ist es egal, aus welcher „Ecke" die dafür nötige Erkenntnis oder Therapie kommt.

Meine Bitte: Wenn du gerade vorhattest, direkt zu den Übungen und Tipps zur Bekämpfung deiner Krankheit zu springen, nimm dir die Zeit und lies das komplette Buch. Du tust dir andernfalls keinen Gefallen und verringerst die Chance, tatsächlich gesund zu werden. Denn ohne das notwendige Hintergrundwissen und das Verstehen gesamtgesellschaftlicher Probleme und bio-psycho-sozialer Prozesse, die zu den Erkrankungen geführt haben, werden dir elementare Bausteine zu deiner Gesundung fehlen.

Wissen ist bekanntlich Macht. Im konkreten Fall: Macht über den Zustand deines Körpers und deines Geistes.

Meine (Krankheits-) Geschichte

Mein Name ist Krystian Manthey. Ich trage keinen weißen Kittel, bin weder Naturheiler noch Sportwissenschaftler, kein Trainer von Milliardären, Fußballstars oder Staatschefs. Und auch kein Forscher einer geheimen Abteilung der *Weltgesundheitsorganisation*. Ich kann weder durch Wände gehen noch Wunderheilungen vollbringen.

Ich bin wie du – ein ganz normaler Typ. Und wie fast jedem normalen Typen tut auch mir manchmal das Knie oder der Nacken weh. Ich lebe mal gesund, mal weniger gesund, esse mal selbst gezogenes Bio-Gemüse oder auch lecker fettige Pommes. Wie fast jeder rannte auch ich den Versprechen hinterher, dass diese eine Übung, dieses eine Nahrungsergänzungsmittel oder jene Wundersalbe meine Schmerzen dauerhaft lindern könnten.

Auch meine Vorsätze ließen sich sehen: Sport, Rückenschule, Dehnübungen, gesunde Ernährung und Autogenes Training – am besten alles gleichzeitig und in 20 Minuten. Am Ende der Woche jedoch landete ich entweder motivationslos vorm Fernseher oder war so gestresst, dass ich noch mehr gesundheitliche Probleme bekam.

Warum nun glaube gerade ich, dir helfen zu können?

Durchschnittlich zehn Jahre irrt der deutsche Schmerzpatient durch das Gesundheitssystem, ohne dass seine Schmerzen spürbar und dauerhaft gelindert werden können. Bei mir waren es zwölf Jahre. Geholfen haben mir letztlich weder Arzt, Gesundheitsexperte, Trainer noch Zen-Meister. Nicht die Medizin, Operation oder brandneue Behandlung. Letztlich war es das Auseinandersetzen mit mir und meinem Körper, das Lesen vieler Stapel Bücher und wissenschaftlicher Studien sowie das Ausprobieren unzähliger Behandlungen und das Austauschen mit Menschen, die ihre Krankheiten und Beschwerden in den Griff bekommen haben. Gesund wurde ich durch Wissen und Erkenntnisse.

Beides zu erlangen ist sehr mühselig. Mich hat es zwölf Jahre „gekostet", und ich bin noch immer nicht allwissend (das ist keiner!), nicht 100 Prozent schmerzfrei und immer noch kein Guru, der die Weisheit mit Löffeln gefressen hat. Ich bin ein ganz normaler Typ, der dir dabei helfen will, die richtigen nächsten Schritte zu lang anhaltender Gesundheit bis ins hohe Alter zu gehen, und der dir den Weg zu diesem wichtigen Wissen erleichtert.

Und für diesen Weg brauchst du nicht zwangsläufig einen Mediziner. Zweifelsfrei sind unser Gesundheitssystem und unsere Ärzte elementar wichtig und haben definitiv ihre Daseinsberechtigung. So bin ich überaus dankbar dafür, dass mein heftig entzündeter Blinddarm von Schulmedizinern entfernt wurde und Orthopäden die fachgerechte Heilung meiner beim Fußballspielen zugezogenen Knochenbrüche ermöglicht haben. Für die meisten Volkskrankheiten brauchst du jedoch keinen Arzt, und schon gar keinen, den du als allwissend in den Himmel hebst. Du brauchst ein ganzheitliches Wissen und Verständnis, um die wahre Ursache deiner Beschwerden zu bekämpfen.

Und dazu benötigst du keine nobelpreiswürdige Intelligenz, weder unglaublich viel Zeit noch übermenschliche Willenskraft, auch keinen Feenstaub, und den Kobold am Ende des Regenbogens musst du auch nicht finden. Was du brauchst, ist ein richtiger Anstoß. Ich hoffe, dieses Buch kann dir ein Augenöffner und erster Wegweiser sein.

Zwar werden meine Vorschläge nicht jedem in gleichem Maße helfen können, denn der Mensch ist ein Individuum, viel zu vielfältig, als dass *die eine* Lösung existieren könnte. Aber meine Hinweise haben bisher auch niemandem geschadet.

Wenn du also seit Langem nach Antworten suchst, weil deine Beschwerden dir Lebensenergie und Motivation rauben, lies dir meine Erkenntnisse durch und entscheide selbst, welche davon für dich geeignet sind. Was hast du zu verlieren?

Ich möchte dir zu Beginn jedoch auch noch den Rat, den einst Buddha seinen Schülern und Anhängern stets ans Herz legte, mit auf den Weg geben: *„Glaubt mir nicht, überprüft alles und probiert es selbst aus. Und wenn ihr für euch selbst herausgefunden habt, dass etwas für euch gut und förderlich ist, dann folgt ihm. Und wenn ihr für euch selbst herausgefunden habt, dass etwas für euch nicht gut und förderlich ist, dann lasst es bleiben."*

Fortschritte der Medizin: Fluch oder Segen für unsere Gesundheit?

„Wir irren uns empor."

– Prof. Dr. Gerhard Vollmer (vermutlich entsprungen aus Diskussionen mit seinem Kollegen Odo Marquard), Philosoph und Physiker

Die Medizin hat die DNA entschlüsselt, kann Fingerkuppen nachwachsen lassen und Lebewesen klonen. Wie kann es dann aber sein, dass allein etwa 83 Prozent der über 18-jährigen Deutschen mindestens einmal jährlich – und teils seit Jahrzehnten – an Rückenschmerzen leiden und die Ursache (meist) nicht gefunden werden kann?[1] Müsste die Zahl der Schmerzpatienten nicht längst abgenommen haben? Noch vor 30 Jahren gab es fast keinen Schmerztherapeuten und heute sind bundesweit mehrere Tausend flächendeckend aktiv!

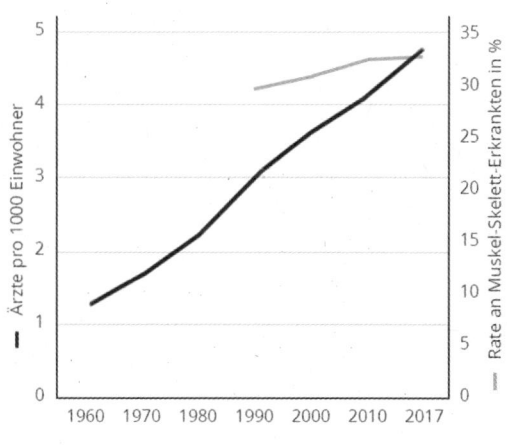

Entwicklung der Arztdichte im Vergleich zum Anstieg der Rate an Muskel-Skelett-Erkrankten in Deutschland[2]

Jährlich klagen mehr Menschen über Probleme. Nahezu jeder Deutsche hat irgendein Gebrechen: Schmerzen, Verschleißerkrankungen, Stoffwechselprobleme – und das oft schon von Jugend an.

Durchschnittlich 17 Mal geht jeder von uns jährlich zum Arzt.[3] Doch statt dauerhaft gesund zu werden, erwartet uns jedes Jahr aufs Neue das gleiche Spiel von vorn. Woran liegt das? Sind wir Menschen dazu verdammt, krank zu werden?

Das könnte man zumindest glauben, wenn man die aus allen Nähten platzenden Arztpraxen betritt. Häufigster Grund sind Beschwerden im Bewegungsapparat mit dem Spitzenreiter Rückenschmerzen.

Auch ich hatte Rückenschmerzen. Sie begannen im Alter von 14 Jahren und verschlimmerten sich schleichend. Das Ergebnis meines darauffolgenden Ärztemarathons war eine Flut an Diagnosen: Beckenschiefstand, Skoliose, Morbus Scheuermann und so weiter. Ich wurde gespritzt, beklebt, verrenkt, behandelt. Mit 16 waren meine Rückenschmerzen trotz regelmäßigem Sport chronisch und hatten an Intensität deutlich zugenommen. Schützt ein gesundes Leben also nicht vor Krankheit?

Damals glaubte ich, dass es das scheinbar nicht tut. Ich verdammte die Schmerzen, schob die Schuld den Genen zu. Meine nicht enden wollenden Schmerzen machten mich müde, depressiv und schränkten meinen Alltag ein.

Wer jedoch schon einmal von den Langlebigkeitszonen gehört hat, in denen die Menschen überdurchschnittlich alt werden und kerngesunde 100-Jährige auf den Feldern arbeiten, fragt sich, was diese Menschen anders machen.

Gibt es vielleicht doch den Schlüssel zur Gesundheit bis ins hohe Alter? Wenn ja, warum ist er in Ländern wie Deutschland scheinbar unbekannt?

Nur so viel vorab: Heute habe ich noch immer all die genannten irreversiblen Rückenschädigungen aus meiner Jugend. Schmerzen jedoch habe ich nur noch sehr selten, und wenn, weiß ich, was ich gegen sie tun kann. Denn ...

„Ungeheilt ist nicht unheilbar."

– Walter Ludin, Schweizer katholischer Theologe

Krankes Deutschland: Hohe Lebenserwartung, hohe Krankheitserwartung

Verbesserte Nahrungsmittelsicherheit, gestiegene Hygienestandards und medizinische Errungenschaften in der Vorbeugung (z. B. bestimmte Impfungen) und Therapie (z. B. Antibiotika) von Erkrankungen lassen unsere Lebenserwartung seit 1980 im Schnitt um über zehn Jahre steigen. Besonders Menschen in Wohlstandsgesellschaften profitieren davon – also auch wir Deutschen. So hat ein 2015 in Deutschland geborenes Mädchen durchschnittlich 83 Lebensjahre vor sich; ein südafrikanisches Mädchen nur etwa 64 Jahre, allerdings hauptsächlich aufgrund schlechterer Hygiene- und Sozialhilfestandards in den Entwicklungsländern, und nicht vordergründig wegen schlechterer medizinischer Versorgung.[1]

Erkrankungen aus der vorindustriellen Zeit treten heutzutage wesentlich seltener auf und sind zudem kaum noch lebensbedrohlich – zumindest in den Wohlstandsgesellschaften. Gestiegen allerdings ist die Häufigkeit von Krankheiten, die zu früheren Zeiten eher unbekannt waren beziehungsweise selten auftraten.

Die häufigsten Volkskrankheiten in Deutschland im Jahre 2017 sind laut der *Global Burden of Disease Study:* Herz-Kreislauf-Erkrankungen, Tumore, Muskel-Skelett-Erkrankungen (vor allem Rückenschmerzen), psychische Leiden, Atemwegserkrankungen, Stoffwechselstörungen (insbesondere Diabetes), Darmerkrankungen und Krankheiten der Sinnesorgane.[2]

So leiden Menschen reicher Länder wie Deutschland eher an Muskel-Skelett- und Herz-Kreislauf- sowie Stoffwechselkrankheiten. Menschen ärmerer Länder hingegen haben überwiegend (noch) mehr mit Infektionskrankheiten wie beispielswiese AIDS, Malaria oder Tuberkulose zu kämpfen.[3]

Dank unseres Wohlstands und Hygienestandards müssen wir Deutsche uns heute um solche bedrohlichen Infektionskrankheiten kaum noch Gedanken machen, da sie der Gesellschaft verhältnismäßig deutlich weniger Lebensjahre rauben als beispielsweise Diabetes. Verstehe mich nicht falsch: Ich leugne die Gefahr von beispielsweise Corona nicht und jeder Tote ist einer zu viel. Dennoch raubt uns dieses Virus nur einen Bruchteil der gesamtgesellschaftlichen Lebenszeit im Vergleich zum übermäßigen Zuckerkonsum oder Bewegungsmangel.

Und obwohl auch in technisch rückschrittlicheren Ländern Beschwerden wie Rückenschmerzen zunehmen, sind Muskel-Skelett-Erkrankungen in Industrienationen prozentual noch deutlich häufiger vorzufinden.[4]

Hinzu kommt, dass der Anteil der Deutschen, die an Rückenschmerzen leiden, beinahe jährlich zunimmt. So gaben laut des DAK-Gesundheitsreports von 2016 drei Viertel aller Berufstätigen an, mindestens einmal im Jahr Rückenschmerzen gehabt zu haben. 2013 war es „nur" etwa jeder Zweite.[5] Ähnlich rapide Anstiege sieht man auch bei all den anderen weiter oben genannten Volksleiden (siehe letzte Infobox).

Nach dem wissenschaftlichen Gesetz des Ursache-Wirkung-Prinzips muss es Gründe dafür geben. Nichts passiert einfach so! Warum also erkranken Menschen aus Industrienationen so viel häufiger als andere an Rückenschmerzen, Diabetes und Co.? Und warum steigt der Prozentsatz der Erkrankten fast jährlich?

Mehr Kranke als Gesunde: Fehler im System?

Die *Global Burden of Disease Study* untersuchte über 36.000 Quellen aus 188 Ländern, um den weltweiten Gesundheitszustand und dessen Entwicklung seit 1990 festzustellen. Das Ergebnis:

- 1990 waren die Menschen durchschnittlich ein Fünftel ihres Lebens krank. Etwa jeder Dritte hatte mehr als fünf Beschwerden.
- 2013 waren die Menschen schon ein Drittel (also 13 Prozent mehr) ihres Lebens krank. Mehr als 52 Prozent hatten mehr als zehn Krankheiten. Zudem stieg beispielsweise die Prozentzahl an Diabetes erkrankter Menschen um 43 Prozent an.[1]

Dieser Wandel wird von Wissenschaftlern auch als „Epidemiological Transition" bezeichnet. Denn chronische Krankheiten lösen gegenwärtig Infektionskrankheiten als häufigste Todesursache ab. So sterben heute mehr Menschen an Bluthochdruck, Fettleibigkeit oder Diabetes als an AIDS oder Malaria.

Viele Wissenschaftler und Ärzte – darunter Peter Piot, einer der renommiertesten Virologen der Welt – halten diese Entwicklung für nicht nur besorgniserregend, sondern in gewisser Weise auch für zynisch, da sich eine solch hohe Sterblichkeit erst als Folge eines ungesunden Lebensstils ausgebreitet hat.[2]

Dieser rasche Anstieg ist besonders deutlich in reichen Ländern wie Deutschland zu beobachten. Aber auch unter diesen reichen Ländern unterscheidet Deutschland sich deutlich von den anderen: Viel häufiger als andere Nationen verschlägt es uns Deutsche zum Arzt – wir scheinen dauerkrank zu sein.[3] Sogar so oft, dass es uns an Medizinern mangelt, um alle „Fälle" mit der nötigen Zeit und in der benötigten Zeit zu behandeln. Wer hat nicht schon einmal darüber „geschimpft", dass er stundenlang im Wartezimmer ausharren musste?

Dabei ist die Arztdichte in Deutschland deutlich höher als im weltweiten Durchschnitt.[4] Trotzdem ist die Belastung der Ärzte so hoch, dass sie selbst zunehmend unter Stresserkrankungen wie Depressionen, Müdigkeit und Schlafstörungen leiden und somit selbst zu Patienten werden.[5]

Ein Problem besteht dabei im Folgenden: Oftmals geht der Deutsche wegen Bagatellen zum Arzt und nimmt so wirklich Kranken wichtige Behandlungszeit weg und zwingt die Ärzteschaft zu krank machenden Überstunden.[6] Nicht selten ist man – ob für eine Überweisung oder die Krankschreibung – allerdings als Patient auch gezwungen, zum Arzt zu gehen. Das System selbst verursacht also allein durch seine Bürokratie, aber auch durch reißerische und aufbauschende Medienberichte unnötige Arztbesuche und Kosten. Allesamt Kosten, die die Gemeinschaft tragen muss und dadurch die Krankenkassenbeiträge in deren unnötigen Höhe mitverantwortet.

> **Wichtig:** Im Zweifelsfall machst du alles richtig, wenn du zum Arzt gehst. Diese Zweifel jedoch auf ein Minimum zu reduzieren und im Zweifel die richtigen Fragen an deinen Arzt zu stellen, dabei soll dir dieses Buch helfen.

Offensichtlich fehlt uns das Wissen zum Verstehen des eigenen Körpers. Wir haben scheinbar vollkommen verlernt, die eigenen Körpersignale und -symptome richtig zu deuten. Verständlicherweise macht sich dann eine gewisse Panik breit, wenn der Körper nicht so funktioniert, wie er sollte, oder man – scheinbar unerklärliche – Schmerzen hat. Also braucht man Hilfe. Und wer ist der Helfer? Natürlich der Experte.

Nur Experten scheinen die Gesundheit oder Krankheit richtig beurteilen zu können (beziehungsweise zu dürfen). Was daraus folgt, ist so, als würdest du dich immer mithilfe eines Navigationsgerätes orientieren. Wenn du niemals mithilfe einer Karte gefahren bist, wirst du dich ohne Experten in Form der Technik nicht mehr orientieren können. Und wenn du nun all deine Körperdaten und -funktionen durch Schrittzähler, Pulsmesser und dem Paradigma „nur der Arzt kann heilen" outsourct, kannst du folglich deinen Körper ohne Medizinapparate und ohne fremde Hilfe nicht mehr richtig einschätzen.

Was der Mensch über Jahrtausende ganz natürlich durch Selbstbeobachtung und -steuerung gemacht hat (und Tiere immer noch tun), ist nun von externen Faktoren abhängig. Wie aber soll ein Externer (der Arzt), der sich in Deutschland im Durchschnitt nur acht Minuten Zeit für dich nimmt (oder nehmen kann), all die Ursachen erkennen, die über die Jahre oder Jahrzehnte auf deine Krankheitsentstehung eingewirkt haben?

Der Gang zum Arzt kann daher meist keine dauerhafte Besserung deines Befindens bringen. Vor allem auch deshalb nicht, weil in unserem Gesundheitssystem fast ausschließlich die Reparaturmedizin zu Gange ist. So werden Symptome behandelt, statt Ursachen aufzudecken und zu beheben.

Ein einfaches Beispiel: Du bist erkältet und gehst zum Arzt. Dieser verschreibt dir Nasenspray, Hustenmittel – meist auf deine eigenen Kosten – und möglicherweise ein Antibiotikum. Dieses wirkt im Übrigen jedoch nur bei Bakterien, die meisten Erkrankungen werden aber durch Viren ausgelöst. Vielleicht *helfen* die ganzen Mittelchen tatsächlich gegen die Symptome, und deine Nase wird frei, dein Husten wird gelindert und die Gliederschmerzen verschwinden. Warum aber fragt keiner danach, was das Immunsystem dermaßen geschwächt hat, dass es die „Angreifer" nicht unbeschadet abwehren konnte?

Fraglich ist außerdem, ob die Arznei dich tatsächlich schneller gesund macht.

> *„Eine Erkältung dauert ohne Behandlung eine Woche, mit Behandlung sieben Tage."*
> – Altes Sprichwort

Teilweise werden Krankheitsverläufe durch Medikamente sogar verlängert oder gar verschlimmert. Denn es gilt: keine Wirkung ohne Nebenwirkung. Es ist unmöglich, an einer Stelle etwas zu verändern, ohne in einem komplexen System – ob Wetter oder Körper – auch unerwünschte Wirkungen an anderer Stelle zu entfachen.

Ich meine dabei nicht nur die direkten Nebenwirkungen einer Arznei. Die meisten Medikamente sind vor allem deshalb da, damit sich der Patient weniger krank fühlt, also in seiner Lebensweise so weitermachen kann wie bisher. Symptome, die den Patienten zu einer gewissen Schonung oder Lebensstiländerung animiert hätten, werden durch die Arznei unterdrückt und letztlich möglicherweise mit einer Verlängerung der Krankheit erkauft. Das ist auch völlig in Ordnung, wenn der Patient über diesen Zusammenhang aufgeklärt worden ist.

So kann es durchaus für den Einzelnen Sinn machen, wenn er beispielsweise vor einem entscheidenden Schritt seiner Karriere steht, aber eine akute Erkrankung ihn daran hindern würde. Das heißt: Eine Symptomunterdrückung könnte hier sinnvoll sein. Ist dies aber nicht der Fall, erzeugt diese Symptomunterdrückung ein unnatürliches Aktivitätsniveau (zum Beispiel Arbeit statt Ruhe), das Heilungsprozesse des Körpers erschwert. Versteh mich nicht falsch, ich bin nicht grundlegend gegen Medizin.

Wenn einem beispielsweise der Kopf vor Schmerzen fast zerspringt und man deshalb die so nötige Ruhe nicht findet, kann eine Schmerztablette unglaublich hilfreich sein. Aber der Glaube, dass Medikamente eine Krankheit heilen können, ist ein fataler Irrtum. Sie können richtig dosiert – wie im Fall der heftigen Kopfschmerzen – die Heilung unterstützen. Heilen aber kann weder Arzt noch Medizin, sondern allein dein Körper.

Außerdem sind einige der Krankheitssymptome durchaus hilfreich. Fieber ist zum Beispiel – als häufige Begleiterscheinung vieler Erkrankungen – ein Anzeichen für die Aktivität des Immunsystems. So werden schädliche Parasiten, Viren und Bakterien durch die erhöhte Temperatur geschwächt und die Immunabwehrzellen werden aktiver. Deshalb schwimmen kranke Fische in wärmeres Wasser und

Eidechsen legen sich in die Sonne. Dadurch steigt ihre Körpertemperatur und sie steigern so ihre Immunabwehr.[7] Fieber wird außerdem meistens von Appetitlosigkeit und hohem Schlafbedürfnis begleitet. Allesamt Funktionen, die die Selbstheilung unterstützen. Denn eine geringere Nahrungsaufnahme zum Beispiel reduziert die Eisenverfügbarkeit, die für Bakterien und Pilze lebensnotwendig ist. Eine sofortige Fiebersenkung ist daher nicht immer sinnvoll und schadet in der Regel mehr als sie nützt.[8]

Allerdings ist Fieber nicht immer eine nützliche Maßnahme des Körpers, um Eindringlinge abzuwehren. Denn manche Erreger – wie zum Beispiel die für Malaria – erhöhen ihrerseits das Fieber sogar, um den Wirt zu schwächen. So wird er anfälliger für Insektenstiche, weil er sich vor Erschöpfung nicht mehr wehren kann, und die Verbreitungswahrscheinlichkeit des Eindringlings steigt. In diesem Fall ist Fiebersenkung also sinnvoll.

Sei dir aber bewusst: *Jede* Arznei hat Nebenwirkungen. Jährlich sterben Schätzungen zufolge bis zu 60.000 Menschen aufgrund dieser Nebenwirkungen.[9]

Ein einfacher Hustensaft vermag dich nicht direkt ins Grab zu schicken. Dennoch sollte jede Medizin mit Bedacht eingenommen werden – und davon nur so viel, wie wirklich nötig ist. Oftmals reichen deine Selbstheilungskräfte aus, um gesund zu werden. Wie du diese stärkst und worauf es zu achten gilt, erfährst du später.

Vorsicht ist jedoch geboten, pauschal jegliche Medizin zu verweigern. Denn wie wir am Beispiel „Fieber" gesehen haben, sind jede Störung und jeder Mensch ganz individuell zu betrachten. Es gilt immer, die Vor- und Nachteile einer Behandlung selbst und von einem Arzt genau abzuwägen und *sich selbst* zu informieren – denn es ist dein Körper, deine Gesundheit und dein Leben. Das Risiko trägst vor allem du, und nicht beziehungsweise nur bedingt der Arzt oder Therapeut. Viel zu oft allerdings vertrauen Patienten ihren Behandlern (oder ihrem Fernsehsender oder ihrer Zeitung) nahezu blind und wissen selbst kaum etwas über ihre Erkrankung. Wir blättern teils wochenlang Kataloge durch und durchforsten Internetseiten, wenn es um den Kauf eines neuen Möbelstücks, eines passenden Laptops oder eines perfekten Autos geht. Warum geben wir uns bei so vielen anderen Dingen so unglaublich viel Mühe, alles zu verstehen und das Beste für uns herauszuschlagen, aber tun dies beim wirklich Essenziellen, unserem Körper, nicht?

Ein weiterer Grund, warum wir krank werden: Wissen – insbesondere medizinisches – ist seit Dr. Google zwar in Unmengen und nahezu barrierefrei vorhanden. Doch überströmt einen meist eine Flut an möglichen Erkrankungen, die nur schwer differenzierbar und symptomatisch ähnlich sind. Hat man nun Kopfschmerzen aufgrund einer Verspannung oder eines Hirntumors? Das eine ist harmlos und schnell behandelbar. Das andere ist lebensbedrohlich und Furcht einflösend. Was habe ich denn nun? Ungewissheit und Angst sind jedoch nicht gerade förderlich für das eigene Wohlbefinden und können Krankheiten durch den sogenannten Nocebo-Effekt (d. h. einen negativen Placebo-Effekt) sogar verschlimmern. Die Kraft der Psyche kann durch Angst vor Symptomen also auch zur Zustandsverschlechterung führen und die Wahrscheinlichkeit für die gefürchteten Krankheiten erhöhen.[10]

Der Nocebo-Effekt entsteht auch durch unnötige Diagnosen von Körperwerten, die bisher keinerlei Beschwerden verursachten. Es verhält sich dabei ähnlich wie beim Bau einer neuen Straße, die mittelfristig mehr Fahrzeugverkehr ermöglicht, da ja nun mehr Platz vorhanden ist. Und so erzeugen (falsche oder für das eigene Wohlbefinden unwichtige) Diagnosen neue Ängste und neue Krankheiten beim Patienten.

Was passiert nun? Der Patient durchläuft zahlreiche Untersuchungen, teilweise über Jahre. Denn auch Ärzte stehen vor einem Labyrinth an Krankheiten, deren differenzierte Bezeichnungen auch noch stetig zunehmen. Gab es nach dem Zweiten Weltkrieg erst 106 verschiedene psychische Störungen, stehen im jetzt gültigen *Diagnostic and Statistical Manual of Mental Disorders* (DSM-5) bereits 374.[11] Einen ähnlich dramatischen Anstieg verzeichnet das internationale Klassifizierungssystem der Krankheiten ICD (International Classification of Diseases and Related Health Problems).[12]

„Es gibt tausend Krankheiten, aber nur eine Gesundheit."

– Ludwig Börne, deutscher Journalist und Literaturkritiker

Kleine Zwischenübung für deine Gesundheit:

Es wird Zeit, deinen Augen eine kurze Erholungspause zu gönnen.

Steh auf und begib dich zum Fenster. Sieh bewusst für mindestens 20 Sekunden in die Ferne. Kneife im Anschluss deine Augen ein paar Mal fest zusammen und löse die Spannung wieder.

Mit dieser kurzen, simplen Augenübung beugst du aktiv Sehstress und Spannungskopfschmerzen vor.

Auch die Körperwerte, ab denen Medikamente verschrieben werden, also ab denen man als behandlungsbedürftig gilt, haben sich in vielen Bereichen willkürlich – das heißt ohne wissenschaftlich eindeutige Grundlage – verändert. Das beste Beispiel dafür ist die Grenze für Bluthochdruck: Anfang der 90er-Jahre galten in Deutschland Werte von 160 zu 100 mmHg als behandlungsbedürftig. Dann wurden von der *Deutschen Liga zur Bekämpfung von hohem Blutdruck* die Grenzwerte auf 140 zu 90 mmHg herabgesetzt. Quasi über Nacht wurde die ursprüngliche Patientenzahl auf über 20 Millionen verdreifacht und der Bluthochdruck damit zu einer Volkskrankheit erklärt.

Seit wenigen Jahren werden sogar bereits Grenzwerte von 130 zu 80 mmHg diskutiert. Und in Amerika zählt man schon bei Werten von 120 zu 80 mmHg als prähypertensiv – also als von Bluthochdruck gefährdet – und darf medikamentös behandelt werden.[13] War man im Jahr zuvor noch kerngesund, könnte man im Folgejahr per Diagnose nun als Kranker gelten – auch zum Wohle der Pharmaindustrie. Und dies, obwohl die Sterblichkeitsrate nachweislich nicht verbessert wird, wenn die Ziel-Blutdruckwerte auf unter 140 zu 90 mmHg gesenkt werden. Im Gegenteil: Die Gesundheit leidet sogar teilweise darunter.[14] Beispiele wie diese finden sich zuhauf.

Ein Problem dabei ist Folgendes: Zwar basiert unser Land auf Gewaltenteilung – also eine strikte Trennung von Gesetzgebung, Rechtsprechung und Polizeigewalt –, nicht aber unser Gesundheitssystem. Hier herrschen extrem asymmetrische Marktverhältnisse. So ist ein Arzt Diagnostiker und Behandler zugleich. Er sagt, was gemacht werden muss, und „vollstreckt" auch selbst. Sowohl in der Diagnostik als auch bei der Auswahl der Therapie existiert ein erschreckend großer – und für den Arzt größtenteils ungefährlicher – Spielraum. Und wo manch eine Behandlung oder Operation Zigtausende Euro einbringt gegenüber einer konservativen Behandlung, ist die Versuchung bei dem ein oder anderen Arzt einfach zu groß, Untersuchungsergebnisse drastischer darzustellen oder gar umzudeuten.

> *„Operationen werden einerseits sehr gut bezahlt, und wir haben zu viele Operateure. Gerade in der Orthopädie und in der Neurochirurgie sind immer mehr Leute auf den Rücken spezialisiert. Das hat Folgen: Die Menge der Operationen korreliert stark mit der Menge der Operateure."*[15]
> – Professor Marcus Schiltenwolf in einem Spiegel-Interview

Dies ist einer der Gründe, warum die Kosten für unser Gesundheitswesen seit 1950 mit zwei Millionen Umsatz auf heute etwa 5,5 Milliarden gestiegen sind und unfassbare zwölf Prozent des Bruttoinlandsproduktes ausmachen.[16] Auch die eine oder andere Klinik kann dieser Deutungshoheit nicht widerstehen. In jährlich etwa 800.000 Fällen wird in deutschen Krankenhäusern überbehandelt – also unnötig am Patienten „herumgedoktert". Und obwohl der *Medizinische Dienst der Krankenkassen* (MDK) lediglich zwölf Prozent aller Abrechnungen überprüfen kann, ergibt sich trotz alledem ein jährliches Rückforderungspotenzial (Geld, das die Kliniken zurückzahlen müssen) von etwa 1,5 Milliarden Euro, wie der Rechtswissenschaftler Professor Ralf Kölbel in einem Gutachten für die AOK festhält.[17] Diese berechtigten Anschuldigungen würde sicherlich kaum ein betroffener Mediziner oder Klinikdirektor zugeben. Eine Untersuchung offenbart jedoch, dass die meisten Ärzte sehr wohl über die Schädlichkeit und die Risiken vieler Behandlungen und Operationen Bescheid wissen oder es zumindest erahnen. Weshalb sonst ist die Häufigkeit bestimmter Eingriffe bei medizinischem Personal und dessen Angehörigen signifikant geringer als bei der restlichen Bevölkerung?![18]

Verfalle jetzt jedoch bitte nicht dem Irrtum, alle Ärzte handelten so. Wie in allen Bereichen gibt es auch unter den Gesundheitsdienstleistern Meister ihres Fachs und eher mittelmäßige bis schlechte. Es gibt ehrliche und unehrliche, sehr engagierte und hilfsbereite, aber auch falsche Propheten sowie egoistische Nutznießer. Als Patient und Kunde muss man deshalb immer wachsam und sorgsam bei der Auswahl des Verkäufers beziehungsweise Behandlers sein.

Das ist auch deshalb wichtig, weil das „Gesetz" in Form von medizinischen Leitlinien keineswegs neutral und unbefangen ist. In diesen Leitlinien werden Krankheiten beschrieben und deren Behandlung empfohlen. Obwohl sie nicht verpflichtend sind, wird bei Krankheitsverschlechterung das Nichtanwenden dieser Leitlinien-Empfehlung gern von Anwälten für Klagen benutzt, weshalb sich viele Behandler allein schon deshalb nach diesen Leitlinien richten. Viele dieser Empfehlungen sind allerdings von wissenschaftlich geringer Qualität und schaden teils mehr, als sie nützen. Zwar gibt es in Deutschland aktuell kein Gesetz, das Leitlinien-Autoren dazu verpflichtet, Verbindungen zur Industrie öffentlich zu machen und einzugestehen. Doch liegt es nahe, dass die Umstände ähnlich denen in den USA sind, wo beispielsweise mehr als die Hälfte der Autoren von kardiologischen Leitlinien finanzielle Beziehungen zu den entsprechenden Produktherstellern hat, die sie in ihren Leitlinien empfiehlt. Teilweise halten die Autoren sogar Aktien an diesen Unternehmen, wie der Arzt Doktor Gunter Frank in seinem Buch *Schlechte Medizin: Ein Wutbuch* anhand einiger Fälle schildert.[19] So wird zum Beispiel die deutsche Hochdruckliga von etlichen Unternehmen gefördert, die Produkte wie Blutdrucksenker, Blutdruckmessgeräte oder Functional Food vertreiben.[20] Und selbst wenn eine solche Beziehung nicht vorhanden ist, stehen teilweise Eigeninteresse und/oder Eitelkeit neuen evidenzbasierten – also in der Praxis wissenschaftlich erprobten und nachweislich richtigen – Erkenntnissen entgegen. Wer würde schon gern zugeben, dass er jahrzehntelang auf ein falsches Pferd gesetzt oder nicht ganz ehrlich war?! Anders ist es nicht zu erklären, warum zum Beispiel die *Deutsche Gesellschaft für Orthopädie und Orthopädische Chirurgie* (DGOOC) trotz eindeutiger Studienlage jahrelang weiterhin in ihrer Leitlinie als Mittel die Knorpelglättung bei Gonarthrose empfiehlt – obwohl diese Maßnahme keinerlei Nutzen hat; im Gegenteil, sie schadet eher. Aber sie bringt halt einfach Geld![21] Aber nicht dem einzelnen Mediziner gilt hier pauschal die Schuld. Denn in einem Gebiet wie der Medizin, das so rasant wächst, ist es schier unmöglich, immer auf dem aktuellsten Stand zu sein. Und so handeln die meisten Ärzte schlicht nach ihren bisherigen – im Laufe des Studiums und der „Karriere" – gemachten Erfahrungen und Überzeugungen.

> *„Medizinstudenten müssen sich unzählige Fakten über häufige und seltene Krankheiten einprägen. Was sie allerdings selten lernen, sind statistisches Denken und kritische Bewertung wissenschaftlicher Artikel auf ihrem eigenen Gebiet. Das Lernen ist auf das Abschneiden im großen Staatsexamen abgerichtet, das oft wenig Bezug zur klinischen Praxis hat."*[22]
>
> – Prof. Gerd Gigerenzer, Direktor emeritus am Max-Planck-Institut für Bildungsforschung

All das erworbene Wissen und die Überzeugungen sind jedoch (fast) zwangsläufig das Ergebnis der leitenden Mediziner und Lehrstuhlinhaber. All jene Positionen werden wiederum nahezu ausschließlich von Personen vertreten, die dem herrschenden System und den Geldgebern (überwiegend die Pharmaindustrie) unkritisch gegenüberstehen.

Hinzu kommt der Alltagsstress des meist chronisch überarbeiteten Medizinpersonals, das dem Einzelnen jede Zeit und Kraft raubt, um den Blick über den Tellerrand zu wagen. Außerdem leiden viele Ärzte unter dem vorherrschenden extremen medizinischen Perfektionsdruck, vor allem in den Kliniken. Wer Fehler macht, über den wird bestenfalls getuschelt, schlimmstenfalls drohen Degradierung, Mobbing, Anzeigen oder Rauswurf. Wer kann es der Ärzteschaft verübeln, dass sie sich durch Über-Diagnostik und Über-Therapie vor rechtlichen und sozialen Folgen schützen möchte? Wie eine Schweizer

Studie herausfand, ist genau das der häufige Grund für ärztliche Maßnahmen, die sie ihren eigenen Angehörigen nicht empfehlen würden.[23]

„Wir leben in einem Gesundheitssystem, in dem Ärzte nicht die gleichen Ziele haben wie Patienten. Das ist nicht allein die Schuld der Ärzte; schließlich strengen die Patienten die Prozesse an und tragen damit zu der anhaltend negativen Fehlerkultur in der Medizin bei. Statt zu klagen, müssen wir mehr Verantwortung für unsere eigene Gesundheit und die unserer Kinder übernehmen."[24]

– Prof. Gerd Gigerenzer, Direktor emeritus am Max-Planck-Institut für Bildungsforschung

Wenn aber aus Fehlern nicht kollektiv gelernt werden kann, ist auch eine System- und Risikoverbesserung nahezu unmöglich. Da verwundert es nicht, dass Flüge sicherer als ein Krankenhausaufenthalt sind. Nur einer von 10 Millionen Flügen verunglückt – dank Checklisten und einer offenen, konstrukiven Fehlerkultur. Laut Bericht der *Weltgesundheitsorganisation* erleiden hingegen vier von zehn Patienten gesundheitlichen Schaden durch ihre Behandlung, und das Aktionsbündnis Patientensicherheit schätzt, dass mindestens 15.000 Deutsche pro Jahr an vermeidbaren medizinischen Fehlern sterben.[25]

„Hätten wir die Sicherheitskultur eines Krankenhauses, wir hätten zwei Abstürze pro Tag."[26]

– Leiter des Risikomanagements einer internationalen Fluggesellschaft

Wer hat also Schuld am desaströsen Gesundheitssystem? Wir müssen festhalten, dass fast nie die böse Absicht eines Einzelnen die große Zahl der Missstände verantwortet. Vielmehr sind wir alle gehandicapt durch das übergeordnete System: den Neoliberalismus.

Alles und jeder hat sich den „Gesetzen" des Marktes zu beugen, so will es die Ideologie. Und so werden bereits die Kleinsten unter uns einer Gehirnwäsche unterzogen, wenn die Werbung in bunten, fröhlichen Farben „die Extraportion Milch" beim Verzehr eines Schokoriegels verkündet und damit als gesundheitsförderlich verkauft – dabei handelt es sich nahezu ausschließlich um in Form gegossenen Zucker.

Diese oftmals unbewusste Lenkung unserer Gedanken zieht sich durch unseren ganzen Alltag. Und schließlich glaubt man als Pharmavertreter, viel operierender Arzt oder Globuli verabreichender Naturheilkundler irgendwann tatsächlich daran, etwas Gutes und das Richtige zu tun. Man kann es niemandem verübeln. Unsere moderne, medialisierte Welt ist – nicht nur im Gesundheitsbereich – in ein Dickicht aus Fehlinformationen gehüllt. Es ist enorm mühselig und braucht den richtigen Anstoß, um in diesem Nebel klar sehen zu können.

So ähnelt unsere heutige Welt dem satirischen Theaterstück *Knock – oder der Triumph der Medizin* von Jules Romains: Knock übernahm die Praxis eines alten Landarztes in einem Bergdorf, dessen Einwohner kerngesund waren und fast nie medizinischen Rat suchten. Keine Patienten bedeuteten wenig Einnahmen. Damit wollte sich der Nachfolger nicht abfinden und lockte die eigentlich vitalen Dorfbewohner mit Vorträgen über die vermeintliche Gefahr von Kleinstlebewesen in seine Praxis. Ein jeder dürfe zu seiner kostenlosen Konsultation kommen, um die Ausbreitung unheimlicher Krankheiten einzudämmen. In den Sprechstunden diagnostizierte Knock vermeintlich unnatürliche und krankhafte Symptome, die es dauerhaft zu behandeln galt. Binnen kürzester Zeit war das einst gesunde Dorf überwiegend bettlägerig und krank(geschrieben). Und sein Geldbeutel und sein Besitz ins unermessliche gestiegen. Heute ist das Modell „Knock" längst Realität geworden. Würde man alle Krankheitsrechnungen der Pharmalobby auf den einzelnen Menschen „runterbrechen", hätte ein jeder mindestens 20 behandlungsbedürftige Erkrankungen!

Abgesehen davon gibt es in unserem Gesundheitssystem Gesundheit schon rein formal nicht. Denn selbst wenn ein Mensch ohne Beschwerden zur Vorsorge geht, muss der Arzt *immer* eine Abrechnungsdiagnose ausstellen, und zwar eine „kurative" Diagnose, also einen Krankheitsnamen. Denn ohne diese erhält der Arzt durch weiter erbrachte „Leistungen" kein Geld – abgesehen von der viel zu niedrigen Patientenpauschale. Ein Arzt kann also nur Geld verdienen beziehungsweise von dir als Patient leben, wenn du krank bist; zur Not per Diagnose. So ist selbst der aufgeklärteste und ehrlichste Arzt dazu gezwungen, Krankheiten „auszustellen" – denn er ist auch nur ein Mensch, der sich und seine Angehörigen ernähren muss.

„Die Medizin ist so weit fortgeschritten, dass niemand mehr gesund ist."

– Aldous Huxley, britischer Schriftsteller

Dieses Phänomen der willkürlichen Krankheitserfindung und Diagnose ist auch als „Disease Mongering" bekannt und existiert tatsächlich. Denn je mehr Kranke es gibt, desto mehr Medizin kann oder muss verordnet werden und bedeutet entsprechend mehr Umsatz für die Gesundheitsindustrie. Aber nicht nur die Schwellenwerte werden systematisch heruntergesetzt, es werden auch komplett neue Erkrankungen erfunden!

So gibt es seit 2015 ein Medikament gegen die sexuelle Unlust bei Frauen. Zugelassen wurde es von der obersten Arzneimittelbehörde der USA – nach jahrelangen Beratungen, vorübergehenden Ablehnungen, Anhörungen und Studien. Aber handelt es sich hierbei tatsächlich um eine krankhafte Fehlfunktion? Oder wurde hier nur eine der vielen im Leben zu meisternden Schwierigkeiten unter großem Aufwand zu einem körperlichen Leiden erklärt, um somit neue Märkte und höhere Profite zu schaffen?

Beispiele wie diese gibt es zuhauf. Wer schüchtern ist, hat heute eine „soziale Phobie", die mit Antidepressiva behandelt werden kann. Unkonzentrierte Schüler, die lieber – wie es natürlich ist – spielen und entdecken würden, statt dem Unterricht eines veralteten Bildungssystems zu folgen, haben auf einmal ADHS. Menschen, die sich in einem emotionalen Umbruch befinden und einfach Zeit, Inspirationen und soziale Unterstützung zur Bewältigung ihrer Gedanken brauchen, nennen wir depressiv und stopfen sie voll mit Psychopharmaka.[27]

„Wer nichts weiß, muss alles glauben."

– Marie von Ebner-Eschenbach, mährisch-österreichische Schriftstellerin

Geschickt, aber schamlos wird das urmenschliche Verlangen nach Gesundheit in „pathologische" Bahnen gelenkt. Mit angeblich vorsorglichen Untersuchungen und Bodyscans – die mehrheitlich unter großem werbewirksamen Aufwand auf Druck der Pharmalobby entstanden sind – wird propagiert, potenziell gefährliche und behandelbare Krankheiten zu entdecken.

Die Wirksamkeit einiger Präventivuntersuchungen ist jedoch wissenschaftlich nicht belegt. Im Gegenteil: Eine Metaanalyse randomisierter Doppelblind-Studien – der Goldstandard unter wissenschaftlichen Untersuchungen – des Cochrane-Netzwerks mit über 230.000 Probanden zeigt, dass zum Beispiel die allgemeinen Gesundheitschecks in der Gesamtbetrachtung keineswegs zu einem längeren Leben führen.[28] *„Wir sagen damit nicht, dass Ärzte aufhören sollen, Tests durchzuführen, wenn sie eine bestimmte Krankheit vermuten"*, betont Krogsbøll, der Hauptautor des Reviews.[29] Die Auswertung zeige jedoch, dass trotz häufigerer Diagnosen durch Check-ups die Menschen insgesamt im Vergleich nicht weniger krank sind oder länger leben. Öffentliche Gelder werden also ohne wissenschaftliche Grundlage „verbrannt".

Ein weiteres Beispiel ist die Prostatakrebsfrüherkennung durch den sogenannten PSA-Test bei Männern. Drei Prozent der Männer sterben an Prostatakrebs. Was viele nicht wissen: Fast jeder im Alter über 70 Jahren – nämlich über 80 Prozent – hat Prostatakrebs, meist sogenannten progressiven, also nicht oder nur sehr langsam wachsenden Krebs.[30] Die *meisten* sterben demnach nicht *an* Prostatakrebs, sondern *mit* Prostatakrebs. Denn dieser Krebs ist einfach nicht so aggressiv und macht häufig keine Probleme. Der Nutzen eines solchen jährlichen Früherkennungstests, der zudem selbst zu zahlen ist, ist daher mehr als fraglich. Zumal durch falsche Testergebnisse auch unnötige Behandlungen (inklusive deren Nebenwirkungen, z. B. > 20 % werden inkontinent) durchgeführt werden, wie folgende Abbildung zeigt.[31]

Auch Lungenkrebsscreening mittels Spiral-CT wird gern angeboten. Fünf Prozent der Lungenoperierten sind nach einem Monat nicht mehr am Leben. Nun muss man bedenken, dass die Spiral-CT

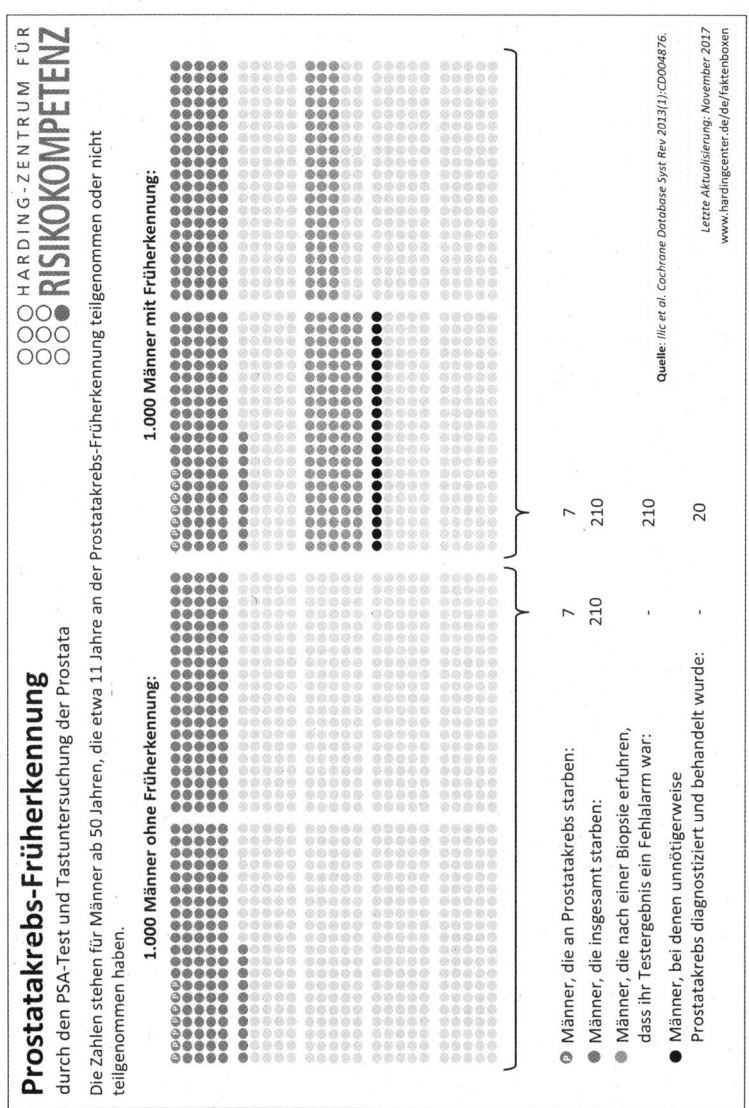

Prostatakrebs-Früherkennung

durch den PSA-Test und Tastuntersuchung der Prostata

Die Zahlen stehen für Männer ab 50 Jahren, die etwa 11 Jahre an der Prostatakrebs-Früherkennung teilgenommen oder nicht teilgenommen haben.

1.000 Männer ohne Früherkennung:

1.000 Männer mit Früherkennung:

HARDING-ZENTRUM FÜR
RISIKOKOMPETENZ

	ohne	mit
Männer, die an Prostatakrebs starben:	7	7
Männer, die insgesamt starben:	210	210
Männer, die nach einer Biopsie erfuhren, dass ihr Testergebnis ein Fehlalarm war:	-	210
Männer, bei denen unnötigerweise Prostatakrebs diagnostiziert und behandelt wurde:	-	20

Quelle: Ilic et al. Cochrane Database Syst Rev 2013(1):CD004876.

Letzte Aktualisierung: November 2017
www.hardingcenter.de/de/faktenboxen

aber auch zu etwa 50 Prozent nicht-progressive Krebszellen entdeckt. Wir erinnern uns: Das sind Zellabnormalitäten, die in der Regel ein Leben lang symptomlos sind und nicht hätten operiert und behandelt werden müssen.[32] Warum immer noch so viele Mediziner und Fachgesellschaften unnötige und teils schädliche Maßnahmen empfehlen, erklärt der Statistik- und Risikoexperte Professor Gerd Gigerenzer mit folgenden drei Gründen, die er als SIC-Syndrom bezeichnet:

- Selbstschutz: Viele (vor allem bildgebende) Verfahren dienen dem Schutz vor Schadensersatzansprüchen, die Anwälte trotz fehlender Evidenz häufig und erfolgreich einklagen.

- Innumeracy (Zahlenblindheit): Die meisten Mediziner kennen die Daten zu einer Maßnahme gar nicht oder haben nie gelernt, sie richtig zu interpretieren.[33] Beispielsweise ergab eine Zufallsstichprobe unter 20 Berliner Urologen, dass nur zwei von ihnen den Schaden und Nutzen von PSA-Tests kannten.[34]

- Conflicts of Interest (Interessenkonflikte): Jede extra Untersuchung, jede zusätzliche Behandlung spült zusätzlich Geld in die Kassen.

Statt zu nutzen, schürt so manche Vorsorgeuntersuchung folglich Ängste beim Patienten und fördert so den Nocebo-Effekt: Lebensangst statt Lebenslust. Plötzlich ist man wegen einer Vorsorgeuntersuchung – die aber nichts weiter als eine Früherkennung ist und mit Vorsorge meist nichts zu tun hat – wirklich krank. Denn was womöglich das Wohlbefinden und die Lebensdauer gar nicht beeinflusst hätte, ist jetzt im Kopf des Patienten. Viele Erkrankungsvorstufen entwickeln sich aber nicht oder nur extrem langsam weiter – wie wir am Beispiel von Prostatakrebs sehen – oder bilden sich sogar von selbst zurück.

Klar ist: Früherkennungsuntersuchungen können Krankheiten nicht verhindern. Die *Weltgesundheitsorganisation* bewertet solche Maßnahmen nur dann als sinnvoll, wenn …

- sie bei Erkrankungen mit schweren Folgen eingesetzt werden, um unnötige Untersuchungen zu vermeiden, und ein klarer Vorteil für den Patienten ersichtlich ist;

- eine zuverlässige Untersuchungsmethode ohne schädliche Nebenwirkungen oder Risiken existiert;

- es eine wirksame Therapie gibt, die nachweislich im Frühstadium von Krankheiten effektiver ist.[35]

Ein Beispiel für solch eine sinnvolle Maßnahme ist die Darmspie-
gelung zur Früherkennung von Darmkrebs. Hierbei können Darm-
polypen entfernt werden, die sich andernfalls gelegentlich zu Krebs
entwickeln. Auch der PAP-Abstrich zur Untersuchung auf Gebärmutterhalskrebs scheint Leben zu retten. Aber auch hier gilt: Am besten
informiert man sich selbst.

Wenn dir ein Arzt eine Früherkennung vorschlägt, kannst du mit
folgenden Fragen besser abschätzen, ob diese sinnvoll sein könnte:

- Tritt die Erkrankung in meinem Alter generell häufig auf
  oder habe ich offensichtliche Symptome?

- Hilft die frühzeitige Entdeckung der Erkrankung nachweislich bei der Behandlung und kann damit die Sterberate (nicht
  die Überlebensrate!) verbessert werden? Können Sie mir die
  Studien dazu zeigen?

- Welche möglichen Gefahren und Nebenwirkungen gehen mit
  der Früherkennungsuntersuchung einher und wie oft treten
  diese auf?

- Wie häufig sind falsch positive Befunde (Fehlalarm)
  und falsch negative (unentdeckte Erkrankungen trotz
  Screening)?[36]

Und trotz langem Bestehen all dieser Erkenntnisse ist Früherkennung dank Werbung Mode geworden. Ich nenne dieses ganze
Vorgehen Geldschneiderei auf Kosten der Beitragszahler! Zwar
vermag die ein oder andere Früherkennung – wie es bei meiner
eigenen Großmutter der Fall war – tatsächlich Leben zu retten,
indem bestimmte Krankheiten frühzeitig behandelt werden können.
Nicht wenige Früherkennungsmaßnahmen haben für den gesunden,
beschwerdefreien Menschen jedoch keinerlei Nutzen. Wahrscheinlich auch deshalb nicht, weil die Angst vor Krankheiten eben auch
krank machen kann.

Das Ergebnis dieser Früherkennungshysterie: Sieben Prozent der Deutschen leiden laut einer Fragebogenstudie unter „ausgeprägten Krankheitsängsten". Nicht ohne Grund lehnt beispielsweise der Verband der amerikanischen Röntgenärzte Bodyscans bei ansonsten kerngesunden Menschen ab.[37] Denn die meisten Abweichungen von der Norm – wie etwa eine schwache Skoliose, leicht erhöhte Cholesterinwerte etc. – sind keineswegs besorgniserregend, sondern normal! Denn was ist denn die Norm? Ein seit Jahren kleiner werdender Bereich, damit mehr Menschen per ärztlicher Diagnose behandlungsbedürftig sind – überwiegend zugunsten der Pharmaunternehmen.

Abstruserweise wird das Kranksein einfach zum Normalzustand erklärt. Und natürlich gibt es für jede Krankheit das passende Medikament. So existieren unfassbare 50.000 Fertigarzneimittel in Deutschland. Und dies, obwohl die *Weltgesundheitsorganisation* lediglich 460 Wirkstoffe (Stand 2019) als unentbehrlich erklärt hat.[38] Nicht selten werden sogar mehrere Arzneien gleichzeitig eingenommen – mit ungeahnten Nebenwirkungen. So sterben laut Schätzungen allein in Deutschland jedes Jahr etwa 15.000 bis 60.000 Menschen infolge der Medikamenteneinnahme – je nach Quelle. Der Tod durch Nebenwirkungen medizinischer Behandlung ist damit die vierthäufigste Todesursache in Industriestaaten.[39] Diese Medikalisierung alltäglicher und normaler Prozesse des Lebens – wie Sexualität, Alter, Konflikte etc. – wird nicht nur von mir kritisiert: Viele Ärzte weigern sich zunehmend, entgegen ihrem Berufsethos zu handeln und ihre Patienten nur mit Tabletten vollzustopfen. So haben sich mittlerweile auch ganze Ärzteverbände gegründet, die sich nicht von der Pharmalobby mit teurem Essen, Kongressen an exotischen Orten oder gratis Laptops verführen lassen, deren Produkte (sprich Tabletten) zu verschreiben. Diese Gegenbewegung ist auch bitter nötig. Denn wer soll all die Kranken behandeln, wenn irgendwann keiner mehr gesund ist?

Weitere interessante Fakten:

- Wurden 2007 noch 452.000 Rückenoperationen durchgeführt, waren es 2015 schon 772.000 Eingriffe – 71 Prozent mehr.[40] Ein möglicher Grund ist: Fast die Hälfte aller neu geschlossenen Chefarzt-Verträge enthielt einer Studie der Unternehmensberatung Kienbaum zufolge Boni-Klauseln als Anreiz für mehr Operationen.

- 200.000 Patienten wird jährlich verschlissener Knorpel am Knie abgeschabt – die sogenannte Knorpelglättung. Das bringt deutlich mehr Geld als das Verschreiben von Physiotherapie. Dabei wäre diese erwiesenermaßen effektiver und langfristig gesünder.[41] Stattdessen stirbt jeder 1000. Patient – also ca. 200 pro Jahr – an den Folgen der Operation, meist durch Narkoseunverträglichkeiten oder Thrombose.[42]

- Pharmakonzerne müssen weltweit die meisten Strafzahlungen aufgrund von Gesetzesverstößen (z.B. Ärztebestechungen, Preisbetrug oder unerlaubte Werbung) leisten und liegen damit noch vor den Banken.[43]

„Im stationären Bereich bestehen durch die eingeführten Fallpauschalen fatale finanzielle Anreize zur unsachgemäßen Leistungsausweitung, da jetzt eine möglichst hohe Zahl von Operationen das große Geld bringt.", kritisiert Christian Zimmermann, Präsident des *Allgemeinen Patienten-Verbands*.[44] Dieses kapitalistische, rein profitorientierte Interesse ist auch der Grund, warum das Gesundheitssystem überwiegend nach Krankheiten sucht und diese dann mit teuren Medikamenten, Spritzen, Behandlungen und Operationen „wegzutherapieren" versucht. Dabei zeigen verschiedene Studien, dass in den meisten Fällen somit lediglich die Symptome behandelt oder die Gesundheitsprobleme zeitlich etwas nach hinten verlagert werden, der eigentliche Krankheitsgrund jedoch weiter bestehen bleibt.

Abgesehen davon, ist mir kein Medikament bekannt, das (nach dauerhafter Einnahme) ohne Nebenwirkungen auskommt. Möchte man wirklich das eine Krankheitsrisiko reduzieren beziehungsweise Schmerzen betäuben, um an anderer Stelle das Risiko zu erhöhen? In jedem Falle würde man so abhängig von der medizinischen Behandlung und füllt die Taschen der Pharmaindustrie. Gesund wird man jedoch nicht.

„Was bringt den Doktor um sein Brot? (a) die Gesundheit und (b) der Tod. Drum hält der Arzt, auf dass er lebe, uns zwischen beidem in der Schwebe."

– Eugen Roth, deutscher Lyriker und populärer Autor humoristischer Erzählungen

Ich würde das Zitat leicht abändern. Denn nicht der einzelne Arzt und auch nicht der Mitarbeiter eines Arzneimittelherstellers sind die Bösen. Es ist das komplette System, das ein paar wenige superreiche Strippenzieher hervorbringt, die den Menschen nur als profitmaximierbare Ware sehen. Wer – Arzt und Patient – das bisher nicht durchschaut hat, dem kann man auch keinen Vorwurf machen, dass er nach seinen Überzeugungen richtig (be)handelt beziehungsweise richtig behandelt wird – auch wenn das nachweislich oftmals im besten Fall nicht hilfreich ist.

Ganz anders hingegen im alten China, wo für den Menschen nur Arztgebühren fällig wurden, solange er gesund war – so erzählt man sich zumindest. Ob Wahrheit oder Wunschvorstellung: Hätten dann die Ärzte von damals dieselbe Menge an Medizin verordnet, die gleichen Behandlungen durchgeführt und ebenso oft operiert wie heute üblich? Man mag es zumindest stark bezweifeln.

Heutzutage bekommt der Arzt dagegen nur dann Geld, wenn er eine Diagnose stellt, also eine Krankheit feststellt und medizinisch behandelt. Zu welcher Zeit war wohl die Motivation, den Menschen zu Gesundheit zu verhelfen, größer?

Ein Beispiel: Ein eigentlich gesunder Mensch geht zum Arzt, weil er sich in der Nacht schlecht gelegen ist und Rückenschmerzen hat. Beim fast obligatorischen Röntgen (diese Untersuchung bringt viel Geld) wurde eine Skoliose festgestellt; die im Übrigen nichts mit den verspannungsbedingten Rückenschmerzen durch schlechten Schlaf zu tun hat.

Das Wissen um die Skoliose – ist ohne weitere Infos und Hintergründe – für den Patienten ein Schock. Er verspannt sich automatisch noch mehr. Der Arzt führt sehr wahrscheinlich weitere Untersuchungen durch und findet möglicherweise einen Beckenschiefstand als

„Ursache" für die Skoliose. Nun verschreibt er dem Patienten gegebenenfalls eine Schuheinlage zum Ausgleich für die den Beckenschiefstand verursachende Beinlängendifferenz und im besten Fall noch Physiotherapie. Das Resultat: Viele geldbringende Maßnahmen und ein verunsicherter Patient, der eigentlich keiner sein müsste und sich „einfach" etwas hätte dehnen, entspannen und massieren lassen müssen.

Dazu musst du allerdings wissen, dass kein Mensch zu 100 Prozent symmetrisch gebaut ist und geringfügige Skoliosen, Schiefstände und Dysbalancen fast jeder hat, und daher auch bei nahezu jedem diagnostiziert werden könnte. In diesem Fall eine Schuheinlage zu verschreiben, verschlimmert eventuell sein Wohlbefinden sogar auf Dauer noch, aber dazu später mehr.

Doch allein pauschal den Ärzten oder Pharmakonzernen die Schuld zu geben ist zu einseitig betrachtet.

„Wir sind alle daran gewöhnt, dass es gegen jedes Leiden ein Mittel gibt."[45]

– Gerd Glaeske, Professor für Gesundheitswissenschaften an der Universität Bremen und einer der kritischsten Beobachter der Pharmaindustrie, gegenüber der WELT

Denn es ist – verständlicherweise – so viel einfacher, Patient zu sein, als sich den Aufgaben und Problemen des Lebens zu stellen, die Verantwortung für den eigenen Körper an andere abzutreten und Schmerzen und Beschwerden mit Pillen zu betäuben, als der eigentlichen Ursache auf den Grund zu gehen.

An dieser Stelle sehr passend, möchte ich ein paar Zeilen des kabarettistischen Songs „Aber sonst gesund" von den Wise Guys mitgeben:

Manchmal kann ich kaum noch gehn,
doch es gibt ja Voltaren.
Hab' ich Wunden an den Zeh'n,
Nehm' ich auch noch Bepanthen.
Oft dreht sich mein Magen um,
Ich nehm' zwei Imodium.

Weil das an den Nerven zerrt,
Schluck' ich Baldrian Dispert.
Hab' ne leichte Diabetes,
Doch mit Insulin, da geht es.
Die Erkältung bin ich leid –
Ich nehm' nachts Wick MediNait.
Bleib' ich trotzdem Bettenwälzer,
Nehm' ich noch zwei Alka-Seltzer.
Dass ich abends gern was trink',
Ist egal – dank GranuFink.
Aber sonst gesund! Alles läuft so weit ganz rund,
Hab' mich gut gehalten und hab' zum Klagen keinen Grund.
Aber sonst gesund! Denn beim winzigsten Befund
Werfe ich mir kunterbunt meine Pillen in den Schlund.[46]

Zum Glück gibt es – den umwerbenden und profitgetriebenen Schmei-
cheleien der Pharmaindustrie zum Trotz – immer noch viele Ärzte,
Therapeuten und Trainer, die sich ihrer Verantwortung bewusst sind
und tatsächlich helfen wollen. Prozentual überwiegt allerdings leider der uninformierte, desinteressierte oder geldgetriebene Teil der
Mediziner. Vermutlich auch deshalb, weil 80 Prozent der ärztlichen
Fortbildungen von der Pharmaindustrie finanziert sind.[47] Die Misere
beginnt leider oft schon im Studium, dessen Kern die (überwiegend)
medikamentöse oder operative Behandlung der steigenden Anzahl
von Krankheiten beinhaltet. Und auch Pharmaunternehmen scheuen
sich nicht davor, bereits Studenten mit Fortbildungen, Geschenken
und anderen Annehmlichkeiten zu locken.

Über Gesundheit lernt man im klassischen Medizinstudium leider verhältnismäßig wenig. Da verwundert es nicht, dass leider auch
viele Ärzte selbst krank oder übergewichtig sind, rauchen oder eine
krumme Haltung und Schmerzen haben.

Was ich mich dann immer frage: Würdest du einem fetten, rau-
chenden Fitnesstrainer glauben, wenn er dir etwas von Muskelaufbau erzählt? Warum glauben dann so viele Menschen blind alles, was
ihnen der Arzt sagt? Und dennoch tun es die meisten und hinter-

fragen den „Halbgott in Weiß" nicht, machen jede Behandlung mit und nehmen jede Arznei ein.

Und dies, obwohl nur 31 Prozent der Behandlungsleitlinien der medizinischen Fachgesellschaften evidenzbasiert, das heißt nachweislich nützlich sind. Der Rest beruht auf Annahmen und dem Konsens von Lehrstuhlinhabern, ohne dass ein Nutzennachweis vorliegt.[48] Die unabhängige Plattform „Leitlinienwatch" bezeichnet lediglich zehn Prozent der Leitlinien als „gut", 49 Prozent sollten sogar komplett gestrichen werden.[49]

Kleine Zwischenübung für deine Gesundheit:

Wie du in den Folgekapiteln noch erfahren wirst, ist langes bewegungsarmes Sitzen einer der Hauptübeltäter für zahlreiche Krankheiten und Beschwerden. Deshalb:

Steh jetzt auf und mache zehn Kniebeugen.
Gehe dabei so tief in die Hocke, wie es dir möglich ist, und achte auf einen geraden Rücken.
Falls du Kniebeschwerden hast, kannst du auch einfach abwechselnd die Beine heben oder auf der Stelle gehen.

Dadurch fließen Unsummen aus den Krankenkassenbeiträgen und Steuergeldern in das Gesundheitssystem: täglich über eine Milliarde Euro, Tendenz stark steigend.[50] Das Paradoxe dabei ist: Je mehr Geld in das Gesundheitssystem eines Landes fließt, desto wahrscheinlicher ist es, dass sich dessen Bewohner krank fühlen.

Zwar leben die Menschen reicher Länder bekanntlich im Durchschnitt deutlich länger, doch die Jahre, in denen sie sich gesund fühlen, sind deutlich geringer als in ärmeren Ländern. So das Ergebnis einer Ermittlung von Amartya Sen, dem Träger des Nobelpreises für Wirtschaft. Er verglich zwei indische Bundesstaaten – einer war reich, der andere arm. Obwohl die durchschnittliche Lebenserwartung im ärmlicheren Bihar 14 Jahre niedriger ist und die Menschen fast nie zum Arzt gehen, hat dieser Staat eine sehr viel niedrigere Rate an Bewohnern, die sich *krank fühlen*. Sie wissen schlicht nichts über all die (teilweise erfundenen) Krankheiten und machen sich dadurch weniger Sorgen, leben entspannter und zufriedener.[51]

> *„Wir leiden mehr in der Vorstellung als in der Realität."*
>
> – Lucius Annaeus Seneca, römischer Philosoph

Ähnlich ist es im Vergleich der Norweger zu uns Deutschen. Jene geben sich mit einem Viertel der Arztbesuche zufrieden und leben dennoch länger als wir. Es scheint also fraglich, ob die meisten Arztbesuche überhaupt notwendig sind, geschweige denn, ob sie gesundheitlichen Nutzen bringen.

Das ist insbesondere auch deshalb zweifelhaft, weil in deutschen Apotheken und Krankenhäusern jede hundertste Arznei gefälscht ist, ohne dass man sie vom Originalprodukt unterscheiden kann. Hinzu kommt, dass 78 Prozent der Medikamente nicht aus Deutschland kommen, sondern zumeist aus Indien oder China.[52]

Spätestens seit dem Contergan- und dem Heparin-Skandal ist jedoch bekannt, dass hier – zumindest gelegentlich – gepanscht wird. Dadurch büßen die Medikamente – vor allem lebenserhaltende und stark nachgefragte – bestenfalls an Wirkung ein und sind im schlimmsten Fall überdosiert oder gar hochgradig giftig. Aufgrund dessen sterben jedes Jahr schätzungsweise mindestens 300.000 Menschen weltweit.[53]

Das Schlimme daran ist, dass die Pharmahersteller oftmals sehr gut Bescheid wissen, aber bewusst die Augen verschließen oder sogar selbst gefährliche Arzneien auf den Markt bringen, statt dem tödlichen Treiben ein Ende zu setzen:

> *„… der weltweit größte Medikamentenhersteller Pfizer zum Beispiel hat in den USA 2009 nach einem Prozess wegen der illegalen Vermarktung von Arzneimitteln 2,3 Milliarden Dollar gezahlt."*[54]
>
> – Peter C. Gøtzsche, ehemaliger Mitarbeiter von Arzneimittelherstellern, der die Seiten wechselte und bis 2018 Leiter des *Nordic Cochrane Center* in Kopenhagen war

Beispiele wie diese finden sich zuhauf. Da frage ich mich und du dich sicher auch: Wie sicher sind unsere Medikamente?

Auch wenn die Lage in Deutschland verhältnismäßig gut zu sein scheint, so zeigen sich auch hier die Folgen der Globalisierung. Fast nie kann mit absoluter Sicherheit gesagt werden, was in den Tabletten und sonstigen Arzneien aus dem Ausland genau „drin" ist – die Pharmaunternehmen nicht und erst recht nicht die Apotheker. Denn sie stehen am Ende einer globalisierten und intransparenten Produktionskette, die auf Profit optimiert ist. Für Moral und Gewissen ist hier nicht viel Platz![55]

Einen tiefer gehenden Einblick in die Geschäfte mit den Medikamenten bietet das Buch *Pharma-Crime – Kopiert, gepanscht, verfälscht – Warum unsere Medikamente nicht mehr sicher sind* von Daniel Harrich.

Solltest du dich nun fragen, warum solche brisanten Enthüllungen über Betrug und Korruption bis hin zu wissentlich in Kauf genommenem Tod in den Medien nicht „rauf- und runterlaufen": Das Gesundheitswesen (unter Schirmherrschaft des Bundesgesundheitsministeriums) als Teil der Wirtschaft verfolgt als oberstes Ziel das Wachstum des Bruttoinlandsprodukts (BIP), und nicht etwa die Schaffung von Gesundheit.

So schreibt das Bundesgesundheitsministerium öffentlich und ohne Hehl oder Scham der Gesundheitswirtschaft *„eine erhebliche ökonomische Bedeutung für den Standort Deutschland"* zu. Soll heißen: Wirtschaft vor Gesundheit![56]

Wären oder würden die Menschen tatsächlich gesund werden, wären Arbeitsplätze (und noch viel schlimmer die Rendite der Anleger) in Gefahr. Denn Gesunde müssen nicht von Ärzten behandelt werden, sie müssen nicht in Krankenhausbetten liegen und sie müssen erst recht nicht operiert werden, keine Therapien machen oder Arzneien nehmen. Ich hoffe, du liest hier den Sarkasmus heraus.

Nochmals zur Klarstellung: Ärzte sind wichtig, und keineswegs jeder ist schlecht. Ihnen pauschal die Schuld für das medikalisierte Gesundheitssystem oder für deine Beschwerden zu geben ist falsch! Dasselbe gilt für die Pharmaunternehmen. Ohne einige ihrer

Arzneien sähen wir bei vielen, vor allem akuten Krankheiten und Unfällen ziemlich alt aus.

Daher: Wenn du dir tatsächlich unsicher bist, was gerade mit deinem Körper passiert, oder wenn sich dein Gesundheitszustand nicht aus eigener Kraft bessert, dann geh zum Arzt deines Vertrauens und lehne auch nicht per se alle Medikamente ab. Ich habe zum Beispiel ab und zu Fieberschübe aufgrund meiner Hausstauballergie und bin heilfroh, in solchen Momenten die Symptome unterdrücken zu können und mich nicht unnötig quälen zu müssen.

Aber es ist an der Zeit einzugestehen, dass die aktuelle (!) Gesundheitsindustrie mehrheitlich *nicht* an deiner Gesundheit interessiert ist. Denn es handelt sich um eine kapitalistische Industrie und (leider) nicht um eine staatliche Wohlfahrt. Wie sonst ließe sich erklären, dass die jährlichen Gesundheitsausgaben pro Kopf in ████████ 00 Euro betragen, wovon die Gesundheitsprävention ████ sieben Euro ausmacht (Stand 2018)?!⁵⁷[57]

Du suchst nach ethisch und ganzheitlich handelnden Ärzten?

Bei der *Initiative unbestechlicher Ärztinnen und Ärzte e.V.* wirst du sicherlich fündig (www.mezis.de).

Den Nutzen oder Schaden von individuellen Gesundheitsleistungen (kurz IGeL) kannst du beim *IGeL-Monitor* überprüfen (www.igel-monitor.de).

Das *arznei-telegramm* informiert dich über Nutzen und Risiken von Arzneimitteln (www.arznei-telegramm.de).

Die unabhängige Plattform *Leitlinienwatch* bewertet deutsche Patientenleitlinien nach Evidenz (www.leitlinienwatch.de/).

Wir wissen: Durch die Medikalisierung, also die Ausweitung medizinischer Maßnahmen auf alltägliche Phänomene des Lebens, läuft viel falsch. Und nur ein aufgeklärter Patient kann aktiv zu seiner Heilung beitragen. Damit deine Behandlungsentscheidung wirklich gut getroffen wird und zur Heilung führt, kannst du deinem Arzt folgende

Fragen stellen. Sei mutig und kritisch! Wenn dein Arzt dir wirklich helfen will, wird er dir deine Fragen beantworten.

1. Wie heißt meine Erkrankung?
2. Wie groß ist der Anteil an falschen Befunden bei dieser Krankheit?
3. Welche Folgen hat die Krankheit für mich in einem, zwei, fünf, zehn Jahr(en)?
4. Welche (weiteren) Behandlungsmöglichkeiten gibt es?
5. Was sind die Vor- und Nachteile dieser Möglichkeiten?
6. Wie wahrscheinlich sind die jeweiligen Vor- oder Nachteile?
7. Welche Behandlungsmöglichkeit empfehlen Sie und warum?
8. Wird damit die Ursache oder werden nur die Symptome behandelt?
9. Wie lange wird diese dauern und bin ich danach schmerzfrei/ gesund?
10. Welche Nebenwirkungen können eintreten und wie wahrscheinlich sind diese? Wie wahrscheinlich ist meine vollständige Genesung damit?
11. Wie schnell muss ich eine Entscheidung für die vorgeschlagene Behandlung treffen?

Besonders wichtig sind die folgenden drei Fragen:

12. Was passiert, wenn ich nichts tue?
13. Was kann ich selbst für meine Heilung tun?
14. Was kann ich tun, damit die Schmerzen/Symptome nach der Behandlung nicht wiederkommen?

„Wer viel weiß, muss weniger glauben.“

– frei nach Marie von Ebner-Eschenbach, mährisch-österreichische Schriftstellerin

Aber auch ganz ohne Arzneipanscherei und geldgierige Pharmakonzerne sind Kliniken und Arztpraxen in der Regel alles andere als gesundheitsfördernd. Denn in geschlossenen Räumen sind grundsätzlich mehr Mikroorganismen als im Freien – also potenziell mehr „Angreifer". Zusätzlich gibt es in Krankenhäusern noch die Krankenhauskeime. Diese multiresistenten Erreger sind die Überlebenden von Desinfektionsmitteln und Antibiotika. Sie entstehen und verbreiten sich immer dort, wo andere Mikroorganismen aufgrund wiederkehrender menschlicher Eingriffe zerstört worden sind.

Antibiotika beispielsweise vernichten große Teile der im menschlichen Darm beheimateten und lebensnotwendigen Darmbakterien. Da viele Beschwerden auf Viren zurückgehen und Antibiotika hier gar nicht helfen, sind diese nicht nur sinnlos, sondern zusätzlich äußerst schädlich.[58]

Bei Ungewissheit (empfehlenswert insbesondere für Kinder und alte Menschen) kannst du deinen Hausarzt bitten, einen Procalcitonin-Test zu machen, um die Erregerart feststellen zu können.

Immer häufer überleben dergestalt resistente Keime und verlieren ihre natürliche Konkurrenz. Dadurch können sie sich ungehindert vermehren und bringen unsere Darmflora komplett aus dem Gleichgewicht. Ein Nebeneffekt: Die Immunabwehr des Darms wird drastisch geschwächt – eine doppelt begünstigende Grundlage für Krankenhauskeime.

In Europa sterben so jährlich 91.000 Menschen an diesen Infektionen.[59] Das sind fast fünfmal mehr Menschen, als 2017 durch weltweiten Terrorismus ihr Leben verloren haben.[60] Warum gehen die Menschen deshalb nicht auf die Straße?

Fakt ist: In wirkliche Prävention investiert unser Gesundheitssystem – aber auch wir selbst – zu wenig. Um das zu ändern, musst du jedoch erst verstehen, was eigentlich krank macht. Denn Krankheitserfindung hin oder her: Die Schmerzen und Beschwerden der meisten Menschen sind real. Eine häufige Vermutung: Die Gene sind schuld. Aber stimmt das?

Kurze Zusammenfassung:

- Der Deutsche wird immer häufiger und immer länger krank.

- Es fällt dem Menschen zunehmend schwerer, seinen eigenen Gesundheitszustand einzuschätzen und zu beeinflussen.

- Krankheiten werden von Interessengruppen teilweise erfunden, oder es werden Grenzwerte für den Zustand des „Krankseins" künstlich verändert, um ein Mehr an Patienten zu generieren.

- Das Wissen über Körperabweichungen von der Norm kann selten den Verlauf von (möglichen) Krankheiten signifikant verbessern – im Gegenteil: Mögliche Risiken schüren Ängste und werden so zu einer selbsterfüllenden Prophezeiung (Nocebo-Effekt).

- Medikamente bekämpfen nur Symptome. Viel schlimmer noch: Die Medikalisierung verursacht durch Nebenwirkungen jährlich mehr Tote, als an Verkehrsunfällen sterben.

- Das aktuelle Gesundheitssystem funktioniert profitorientiert. Ein gesunder Mensch bringt kein Geld.

Ursache für Krankheiten: Unveränderbare Gene?

Krankheiten, Psyche, Stressanfälligkeit, Fähigkeiten, Kompetenzen, Gedächtnis, Intelligenz: (Viel zu) oft werden Gene für die Eigenschaften und Leistungen eines Menschen verantwortlich gemacht. Und das ist nicht unverständlich. Denn seit jeher hat die Menschheit unerklärliche Dinge oder solche, die sie nicht wahrhaben wollte, durch Übernatürliches zu deuten versucht. Auch ist es äußerst verlockend, die Familiengene als gottgegebene Fügung und herausstechendes Alleinstellungsmerkmal zu deklarieren. Wer ist nicht gern von „Natur aus" besser als der Rest? Und wer schiebt nicht gern seine Beschwerden auch auf die Gene seiner Vorfahren?

Dabei ist beispielsweise die Intelligenz vielmehr die Folge von Erziehung, sozialem Umfeld und anderen Umwelteinflüssen. Lediglich zwei Prozent davon sind laut aktuellem wissenschaftlichen Stand tatsächlich auf Gene zurückzuführen.[1]

Wer jetzt zunächst enttäuscht ist, kann sich dabei jedoch besonders stark auf die Schulter klopfen. Denn was zeugt von mehr Kompetenz, als seinen Kindern durch offenbar inspirierende und Mut machende Erziehung zu Intelligenz verholfen zu haben?

Und auch Übergewicht ist zu unbedeutend geringem Teil die Folge unserer Gene. In einer Studie mit Labormäusen wurde das Gen aP2 so verändert, dass die „Kraftwerke der Zellen", die Mitochondrien, und somit auch die Energieumwandlung nicht mehr ordnungsgemäß funktionierten. Glaubte man den Annahmen vieler Genetiker, hätten die Mäuse nun schlagartig fett werden müssen. Doch nur die Vergleichsgruppe, die fett- und kohlenhydratreicheres Futter bekam (bei gleicher Kalorienmenge), sich also ungesund ernährte, ging in die Breite und bekam zusätzlich teilweise Diabetes. Die anderen Mäuse blieben rank und schlank.

Das Fazit der Studie: Obwohl eine genetische Veranlagung dazu beitragen *kann*, Körperfett zu entwickeln, sind es maßgeblich unsere Ernährungsgewohnheiten, die darüber entscheiden, ob wir dick werden, und nicht unsere Gene. Das bestätigt auch Doktor Tim Schulz von der Universität Jena.[2]

Doch was für Intelligenz, Fähigkeiten und Übergewicht gelten mag, muss nicht zwangsläufig auch auf Krankheiten zutreffen. Denn schließlich ist wissenschaftlich erwiesen, dass Erkrankungen wie Trisomie 21, Muskeldystrophie oder Albinismus auf Genmutationen zurückzuführen sind. Da ist es doch naheliegend, dass Gene für die über 80 Prozent der unspezifischen Rückenschmerzen und andere „unerklärliche" Krankheiten verantwortlich sein müssen, oder nicht?

Zumindest berichten viele Medien unreflektiert über „bahnbrechende Erkenntnisse", wenn ein neues Gen als angeblich verantwortlich für eine Volkskrankheit gefunden wurde. Dabei beruht die Beweisführung der Genetiker ausschließlich auf mathematischer Statistik. Denn die Forscher suchen lediglich nach Stellen im Genom, die sich bei Patienten, die unter einer bestimmten Krankheit leiden, häufen, und nennen dies dann Assoziationen. So wurden angeblich bereits mehr als 300 DNA-Assoziationen ausfindig gemacht, die für 70 häufige Krankheiten verantwortlich sein sollen.[3]

Dabei muss ich immer an den Klassiker meines Professors für Wirtschaftsmathematik denken, der stets zu sagen pflegte: *„Glaube keiner Statistik, die du nicht selbst gefälscht hast."* Getreu diesem Motto arbeitet auch der kritische Harvard-Wissenschaftler Peter Kraft. Er wurde stutzig, als er in der *New York Times* einen Artikel darüber las, dass Forscher die für Prostatakrebs verantwortlichen Gene gefunden haben wollten, die das Krankheitsrisiko um das Vier- bis Fünffache erhöhen sollen.[4]

Daraufhin analysierte er die Daten der Originalstudie. Das Ergebnis: Die Forscher verglichen für ihre Zahlen lediglich die Extrema der Studienteilnehmer, also solche, die alle Risikogene in sich trugen, und jene ohne ein einziges derartiges Gen. Alle Variationen dazwischen ließen sie geschickt außen vor. Nur so konnte die statistische Signifikanz errechnet werden. Das Problem daran: Etwa neun von zehn Europäern gehören eben dieser Gruppe dazwischen an.[5] Das Ergebnis der Studie ist also mehr als fraglich. Beispiele wie dieses gibt es in Unmengen.

Unbestritten gibt es natürlich auch sogenannte *mono*gene Leiden, bei denen ein bestimmter Gendefekt alleiniger Auslöser teils schwerster Symptome ist, wie zum Beispiel bei Trisomie 21. Diese kommen jedoch nur sehr selten in der Bevölkerung vor. Davon soll mein Buch auch nicht handeln, vielmehr von Volkskrankheiten wie Rückenschmerzen oder Diabetes, an denen immer mehr Menschen leiden.

Nur durch geschicktes Jonglieren mit Zahlen und durch unvollständige und aufbauschende Berichte können die Forscher aus *poly*genen – also auf der Aktivität von vielen Genen beruhenden – Krankheiten behandelbare Krankheitsgene herauslesen. Dabei leugnen die Wissenschaftler schlichtweg die Erkenntnisse der epigenetischen Forschung. Diese Wissenschaft beschreibt den Einfluss von Umweltfaktoren und Lebensgewohnheiten auf die Aktivität von Genen. Die Epigenetik beweist: Unabhängig davon, ob ein Risikogen vorhanden ist oder nicht, können wir die Entstehung von Krankheiten aktiv und maßgeblich beeinflussen.

> *„[Einige] Wissenschaftler sind nicht gegen den Druck gefeit, ihre Ergebnisse übertrieben darzustellen, um häufiger zitiert zu werden und Forschungsgelder einzutreiben."* [7]
>
> – Peter Kraft, Gelehrter an der *School of Public Health* der *Harvard University* in Boston

Aber auch für die Gesundheitsindustrie sind Gene als etwas Unveränderbares Schuldige ein gefundenes Fressen. Denn so können weiterhin und in großem Stil Arzneien verschrieben werden, um die Symptome zu lindern, und zwar ein Leben lang. Denn Heilung ist ja nicht möglich, da die Gene ja (angeblich) verantwortlich sind.

Fakt ist: In den allermeisten Fällen sind Krankheiten nicht erblich! Ganz im Gegenteil: Die Epigenetik lehrt uns, dass wir unser Erbgut aktivieren, umprogrammieren und sogar abschalten können. *Nur weil du also ein „Risikogen" in dir trägst, heißt das nicht, dass du dazu verdammt bist, krank zu werden.*

Denn unser Erbgut trägt neben dem Inhalt der Gene, also der Abfolge der DNA-Bausteine, noch eine weitere, übergeordnete Ebene, die genau das beeinflusst. Dabei handelt es sich um chemische Substanzen, sogenannte Methylgruppen, die sich an die Erbsubstanz andocken können und so deren Aktivität beeinflussen, ohne jedoch das Gen an sich zu verändern.

Klar ist: Zwar prägen die Gene *uns*, aber *wir* prägen die Wirkung der Gene – mit unseren Ernährungsgewohnheiten, unserer körperlichen Aktivität, unseren Erfahrungen, Gefühlen und Gedanken, und sogar Umweltchemikalien beeinflussen die Genaktivität.[8]

Diese Erkenntnis ist tatsächlich bahnbrechend! Bleiben wir aber noch eine Weile bei dem allzu gern vorgebrachten Argument, die Gene seien schuld. Dass sie es nur bedingt sind und deren Wirkung maßgeblich durch uns und unsere Umwelt beeinflusst wird, bestätigten auch Forscher der *Duke University* im Jahre 2003 mit einer interessanten Studie.[9]

Die Wissenschaftler untersuchten die Auswirkung von gesunder Ernährung mit methylgruppenhaltigen Nahrungsergänzungsmitteln auf schwangere Agouti-Mäuse. Diese „leiden" genbedingt fast immer an Krebs, Fettleibigkeit und Diabetes. Ganz anders ihre Babys, nachdem sie auf die spezielle Diät gesetzt wurden: Die Nachkommen waren komplett gesund und die Wirkung des sonst krank machenden Agouti-Gens – das immer noch vorhanden war – trat nicht ein. Die Ernährung der Mutter sorgte für das Verstummen des normalerweise krank machenden Gens.

In Anbetracht dieser Erkenntnis offenbart sich beispielsweise die vorsorgliche Brustamputation aus Angst vor Brustkrebs als großer Fehler, wie ich am Beispiel von Angelina Jolie später im Kapitel über Tumore genauer beschreiben werde. Denn jeder von uns trägt irgendwelche Risikogene in sich. Von dem, der alle Risiken vermeiden will, bleibt dann vermutlich nicht mehr viel übrig.

So entscheiden nicht unsere Gene, ob wir tatsächlich krank, dick oder krumm werden, sondern die Epigenetik. Und die beeinflussen wir ganz entscheidend mit unserem Lebensstil und unserer Psyche.

„Das Geheimnis der Gesundheit liegt, was die Mehrheit aller Krankheiten betrifft, nicht im Text der Gene, sondern in der Regulation ihrer Aktivität.“[10]

– Joachim Bauer, Neurobiologe

Ein ebenfalls fataler Mythos ist, dass man mit zunehmendem Alter *automatisch* mehr Gebrechen hat. Dabei ist jedoch nicht etwa ein Altersgen für die beispielsweise fortschreitende Unbeweglichkeit verantwortlich (auch wenn manch ein Genetiker das gern so hätte), sondern die Tatsache, dass der Durchschnittsmensch aufhört, gewisse Bewegungen zu machen.

Und je weniger wir unseren Körper benutzen, desto schneller werden Funktionen und Beweglichkeit abgebaut. So kommen die meisten Menschen gar nicht mehr in die Hocke – die natürliche Ruhehaltung des Menschen –, geschweige denn, dass sie dabei mit den Fersen auf dem Boden bleiben können. Mir selbst gelingt es leider auch nicht ganz, aber ich arbeite fleißig daran und mein Wohlbefinden dankt es mir. Schaffst du es noch?

Manch einer jedoch kann das noch. Warum? Weil er es regelmäßig gemacht hat und weiterhin tut. Wenn du dich also dein ganzes Leben lang hinreichend und abwechslungsreich bewegst und beispielsweise jeden Tag Yoga machst, wirst du sehr viel wahrscheinlicher deutlich weniger Probleme im Alter haben. Das beweisen topfitte „Omis und Opis“, wie die aktuell über 90-jährige Johanna Quaas als älteste Turnerin der Welt oder der derzeit über 80-jährige Manuel Alonso Domingo als wohl ältester Marathonläufer der Welt.[11]

Wer sich jedoch dem Altersargument anschließt, lähmt seine eigene Motivation und nimmt sich die Chance, sich gesundheitlich wieder besser zu fühlen und beweglicher zu werden. Natürlich gibt es Stadien der Gesundheit, wo nicht mehr alles möglich ist oder gar irreparable Schäden eingetreten sind. So weit musst du es als jüngerer Mensch aber nicht kommen lassen beziehungsweise kannst es sehr weit hinauszögern.

An dieser Stelle hört man oft das Gegenargument, dass fast alle in der Familie dieses oder jenes Leiden haben. Man könne also nichts dafür, denn es liegt in den schlechten Genen. Das mag sogar teilweise stimmen. Denn ja, wir haben eine genetische Disposition, das heißt Veranlagung, und ja, wir haben unter Umständen zum Beispiel eine nicht optimal konstruierte Hüfte oder neigen eher zu depressiver Stimmung als andere.

Aber die Frage ist, wie die Gene „gelesen" werden. Statt dich also deiner scheinbar unveränderbaren gesundheitlichen Zukunft hinzugeben, solltest du dein Wissen über mögliche genbedingte Schwächen deines Körpers nutzen und ihnen gezielt entgegenwirken. Denn Fakt ist: Die heutige Form des menschlichen Organismus ist das Erfolgsprodukt von Milliarden Jahren gnadenloser Auslese. An unserem Körper ist grundsätzlich erst einmal nichts Reparaturbedürftiges. Erst wenn wir unseren Körper entgegen seiner Konstruktion in schädlichem Ausmaß benutzen, entstehen Schäden.

Zwar häufen sich gewisse Krankheiten tatsächlich familiär. Das liegt meist aber viel weniger an den Genen selbst als an familiär ähnlichen Gewohnheiten. Denn wie der berühmte Motivationstrainer Jim Rohn richtigerweise feststellte, bist du der Durchschnitt der fünf Menschen, mit denen du die meiste Zeit verbringst.

Dieses Phänomen ist unter Sozialwissenschaftlern auch als Peergroup-Effekt bekannt und erklärt sich wie folgt: Wer viel Zeit miteinander verbringt, tut meist die gleichen Dinge und hat ähnliche Interessen entwickelt. Man isst oft dasselbe und dieselben Mengen, hat ähnliche Hobbys und Denkweisen. Das heißt, die „Peergroup" bestimmt die eigenen Werte und das eigene Handeln maßgeblich.

Essen deine fünf engsten Mitmenschen überwiegend Fast Food, wirst du das vermutlich auch tun. Wer das weiß, kann aber auch gezielt dagegen vorgehen. Wenn in deiner Familie zum Beispiel gehäuft Hüftprobleme auftreten, frage dich, woran das liegt. Ausschließlich an den Genen? Oder vielleicht doch oder auch an Bewegungsmangel und fehlender Mobilisation?

Nur du kennst die Antwort. Und nur du weißt, ob du dadurch vielleicht mehr Zeit und Arbeit in einen bestimmten Teil deines Körpers investieren musst als der Durchschnitt. Dir muss klarwerden: Wenn du eine besondere genetisch bedingte „Gefahrenquelle" hast, dann musst du dich darum eben auch in besonderem Maße kümmern!

> *„Die gefährlichste Bewegung ist die fehlende Bewegung.*
> *Die gefährlichste Belastung ist die fehlende Belastung."*
>
> – Abbi Hübner, ehemaliger Direktor des Ärztlichen Dienstes
> der Hamburger Behörde für Inneres

Eine weitere wichtige Erkenntnis aus der Epigenetik verdeutlicht den Einfluss unserer Lebensweise auf unsere Gesundheit: Dauerstress beschleunigt dein Altern. *„An den Chromosomen hängen so genannte Telomeren: Das sind Kappen, die die Zelle schützen, aber im Verlauf des Lebensalters immer kürzer werden. Ist die kritische Länge unterschritten, gibt die Zelle ihre Aktivität auf. Stress verkürzt die Telomeren. Er beschleunigt also den Alterungsprozess der Zellen"*, erklärt Professor Christoph Bamberger vom *Medizinischen PräventionsCentrum Hamburg.* [12]

Fazit: Es sind in den seltensten Fällen unsere Gene verantwortlich für Krankheiten. Und selbst wenn sie – in wenigen Fällen – (Mit-) Verursacher sind, gibt es Möglichkeiten, das Ausbrechen der Erkrankung zu verhindern oder zumindest die Symptome zu lindern. Und das Beste ist: Es ist niemals zu spät!

> *„Verantwortlich ist man nicht nur für das, was man tut,*
> *sondern auch für das, was man nicht tut."*
>
> – Laotse, legendärer chinesischer Philosoph

Aber was genau ist es dann, das uns krank macht?

Bevor wir diese Frage klären, ist es zunächst wichtig zu verstehen, warum und wie Schmerz entsteht und weshalb es (meist) ein fataler Fehler ist, Schmerzmedikamente einzunehmen.

Kurze Zusammenfassung:

- Jeder Mensch hat genetische Veranlagungen, die die eine oder andere Erkrankung begünstigen können – bei dem einen mehr, bei dem anderen weniger.

- Ob du aber wirklich erkrankst, hängt maßgeblich von deiner eigenen Lebensweise und anderen Umwelteinflüssen ab.

- Die Aktivität von Genen lässt sich durch den Lebensstil steuern.

- Unabhängig davon, gibt es (wenn auch sehr selten) monogene Leiden, die beispielsweise zu Trisomie 21 führen und nicht beeinflussbar durch einen selbst sind.

BUCHEMPFEHLUNG:
Jörg Blech, *Gene sind kein Schicksal: Wie wir unsere Erbanlagen und unser Leben steuern können.*

Schmerzen: Etwas Positives?

Rückenschmerzen, Nackenschmerzen, Kopfschmerzen oder auch Bauchschmerzen – die Liste der Schmerzarten ist lang. Kaum etwas erschwert den Alltag mehr als Schmerzen. Sie können pochen, pulsieren, dumpf oder stechend sein. Doch sie haben alle eine Gemeinsamkeit: Schmerz soll uns vor körperlichen und sozialen Bedrohungen wie Verletzungen oder Isolation schützen.[1]

Wahrscheinlich werden deshalb in unserer Wohlstandsgesellschaft Schmerzen gerne verdrängt. Mit Pillen, Spritzen und OPs. Manch ein Marathonläufer nimmt sogar provisorisch eine Schmerztablette – aus Angst vorm Schmerz beim kilometerlangen Laufen.[2]

Schmerzen müssen jedoch kein Grund zur Sorge sein. Nimmst du aber über Tage anhaltende Schmerzen nicht ernst und betäubst oder erträgst sie still, können aus akuten schon bald chronische Schmerzen werden. Damit das bei dir nicht passiert, zeige ich dir in diesem Kapitel die Essenz der aktuellen Schmerzforschung sowie die besten Methoden, um dem Teufelskreislauf vorzubeugen oder ihn möglicherweise zu durchbrechen.

Doch was ist Schmerz eigentlich?

Schmerz scheint manchmal ziemlich seltsam: Für die Meisten ist der Stich an einer Dornenhecke schmerzhafter als eine Blutentnahme mit viel größerer Nadel. Andere haben Phantomschmerzen in amputierten Gliedmaßen.[3]

Ich selbst habe einmal mit gebrochenem Fuß weiter am intensiven Fußballtraining teilnehmen können – fast ohne Schmerzen. Am nächsten Tag konnte ich kaum noch laufen.

Durch die Schmerzforschung wissen wir mittlerweile, dass Schmerz und seine Intensität nicht einfach nur das Maß körperlichen Schadens widerspiegelt. Schmerz ist ein sehr individuelles Gefühl, das von vielen Lebensbereichen beeinflusst wird und sich selbst wiederum wechselseitig auf viele Bereiche auswirkt. Im Umkehrschluss bedeutet das aber auch, dass du eine Vielzahl an Möglichkeiten hast, um deine Schmerzen zu behandeln.

Definition: Schmerz ist ein unangenehmes und stark vom eigenen Befinden und Zustand abhängiges Gefühl, welches durch emotionale, soziale und kognitive Faktoren entsteht und beeinflusst wird. Das Schmerzgefühl hat die Aufgabe, auf aktuelle oder drohende Schäden im Körper hinzuweisen. In der Regel bewertet das Gehirn immer dann etwas als bedrohlichen Zustand, wenn die Summe deiner aktuellen Belastungen größer ist als deine psychische und physische Belastbarkeit zu diesem Zeitpunkt.[4, 5]

Ein paar wenige Menschen mit Genmutationen fühlen tatsächlich keinen Schmerz. Ihr Leben ist geprägt von Knochenbrüchen, Wunden, Infektionen und es ist meist sehr kurz. Die Empfindung des Schmerzes ist damit ein lebenswichtiger Schutzfaktor. Sonst würden Kinder wohl ihre Hand für Stunden auf der Herdplatte lassen.[6]

Die primäre Aufgabe von Schmerz ist es, uns „zu erziehen". So warnt uns der akute Schmerz vor Gefahren wie scharfen oder heißen Gegenständen, eintöniger Körperhaltung und einseitiger Belastung. Durch entsprechende Gegenmaßnahmen wird man in der Regel schnell wieder schmerzfrei.

Anders ist das bei chronischen Schmerzen, also wenn etwas dauerhaft wehtut. Das passiert immer dann, wenn unsere Schmerzverarbeitung, also unser Warnsystem, übersensibilisiert ist oder wenn die Ursachen weiterhin bestehen. In Deutschland leiden etwa 12 bis 15 Millionen Menschen an länger andauernden oder wiederkehrenden Schmerzen.[7]

Aber nicht nur physische Auslöser können zu Schmerzen führen, sondern auch emotionale Trigger wie Liebeskummer oder Mobbing. Unterschiedliche Studien zeigen, dass bei seelischem oder psychischem Schmerz die gleichen Hirnareale wie bei körperlichem Schmerz aktiviert werden.[8]

Wann Schmerz entsteht und wovon die Schmerzintensität abhängt

Dein Körper ist ununterbrochen mit unzähligen Reizen konfrontiert, die er verarbeiten und deren Einfluss beziehungsweise Gefahr er bewerten muss. Dazu zählen biologische (zum Beispiel Temperatur, körperliche Betätigung/Belastung), psychologische (zum Beispiel eigene Überzeugungen, Werte, Wissen, emotionaler Zustand) und soziale Reize (zum Beispiel Freundschaften, Familie, Liebe).

All diese Einflüsse führen zu Zustandsänderungen im Körper wie zum Beispiel Gewebeschäden oder auch biochemische Veränderungen wie zum Beispiel eine erhöhte Temperatur oder erhöhtem Blutdruck.

Über Rezeptoren (vor allem Nozizeptoren) werden all diese Informationen wahrgenommen und über das Nervensystem weitergeleitet und verarbeitet. Bevor schließlich eine „Reiz-Nachricht" der Nozizeptoren an das Gehirn weitergeleitet wird, sortiert das Nervensystem nach eigenem Ermessen die als eher unwichtig empfundenen

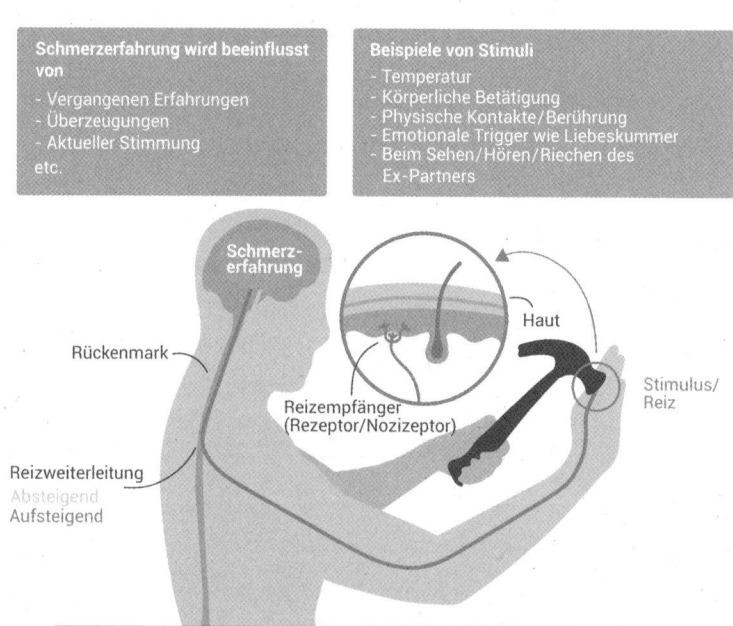

Vereinfachte Darstellung der Entstehung von Schmerz

Botschaften aus und hat außerdem die Möglichkeit, die als wichtig eingestuften Signale zu verstärken.

Das Gehirn wird also nur über vorgefilterte und als wichtig und notwendig empfundene Teile der Zustandsänderungen (Veränderung der Homöostase) in deinem Körper informiert und muss diese hinsichtlich ihrer Gefahr für den Gesamtorganismus sowohl bewusst, aber auch unbewusst beurteilen, bewerten und dann darauf reagieren.

Kommt es zu dem Schluss, dass etwas bedrohlich ist, werden sehr wahrscheinlich Symptome wie zum Beispiel Schmerzen erzeugt. Ziel der Schmerzerzeugung ist es, dass du etwas tust (oder nicht mehr tust), damit die schmerzauslösenden Reize entweder gemieden werden oder sie aufgrund einer höheren Belastbarkeit keine Bedrohung mehr für deinen Organismus darstellen. Da Schmerz auch „erlernbar" ist, kann man dieses Alarmsystem auch umerziehen, sodass ein bisher schmerzauslösender Reiz nun nicht mehr als Gefahr eingestuft wird.[9]

Die Bedrohlichkeit von Reizen wird vom Gehirn in Abhängigkeit von deiner individuellen derzeitigen Verfassung, vergangenen Erlebnissen, Überzeugungen etc. vorgenommen. Aus diesem Grund kann ein und derselbe Reiz (= gleiche Nozizeption) bei verschiedenen Personen zu einer vollkommen unterschiedlichen Schmerzwahrnehmung führen.[10]

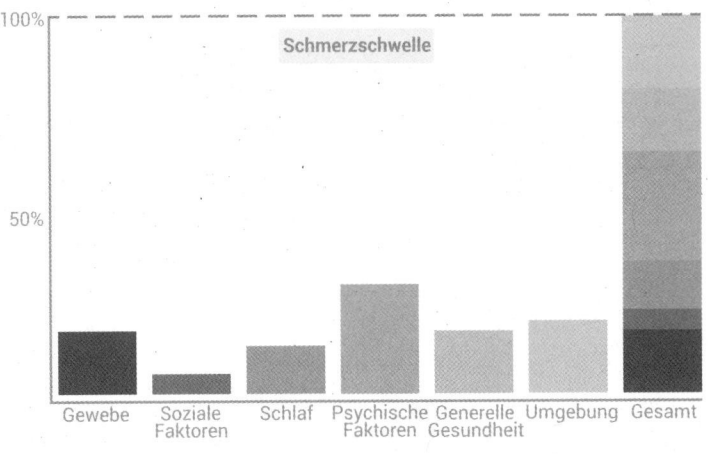

Das Gefühl von Schmerz entsteht als Ergebnis vieler Ursachen

In den Jahrmillionen der Menschwerdung nutzten unsere Vorfahren ein facettenreiches Bewegungsrepertoire und liefen bis zu 40 Kilometer täglich. Aufgrund dessen passten sich durch evolutionäre Prozesse auch unsere Körpermechanismen optimal daran an. Die Bewegungsarmut des Bürozeitalters hingegen führt zu einem verschlechterten Stoffwechsel (zum Beispiel Sauerstoff- und Nährstoffunterversorgung) und begünstigt damit das Gefühl von Verspannungen und Schmerzen.[11] Der Körper braucht Bewegung und deshalb meldet er sich bei vielen Menschen zum Beispiel nach längerem, monotonem Sitzen mit dem Alarmsignal Schmerz. Dabei gibt es in der Regel jedoch keinen körperlichen Schaden. Nach einer Bewegungspause verschwinden die Schmerzen deshalb auch meistens wieder.

In ihrem hervorragenden Selbsthilfebuch „Das Protectometer" unterscheiden die Schmerzforscher David Butler und Lorimer Moseley bezogen auf die Schmerzentstehung DIMs („Danger in Me" = Gefahr in mir) und SIMs („Safety in Me" = Sicherheit in mir).

Wenn nun die Gefahren und Belastungen (DIMs) zu einem Zeitpunkt deine Sicherheiten und deine Belastbarkeit übersteigen, empfindest du wahrscheinlich Schmerzen.

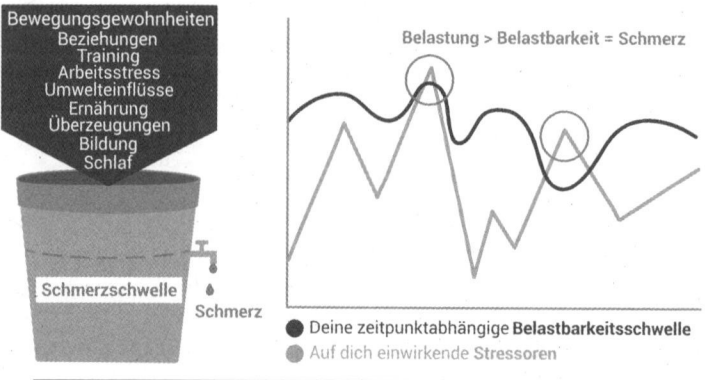

Die Entstehung von Schmerz in Abhängigkeit der momentanen Belastung & Belastbarkeit

Daraus ableitend ergibt es erstens Sinn, dass du deine Belastungen und Gefahren reduzierst und/oder zweitens deine Sicherheiten und Belastbarkeit erhöhst. Führe dafür jetzt eine Selbst-Inventur durch:

Schmerztreiber (Belastungen/Gefahren)	Entspannungstreiber (erhöhen die Belastbarkeit / bieten Sicherheit)

- hohes Arbeitspensum
- Sorgen um Angehörige
 	
- vieles Sitzen
  (Bewegungsmangel)
- ...
	- Rückhalt in der Familie
	- Stabile und unterstützende
	  Partnerschaft
	- Yoga/Sport
	- Gesundes Essen
	- ...

Hast du bei deiner Selbst-Inventur Schmerztreiber gefunden, die „dein Fass" besonders füllen? Diese könntest du schrittweise reduzieren. Und hast du Faktoren gefunden, die dir Freude bereiten und dich stärken? Könntest du diese vielleicht häufiger in dein Leben integrieren oder findest du vielleicht noch weitere stärkende Faktoren?

Wie chronische Schmerzen entstehen

Das Alarmsignal Schmerz ist äußerst hilfreich bei akuten Gefahren. So wäre es für die Genesung sehr nachteilig, wenn du deinen gebrochenen Knöchel belasten würdest. Dauerschmerz hingegen hat mit dem ursprünglichen Problem meist kaum noch etwas zu tun. Es kann sogar an Orten schmerzen, die nie einen Gewebeschaden hatten.

Der Grund dafür ist folgender: Jeder Mensch hat eine virtuelle Karte seines Körpers im Gehirn, die sogenannte kortikale Repräsentation. Du weißt deshalb, wo deine Finger sind, und kannst mit geschlossenen Augen an deine Ohren greifen.

Durch die vielfältigen Einflüsse der Signalweiterleitung und -filterung sowie des Lernprozesses und der jeweiligen Gefährlichkeitsbewertung kann es allerdings zu einem großen Durcheinander und zu Fehlern kommen. Insbesondere dann, wenn dein Gesamtsystem durch (dauerhafte) Überlastung – beispielsweise bei lang anhaltenden Schmerzen oder chronischem Stress – sehr sensibilisiert ist.

Dann kann es passieren, dass unwichtige Meldungen, die uns normalerweise über Dinge wie Druck in einem Gelenk oder Berührung eines Körperteils informieren, manchmal als Gefahr interpretiert werden und Schmerzen erzeugen – sogar an Orten, die mit dem ursprünglichen Reiz überhaupt nicht in Verbindung stehen wie beispielsweise bei Fibromyalgie. Denn ein übersensibilisierter Organismus führt zur Verwischung dieser Körperkarte.

Auf den ersten Blick erscheint das sehr unlogisch. Würden wir jedoch auf potenzielle Gefahren unterreagieren, würde das sehr ernste Folgen haben, wie wir an dem sehr kurzen Leben von schmerzlosen Menschen sehen. Diese Überempfindlichkeit ist deshalb ein evolutionärer Vorteil für unser Überleben und vollkommen normal!

Willst du deine Schmerzen also wirklich dauerhaft besiegen, reicht es nicht, die Krankheitssymptome mit Tabletten vorübergehend zu betäuben oder mit ein paar Mal Physiotherapie dagegenzuarbeiten. Auch Operationen können häufig nicht oder nur wenig zur dauerhaften Schmerzreduzierung beitragen, da chronischer Schmerz in seltensten Fällen allein durch ein physiologisches Krankheitsbild entsteht.

Es ist dein eigener Wille, die Ursachen verstehen und deine ungünstigen Gewohnheiten mit gesunden Ritualen austauschen zu wollen. Nur so kannst du deine chronischen Schmerzen loswerden.

Das belegen auch wissenschaftliche Studien: Schmerzpatienten, die die neurophysiologischen und psychologischen Prozesse ihres Körpers verstehen, können ihren Schmerz häufiger und dauerhafter mildern.[12]

Wirksame Behandlungsstrategien bei chronischen Schmerzen

Wenn Schmerzen lange Zeit fortbestehen, liegt das nur sehr selten an Gewebeschäden. Vielmehr solltest du andere Auslöser und Verstärker (siehe Selbst-Inventur weiter oben) angehen. Denn Schmerz ist multidimensional.

Ein ganz wesentlicher Faktor bei der Chronifizierung von Schmerzen ist die sinkende Belastbarkeit gegenüber immer mehr Aktivitäten. Viele Schmerzpatienten neigen meist aus Angst und

Erschöpfung dazu, immer weniger zu machen – meist auch immer weniger von dem, was ihnen gutgetan und ihre Belastbarkeit in der Vergangenheit erhöht hat.

Ein Teufelskreislauf: Denn dadurch sinkt deine physische und emotionale Belastbarkeit immer weiter, die Sensibilität nimmt zu und dir wird immer mehr immer schwerer fallen.[13]

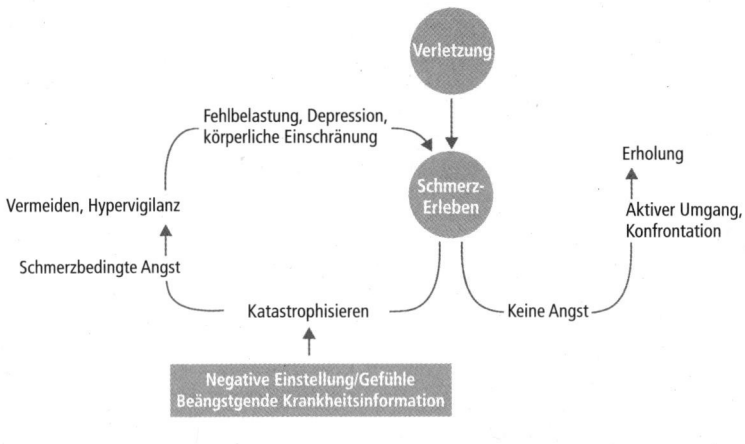

Fear of Avoidance Modell[14]

Dein Gehirn verbindet mit der Zeit zunehmend mehr Aktivitäten mit Schmerz. Es gewöhnt sich daran, dass gewisse Reize beziehungsweise Handlungen (irrtümlicherweise) eine Gefahr sind.

Um aus diesem Schmerz-Strudel herauszukommen, musst du deshalb neue Verknüpfungen mit all den aktuell noch Schmerz oder Angst auslösenden Reizen (zum Beispiel eine bestimmte Bewegung) aufbauen.

Die effektivste Behandlung hierfür ist die Konfrontation, allerdings in an deinen Zustand angepassten Schritten. Du könntest die bisher schmerzhafte Bewegung beispielsweise in kleinerem Ausmaß oder etwas anders ausführen, sodass kein oder nur wenig Schmerz ausgelöst wird. Die Methodik dahinter wird als Graded Exposure oder Pacing bezeichnet.

Durch diese behutsame, schrittweise Annäherung lernt dein Gehirn, die Bewegungsreize mit neuen Bewertungen zu verknüpfen, und deine Belastungstoleranz steigt wieder allmählich.

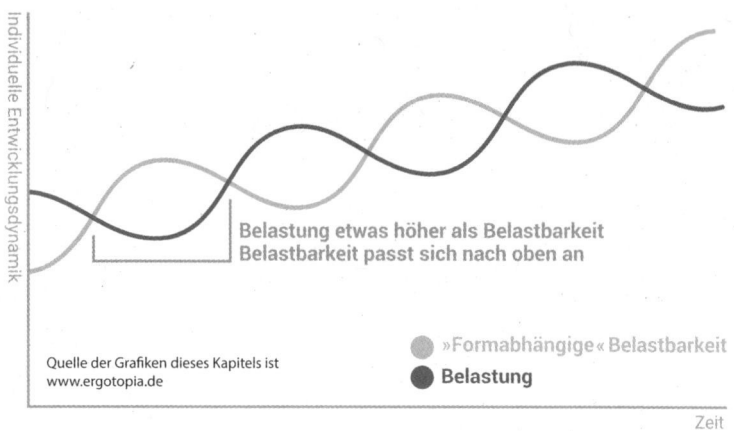

Die Belastbarkeit eines Organismus passt sich an seine Belastungen an

Diese erstaunliche Anpassungsfähigkeit des Menschen ist auch der Grund, warum anfangs zu heißes Badewasser bereits nach kürzester Zeit sogar noch heißer sein könnte oder warum das Treten gegen harte Gegenstände für Kampfsportler mit der Zeit schmerzfrei wird.

Bei all diesen Beispielen werden nach der Anpassung immer noch dieselben Reize gesendet. Aber sie werden nicht mehr als Gefahr interpretiert. Denn der Mensch passt sich an die Stressoren seines Alltags an, solange diese ihn nicht massiv überlasten.

Besonders die schrittweise Steigerung der körperlichen Aktivität stellt bei der Therapie von chronischen Schmerzen eine zentrale Rolle dar. Denn Bewegung im richtigen Ausmaß ...

- wirkt wie ein Schmerzmittel, stärkt deine Selbstheilungs-kräfte und beugt über 35 Zivilisationskrankheiten entge-gen.[15] Wissenschaftliche Arbeiten zeigen sogar, dass zum Beispiel die körpereigene Endorphin-Freisetzung eines Laufes über etwa zehn Kilometer der von 10 mg Morphin entspricht – unsere körpereigene Apotheke ist 24/7 abrufbar.[16]

- hilft bei der Neustrukturierung deiner Körperkarte (kortikale Repräsentation) und wirkt somit gegen „wandernde" oder systemische Schmerzen wie Fibromyalgie.

Zusätzlich empfehle ich dir die sonstigen Schmerztreiber in deinem Alltag zu analysieren und zu reduzieren sowie mit weiteren Maßnahmen deine Belastbarkeit zu steigern. Obige Selbst-Inventur kann dir dabei helfen.

Die wichtigste Übung, die du machen kannst, ist die, die du auch tatsächlich machen wirst!

Wie du schmerzfrei werden kannst trotz Skoliose, Arthrose, Bandscheibenschäden und Co.

In der Schmerzdiagnostik wird leider immer noch zu häufig ausschließlich auf biomechanische Probleme untersucht. Und nahezu immer ergibt die Bildgebung scheinbar abnormale Körperveränderungen wie etwa Skoliosen, Beckenschiefstände, Bandscheibenvorwölbungen, Tendinopathien oder ganz allgemein „Degenerationen", die für die Schmerzen verantwortlich sein sollen.

In einer Studie an 98 jungen Profi-Tennisspielern zeigten 94 von diesen in der MRT-Untersuchung „Abnormalitäten" auf. Allerdings hatte keiner der Probanden Schmerzen oder andere Gesundheitsbeschwerden.[17] In einer anderen Meta-Analyse fand man bei 37 Prozent der 20-Jährigen ohne Schmerzen Bandscheibenschäden.[18]

Die Schlussfolgerung der Schmerzforschung lautet: Die meisten „Abnormalitäten" und Degenerationen sind völlig normal. Sie können als ein Faktor zum Schmerz beitragen, meistens tun sie das jedoch nicht. Für eine schnelle Genesung und Schmerzlinderung musst du deshalb alle Schmerztreiber in deinem Alltag berücksichtigen.

Essenz der Schmerzforschung: Schmerzen zu haben ist normal. Sie waren und sind ein wichtiger Überlebensvorteil in der menschlichen Evolution, indem sie uns auf schädliche Zustände aufmerksam machen. Wir können nicht erwarten, immer und zu 100 Prozent schmerzfrei zu sein. Wenn du zum Beispiel gestresst oder erkältet bist, ist es normal, sensibler zu sein oder das Gefühl von Entzündung, Verspannung oder Schmerzen zu haben.

Es ist falsch, körperliche Veränderungen oder „Abnormalitäten" mit Schmerzen gleichzusetzen. Leider aber wird genau das sehr oft getan, womit die Wahrscheinlichkeit und Intensität von Schmerzen verschlimmert werden. Denn die Schmerzerwartung ist dann in deinem Kopf. So kommt es dazu, dass der Schmerz fortbesteht, eben weil Schmerz multidimensional und multifaktoriell ist.

Nachfolgend findest du einige Faktoren, die nachweislich deine Belastbarkeit und damit deine Schmerztoleranz erhöhen beziehungsweise bei Fehlen reduzieren:

Biologische Faktoren	Psychologische Faktoren	Soziale Faktoren
häufige und vielfältige Bewegung, Ausdauer und Kondition, Meiden von einseitigen Bewegungen und Überlastung, guter Schlaf, gesundes Körpergewicht, Nichtraucher, wenig Alkohol, gesunde Ernährung	positive Überzeugungen, hohe Selbstwirksamkeit, kognitive Flexibilität, Akzeptanz, Achtsamkeit, Stressresistenz, geringe Angst, positive Stimmung	positive kulturelle Faktoren, unterstützende Familie und Arbeits-/Schulumgebung, finanzielle Sicherheit, Bildungsniveau

Dein Körper ist von Natur aus äußerst robust, anpassungsfähig und stabil.[19, 20] Wusstest du beispielsweise, dass eine durchschnittliche Wirbelsäule über eine Tonne Belastung aushalten kann? Die meisten Bewegungen liegen weit unter der körperlichen Belastungsgrenze. Die uns Menschen angeborene Anpassungsfähigkeit ist der Grund für deine Schmerzen. Dein Körper hat sich durch viele Faktoren derart angepasst, dass die Summe deiner Alltagsbelastungen größer ist als deine Belastbarkeit. Dieser Prozess ist genauso durch Anpassung auch wieder umkehrbar.

Zwar können sich manche Fortschritte schnell einstellen, wie aber deine hohe Schmerzsensibilität das Resultat langjähriger Anpassung ist, benötigst du auch Geduld, wieder mehr Schmerztoleranz aufzubauen.

Das Gute ist: Nur selten gibt es DIE EINE Sache, die zuerst „repariert" („eingerenkt", „mobilisiert", „deblockiert" oder „operiert") werden muss. Anstatt dich nur auf körperliche Faktoren zu fokussieren, solltest du auch emotionale Aspekte in deinem Leben berücksichtigen.

Dabei musst du keineswegs alle „Baustellen" sofort angehen. Niemand ist perfekt und es ist illusorisch, perfekt sein zu wollen. Es ist in Ordnung, ein paar „Fehler" oder Belastungen zu haben. Dein Körper ist belastbar und kann Stressoren tolerieren!

Sind Schmerztabletten sinnvoll?

Egal ob Knieschmerzen, Kopfschmerzen oder Rückenschmerzen – der Durchschnittsdeutsche greift schnell und häufig – und manchmal sogar provisorisch – zu frei verkäuflichen Schmerztabletten wie Ibuprofen, Aspirin oder Paracetamol.

„Dass sie frei verkäuflich sind, macht sie nicht zu harmlosen Medikamenten", warnt der Vorsitzende der Deutschen Gesellschaft für Schmerztherapie. Denn Schmerztabletten haben allerhand nachteilige Wirkungen:[21]

- Sie werden schnell überdosiert oder zu lange eingenommen und schädigen so innere Organe und Nerven.
- Sie unterdrücken den Schmerz auslösenden Reizmechanismus, aber bekämpfen die Schmerzursache nicht.
- Sie sind schwierig zu dosieren, da bspw. Paracetamol in vielen anderen Medikamenten bereits enthalten ist.
- Es besteht Suchtgefahr.

- Die Wirkung lässt mit der Anwendungsdauer nach und es muss höher dosiert werden, um eine gleichbleibende Wirkung zu erzielen.

Auch an mir probierte man von Voltaren bis Kortison alles aus. Bis auf immer mehr Frustration und Gewichtszunahme hatte das alles dauerhaft nichts gebracht.

Wenn du Schmerzmittel nimmst, bedeutet das nichts anderes, als dass du deinem Alarmsignal den Mund zuklebst, damit es still ist.

Nun stell dir einmal Folgendes vor: In deinem Auto leuchtet ein Kontrolllämpchen auf, das nichts Gutes verheißt. Statt die eigentliche Ursache zu ergründen und zu beheben, schraubt dein Kfz-Monteur einfach das Lämpchen heraus. Würdest du dich damit zufriedengeben? Sicherlich nicht.

Ich zumindest würde mich für blöd verkauft fühlen und ein ernstes Wörtchen mit dem Monteur sprechen. Und obwohl das Ergebnis dasselbe ist wie bei den Schmerztabletten – das Warnsignal ist weg –, geben wir uns im Hinblick auf unsere Gesundheit mit dem „Herausdrehen des Lämpchens" zufrieden. Wieso machen wir das?

Die gute Nachricht ist: Sowohl die Schmerzursachen als auch das Schmerzgedächtnis können mit dem hier beschriebenen Verständnis beseitigt werden! Oft bekommen Schmerzpatienten jedoch zu hören, sie müssten lernen, mit dem Schmerz umzugehen. Ja, eine positivere Einstellung zu Symptomen und Schmerzen ist wichtig, denn sie sind _____ hrer. Andererseits sollte man seinen Zustand nicht _____ en und aufgeben.

„Die Definition von Wahnsinn ist, immer wieder das Gleiche zu tun und andere Ergebnisse zu erwarten."

– Albert Einstein, deutscher Physiker und Begründer der Relativitätstheorie

Ich möchte dir daher an dieser Stelle Mut und Hoffnung zusprechen. Nimm deinen Gesundheitszustand nicht als gegeben und unveränderbar hin. Denn du kannst ihn verändern, indem du die Ursache ausfindig machst – auch zum Beispiel mit Hilfe der (richtigen) Ärzte!

Und ganz besonders wichtig: Verfluche deine Schmerzen nicht! Durch sie gibt dir dein Körper entscheidende Hinweise, um Schlimmeres zu verhindern. Leugnest oder unterdrückst du sie, übergibst du dein Leben der Krankheit.

Kurze Zusammenfassung:

- Schmerzen sind IMMER real! Es gibt keine eingebildeten Schmerzen.

- Schmerzen haben erziehenden und alarmierenden Charakter. Sie zeigen uns (meistens), was gut und was schlecht für unsere Gesundheit ist und verlängern somit unser Leben.

- Schmerzen durch Arznei zu betäuben, bedeutet, dieser Alarmfunktion den Mund zu zu kleben, ohne dabei die Schmerzursache zu beheben. Um Schmerzkreisläufe zu durchbrechen, kann es dennoch sinnvoll sein, beispielsweise Schmerztabletten vorübergehend zu nehmen.

- Schmerz ist immer eine persönliche Erfahrung, die in unterschiedlichem Maße von biologischen, psychologischen und sozialen Faktoren beeinflusst wird.

- Schmerzen sind multifaktoriell und entstehen immer dann, wenn die Summe all deiner Belastungen zu diesem Zeitpunkt deine Belastbarkeit übersteigen.

Deshalb gibt es nicht die eine Sache, die zuerst korrigiert werden muss, sondern du hast viele „Stellschrauben".

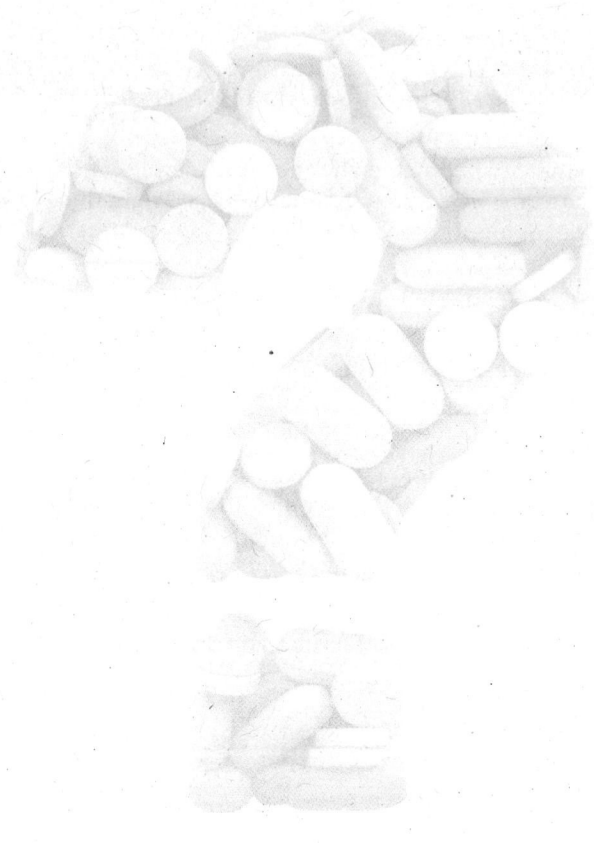

Haupt-ursachen fast aller Krankheiten

Die ältesten Schriften über Medizin und Krankheiten stammen wohl aus dem Orient. Wie bei älteren Krankheitskonzepten üblich, nahmen auch hier die Menschen an, die Ursache ihrer körperlichen Probleme läge in strafenden Göttern oder bösen Dämonen.[1]

Heute glauben zwar die wenigsten an diabolische Wesen als Verursacher ihrer Krankheit; dennoch scheinen viele etwas Übermächtiges zu sehen, das außerhalb ihres Einflussbereichs zur Verursachung ihrer Krankheit geführt hat, zum Beispiel das Alter oder die Gene.

So fühlen sich die meisten Patienten nicht ernst genommen, wenn ihr Arzt sagt, ihre Krankheit wäre (nach bisherigem Mediziner-Wissen) unerklärlich, stressbedingt oder psychosomatisch beziehungsweise auf ihre Lebensgewohnheiten zurückzuführen – wie Ärzte aus dem schottischen Edingburgh in einer Studie herausfanden.[2]

> *„Krankheiten überfallen den Menschen nicht wie ein Blitz aus heiterem Himmel, sondern sind die Folgen fortgesetzter Fehler wider die Natur."*
>
> – Hippokrates von Kos, griechischer Arzt und Lehre
> „Vater der (modernen) Medizin"

Verständlicherweise wollen viele Menschen es nicht wahrhaben, dass weder Gene noch vom Himmel gefallene Krankheiten zu ihren Beschwerden führen. Denn dann müsste man eingestehen, dass man seine Gesundheit selbst beeinflussen kann, hart formuliert: möglicherweise sogar selbst (mit)verantwortlich für seine Gebrechen ist.

Wie wir gleich noch klären werden, ist niemand schuld daran, wenn er nicht wusste, dass beispielsweise Amalgam in Zahnfüllungen Autoimmunkrankheiten hervorrufen kann oder Bewegungsmangel und übermäßiges Sitzen ohne Ausgleichsmaßnahmen zu Rückenschmerzen führen (ich wusste es ja auch nicht). Aber wir müssen uns alle eingestehen, dass niemand sonst, außer man selbst, den eigenen Zustand beeinflussen kann (ausgenommen höhere Gewalt oder Terror). Dafür musst du jedoch wissen, was gesundheits*förderlich* und was gesundheits*schädlich* für dich ist, um folglich die negativen Faktoren bewusst reduzieren zu können. Schuld ist nur, wer um die Gefahren wusste und sich ihnen trotzdem ausgesetzt hat.

Das Problem ist: Unser gesamter Alltag hat sich erst im Zuge der Industrialisierung und besonders der Digitalisierung komplett gewandelt – im Vergleich zur Menschheitsgeschichte in Rekordgeschwindigkeit. Was sich jedoch kaum verändert hat in den letzten 10.000 Jahren, sind unsere Gene sowie unsere Biomechanik und unsere Körperprozesse.

Noch vor wenigen 1000 Jahren war der Mensch täglich teils bis zu 40 Kilometer unterwegs auf Nahrungssuche. Ununterbrochen haben sich unsere Vorfahren an der frischen Luft aufgehalten. Es gab weder Fast Food noch Zusatzstoffe in der Nahrung. Weder antibiotikaverseuchtes Fleisch aus Massentierhaltung noch Wohnraumgifte. Keine mit Abgasen verschmutzten Lungen und kein Bürojob knechtete uns, acht Stunden täglich zu sitzen.

All das ist der negative und ungesunde Beigeschmack unseres Fortschritts. Denn anders als bei Pflanzen, Faultieren und Seepferdchen funktioniert unser Körper nur einwandfrei, wenn wir uns ausreichend und vielfältig bewegen.

Der heutige Komfort und die meisten Jobs bringen jedoch eher „Couch-Potatos" als „Marathonläufer" hervor.

Wer das weiß, kann einschätzen, woher all die Krankheiten kommen. Das Problem dabei ist: Die Folgen von Bewegungsmangel, ungünstiger Ernährung, Umweltgiften und Stress machen sich nicht heute und nicht morgen bemerkbar. Aber spätestens nach einigen Jahrzehnten bekommt ein jeder die Quittung. Durch die zeitliche Verzögerung fällt es den meisten jedoch schwer, den Zusammenhang zu sehen. Zumal man seine Lebensweise meist auch liebgewonnen hat und sich nur schwer davon trennen kann, da sie bequem ist.

Das Gute: Es ist niemals zu spät, etwas zu ändern!

Man kann zwar dauerhaft verformte Strukturen – wie die wachstums-
bedingte Verformung meiner Wirbelkörper in der Brustwirbelsäule
(Morbus Scheuermann) durch das viele krumme Sitzen – nicht wieder (komplett) „geraderücken", doch man kann sein Wohlbefinden
erheblich steigern, vitaler, leistungsfähiger und lebensfroher werden,
wenn man die richtigen Maßnahmen in seinem Alltag ergreift.

Denn niemand stellt bessere und zugleich nebenwirkungsfreie
Medizin her als der eigene Körper. Das bestätigen auch Wissenschaftler, die die *Wunderheilung* bei Tumorerkrankten und Krebspatienten
untersuchten.[3] So ist der Körper beispielsweise selbst in der Lage, ein
stärkeres Schmerzmittel als Morphium herzustellen.[4] Und auch meinem Morbus Scheuermann kann ich durch regelmäßige Mobilisation
wirksam begegnen – sogar so weit, dass ich durch diese während des
Heranwachsens entstandene Erkrankung keinerlei Schmerzen mehr
habe, wenn ich meine Übungen konsequent mache.

Sogar Krebs ist maßgeblich die Folge einer ungesunden Lebensweise, wie Forscher der *Yale School of Medicine* und der *Harvard
Medical School* herauffanden. Wer sich ausreichend bewegt und sich
ausgewogen ernährt sowie Fleisch nur in Maßen konsumiert und
außerdem für seelische Entspannung sorgt, ist um ein Vielfaches
weniger gefährdet.[5]

Weil es kaum etwas Wichtigeres gibt – bezogen auf unsere
Gesundheit –, als die Zusammenhänge und Ursachen wirklich zu
verstehen, gehen wir nun noch einmal konkret auf die verschiedenen
Risikofaktoren ein und klären, was beziehungsweise ab wann genau
etwas schlecht für dich ist.

Bewegungsmangel: Zum Laufen geboren!

„Wir sind verantwortlich für das, was wir tun, aber auch für das, was wir nicht tun."

– Voltaire, französischer Philosoph

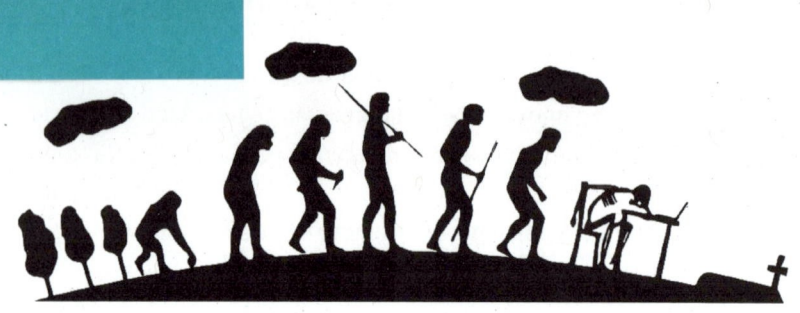

Sitzen kann tödlich sein - *Infografik von Ergotopia*[1]

Es gibt lebenswichtige Bedürfnisse, ohne die unser Körper nicht funktioniert. Dazu gehören beispielsweise das Essen und Trinken, das Atmen und Schlafen, aber auch die *Bewegung*. Durch die Anforderungen unserer Umwelt vernachlässigen und unterdrücken jedoch viele von uns einige dieser Bedürfnisse – oder diese wurden und werden bereits regelrecht „abtrainiert". So führt zu wenig Flüssigkeitszufuhr nicht selten zu Kopfschmerzen, und eine dauerhaft krumme Haltung und Stress begünstigen Atembeschwerden. Aufgrund mangelnden Bewusstseins über den eigenen Körper und die eigenen Bedürfnisse verhält sich der Mensch oft fehlerhaft. Das Gleiche trifft auf den Bewegungsmangel zu.

Es beginnt bereits im Kindesalter, wenn Eltern oder Erzieher von den Kindern Stillsitzen fordern. Spätestens jedoch in der Schule ist stundenlange Bewegungslosigkeit sogar Alltag. Schrittweise und nahezu unmerklich ebnen wir so etlichen Zivilisationskrankheiten den Weg.

Denn ohne Bewegung funktionieren der Blutfluss und Stoffwechsel nicht ausreichend, um alle Zellen hinreichend mit Nährstoffen zu versorgen, und auch der Abtransport von „Abfallstoffen" verschlechtert sich. Die Folgen: Muskelschwund und Muskeldysbalancen, Durchblutungsstörungen, Störungen des Herz-Kreislauf-Systems, geschwächtes Immunsystem, Stoffwechsel- und Kreislaufprobleme. Ja sogar unser Herz schrumpft durch chronischen Bewegungsmangel.[2]

Über 35 Zivilisationskrankheiten sind direkt oder indirekt auf fehlende körperliche Aktivität zurückzuführen.[3] Die wohl häufigste und direkt spürbare Folge sind allerdings Rückenschmerzen.

Der Grund für all die negativen gesundheitlichen Folgen ist schnell geklärt. Denn der Mensch ist zum Laufen geboren, nicht etwa zum Autofahren oder „Sofa-löchrig-Liegen". So waren unsere Vorfahren noch gezwungen, täglich Nahrung zu sammeln oder Beute zu erlegen. Entsprechend hatte sich der menschliche Körper entwickelt, um diesen täglichen körperlichen Herausforderungen gewachsen zu sein. Erst seit sehr kurzer Zeit übernehmen überwiegend Maschinen die Bewegungsarbeit für uns.

Das Problem: Wir Deutsche verbringen heute durchschnittlich 80.000 Stunden unseres Lebens im Sitzen; als Büroarbeiter kommt man schnell auf zwölf Stunden pro Tag. Manch einer versucht, dem Dauersitzen mit Sport nach der Arbeit beizukommen. Aber selbst täglicher Sport kann die ungesunden Folgen des Dauersitzens nicht komplett kompensieren, wie eine skandinavische Studie herausfinden konnte.[4] Die Studienautoren und Arbeitsmediziner raten deshalb dazu, lange Sitzeiten immer wieder zu unterbrechen und kleine Bewegungsgewohnheiten im Alltag zu etablieren (hierzu folgen später noch Tipps).

So verwundert es nicht, dass rund ein Viertel aller Krankheitstage auf Muskel-Skelett-Erkrankungen zurückzuführen ist.[5]

Hand aufs Herz: Wie viele Stunden pro Tag sitzt du?

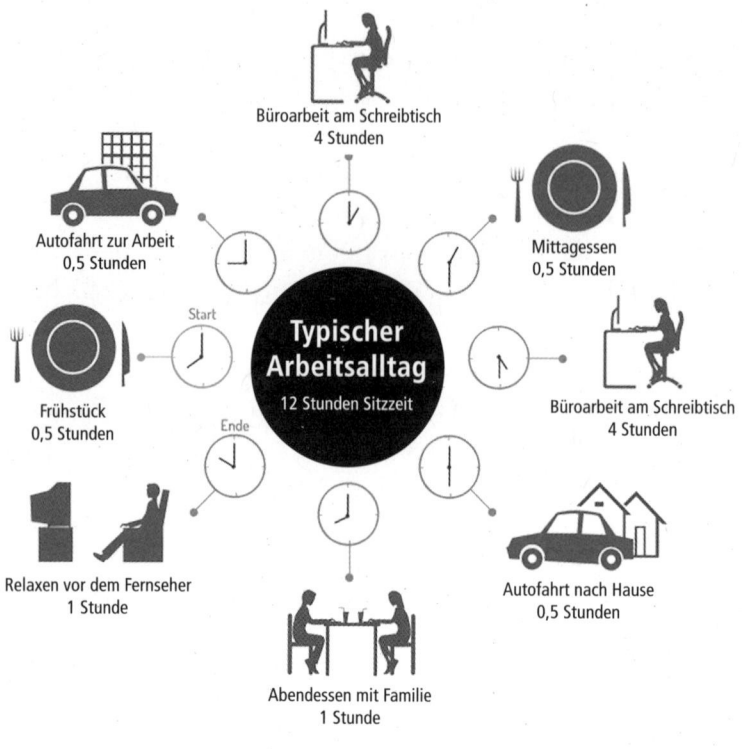

Büroarbeit am Schreibtisch
4 Stunden

Autofahrt zur Arbeit
0,5 Stunden

Mittagessen
0,5 Stunden

Start

**Typischer
Arbeitsalltag**
12 Stunden Sitzzeit

Ende

Frühstück
0,5 Stunden

Büroarbeit am Schreibtisch
4 Stunden

Relaxen vor dem Fernseher
1 Stunde

Autofahrt nach Hause
0,5 Stunden

Abendessen mit Familie
1 Stunde

Tägliche Sitzzeit – Infografik von Ergotopia[6]

Wenn du 20 Jahre alt bist und für deine Gesundheit wenig tust, vermag das dein Körper noch wie ein Jungbrunnen auszugleichen. Aber im Alter von 30, 40 oder 50 Jahren wird dir das irgendwann auf die Füße fallen, wenn die Selbstheilungskräfte langsam schwächer werden. Denn Altern ist nicht etwa zwangsläufig mit zig verschiedenen Erkrankungen verbunden. Vielmehr sind die Erkrankungen das Resultat des jahrelangen Nichtpflegens des Körpers. Und irgendwann wird jeder zur Kasse gebeten.

Ich kann es absolut nachvollziehen, wenn man vor lauter Alltag, Terminen und familiären Pflichten absolut keinen Nerv auf einen zusätzlichen Termin namens „Sport" hat. Nur dir muss eines klar sein: Die *Weltgesundheitsorganisation* empfiehlt, etwa 10.000 Schritte täglich zu gehen (etwa sieben Kilometer), um gesund zu bleiben. Ein typischer Büroarbeiter kommt durchschnittlich auf 2.000 Schritte. Ein Toter macht 0 Schritte. In welche Richtung tendieren 2.000 Schritte eher? Ich glaube, das ist eindeutig.

> *„Ein gesunder Geist wohnt in einem gesunden Körper*
> *(Mens sana in corpore sano). "*
>
> – Redewendung aus dem Lateinischen

Das heißt: Wenn du gesund bleiben willst, musst du deine Prioritäten verlagern und Kompensation zum bewegungsarmen Alltag betreiben beziehungsweise deinen Alltag „bewegter" gestalten. Letztlich ist dies der größte Gefallen, den du deinen Liebsten tun kannst: Möglichst lange gesund bleiben und ihr Leben bereichern. Dabei geht es nicht zwingend um Sport und auch die Schrittanzahl ist nicht entscheidend, sondern die Menge und Regelmäßigkeit an kleinen Bewegungs*gewohnheiten*!

Wie altbacken ist der Tipp, die Treppe statt der Rolltreppe oder des Fahrstuhls zu nehmen?! Und dennoch tun es die wenigsten. Statt Kollegen anzurufen, kann man vorbeigehen. Du kannst mit dem Rad zur Arbeit fahren oder mit dem Auto bewusst etwas entfernt parken. Es gibt unzählige Möglichkeiten. Du musst „lediglich" deinen Schweinehund überwinden und ins Tun kommen.

> *„Pflege deinen Körper wie einen Tempel, damit deine Seele*
> *darin wohnen mag. "*
>
> – Teresa von Ávila, spanische Mystikerin und Kirchenlehrerin

Schuld an der Bewegungsmangel-Misere ist – neben der bequemen Tatsache, dass du quasi per Knopfdruck fast dein ganzes Leben regeln kannst – offensichtlich das Leistungsparadigma unserer Zeit: höher, schneller, weiter. Nur wer immerzu arbeitet, kann erfolgreich werden, so das Dogma. Was vielen dabei nicht bewusst ist: Ein leistungsfähiger, trainierter Körper ermöglicht eine weitaus höhere Produktivität als jener eines Bewegungsmuffels.[7]

Es ist ein absoluter Irrglaube, dass man Zeit verliert, wenn man sie in Bewegung investiert. Das Gegenteil ist der Fall – zumindest mittel- bis langfristig gesehen. Denn was bringt es dir, jahrelang von früh bis abends pausenlos zu ackern, wenn du dadurch krank wirst? Die Zeit, die du dann „opfern" musst, um wieder gesund zu werden (sofern das überhaupt noch vollständig möglich ist), hättest du drei Mal besser zuvor in Bewegung gesteckt.

Aber nicht nur zeitlich betrachtet bewegen wir uns zu wenig. Vor allem die Art und Weise, wie wir uns bewegen, ist gravierend einseitig. Das kleine Bewegungsrepertoire, dessen wir uns heute noch bedienen, ist ein Bruchteil davon, wozu unser Körper geschaffen ist. Durch diesen Mangel an Vielseitigkeit verlernt unser auf das Sparen von Energie getrimmter Organismus die mannigfaltigen Leistungen, zu denen er eigentlich gemacht ist, zum Beispiel die bereits erwähnte natürliche Ruhehaltung des Menschen: die Hocke.

Durch die fehlende Bewegungsvielfalt kommen früher oder später die ersten „Wehwehchen". Dann tut zum Beispiel mal das Knie weh: Erst beim Joggen, dann beim Bergablaufen, dann beim Berghinauflaufen und bald ununterbrochen. Nur bringt fast niemand Schmerzen mit fehlender Bewegungsvielfalt in Verbindung.

Das liegt unter anderem daran, dass man sich selbst häufig mit anderen vergleicht. Und da nun mal fast alle sich zu wenig und einseitig bewegen, denken viele, das sei normal. Genauso wie scheinbar die meisten denken, es sei normal, das eine oder andere Gebrechen, verschiedene Blockaden oder gar Schmerzen zu haben.

Nur ist das eben nicht so! Es ist nicht normal, sich jeden Morgen Betablocker „reinzupfeifen" oder eine Schmerztablette zu schlucken. Es ist schlicht die Folge unseres bewegungsarmen Lebensstils sowie weiterer Gründe, die wir uns gleich noch genauer ansehen werden.

Ich kann absolut verstehen, dass vielen Menschen Bewegung keinen Spaß macht und Training eher als Bestrafung empfunden wird. Denn die Leistungen und Möglichkeiten eines steifen und geschwächten Körpers sind bei körperlicher Ertüchtigung nicht gerade motivierend.

Das jedoch war nicht immer so. Oder hast du jemals ein Kleinkind gesehen, das freiwillig den ganzen Tag nur auf dem Sofa sitzt? Ich nicht. Denn Kinder haben das Grundbedürfnis „Bewegung" *noch nicht* unterdrückt und haben dadurch Spaß am Entdecken ihres Bewegungsapparates und ihrer Umwelt.

Diesen Spaß kannst auch du wiederfinden, wenn du etwas änderst und nicht nach zwei Wochen aufgibst, sondern die anstrengende Phase des „Wieder-beweglich-Werdens" aushältst. Und noch viel wichtiger: Finde eine Sport- oder Bewegungsart, die dir Freude bereitet!

Dass ein gesundes Maß an körperlicher Aktivität fast wie ein Allheilmittel zu betrachten ist, bestätigt auch die Forschung: Denn Bewegung reduziert nachweislich das Risiko für nahezu alle Krankheiten, insbesondere das von Herz-Kreislauf-Erkrankungen[8] und sogar von Krebs.[9] Dadurch reduziert Bewegung auch die Sterblichkeit.[10]

Regelmäßige Bewegung reduziert außerdem das Alzheimer- und Parkinson-Risiko. Denn Bewegung kurbelt die Produktion des Wachstumsfaktors BDNF im Hippocampus – einem Abschnitt im Gehirn – an, welches die Herstellung neuer Nervenzellen fördert und zudem schützend auf bestehende wirkt.[11]

Bewegung muss jedoch nicht bedeuten, 60 Minuten lang Vollgas zu geben, um danach halbtot aufs Sofa zu fallen. Auch sanfte Mobilisation, Wirbelsäulengymnastik, Yoga oder ein Spaziergang ist Bewegung – bestenfalls an frischer Luft statt in geschlossenen Räumen. So senken Aktivitäten im Garten das Risiko für Schlaganfälle und Herzinfarkte gleichermaßen.[12] Wichtig dabei ist Regelmäßigkeit.

So ist auch bei den Abchasen – einem Volk im Kaukasus mit besonders vielen über Hundertjährigen – ein Teil ihrer „Langlebigkeitsformel" regelmäßige Bewegung im Wechsel mit ausgedehnten Ruhephasen.[13]

Osteoporose (Knochenschwund) und Sarkopenie (Muskelschwund) sind in diesen sogenannten „Blue Zones" – Regionen, wo Menschen überdurchschnittlich alt werden – äußerst selten. Wie Bewegung und gesunde Ernährung auf die Muskel- und Knochengesundheit wirken, wird im folgenden Bild einer Studie auch für einen Laien recht schnell deutlich: Auf den Bildern sieht man den Querschnitt der Oberschenkel eines 40-jährigen Triathleten, eines 74-Jährigen mit wenig Bewegung und eines 70-Jährigen, ebenfalls Triathlet. Das mittlere

Bild des Mannes mit wenig Bewegung weist deutlich schmalere Oberschenkelknochen (der jeweils weiße Punkt in der Mitte) und kaum mehr Muskelmasse auf, dafür aber umso mehr Fettgewebe. Dass dies kein Altersschicksal ist, zeigt das Bild des 70-jährigen Sportlers rechts, bei dem kaum ein Unterschied zum 40-jährigen Triathleten besteht.[14]

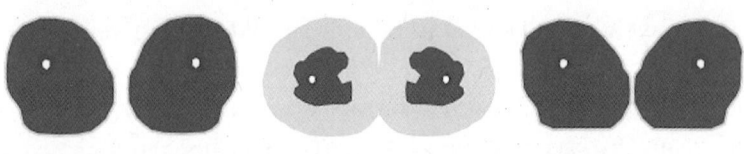

Schematisch dargestellter MRT-Querschnitt der Oberschenkel eines 40-jährigen Triathleten, eines 74-Jährigen mit wenig Bewegung und eines 70-jährigen Triathleten (von links nach rechts)

Ein ganz ähnliches Ergebnis ist aber auch ohne intensiven Sport möglich, nämlich mit regelmäßiger Bewegung bis ins hohe Alter. Deshalb: Wann immer möglich, solltest du deine Sitzzeiten unterbrechen. Denn was unser Körper braucht, ist nicht das Konzentrat „Fitness", sondern die natürliche Dosis alltäglicher (besser allstündlicher) Bewegung. Wie genau das trotz Bürojob aussehen kann, dazu später mehr.

„Man kann gegen das Laufen sagen, was man will,
aber es laufen sich noch immer mehr Kranke gesund
als Gesunde krank."

– Prof. Gerhard Uhlenbruck, deutscher Mediziner (Immunologe) und Aphoristiker

Kurze Zusammenfassung:

- Der menschliche Körper ist evolutionär für das Laufen und für vielfältige Bewegungen geschaffen.

- Zahlreiche biochemische Körperprozesse funktionieren nur durch ausreichende Bewegung ordnungsgemäß.

- Unsere Sammler- und Jägervorfahren sind bis zu 40 Kilometer täglich gelaufen. Der moderne Büroarbeiter kommt selten auf über zwei Kilometer pro Tag. Die *Weltgesundheitsorganisation* empfiehlt aber mindestens 10.000 Schritte (etwa 7 Kilometer).

- Dieser Bewegungsmangel steht mit über 35 Zivilisationskrankheiten direkt oder indirekt in Verbindung.

- Bewegung gilt wissenschaftlich erwiesen als eine Art Universalheilmittel.

Sport ist Mord?

Im Halbjahresrhythmus wurden damals bei mir als Teenager meine Rückenschmerzen schlimmer. Kein Arzt oder Therapeut, den ich aufsuchte, konnte sich das erklären. Schließlich machte ich doch sehr viel Sport: Fußball, Basketball, Volleyball, Radfahren, Schiedsrichter-Einsätze und später noch Kraftsport.

Anstatt dass Linderung eintrat, bekam ich mit 17 Jahren auch noch Knieschmerzen im linken Bein. Zwei Jahre später konnte ich keine 500 Meter mehr joggen. Alle meine geliebten Ballsportarten musste ich beenden und ich widmete mich umso mehr dem Kraftsport. Aber auch hierdurch hatte sich rein gar nichts geändert, außer: Es kamen Schulterschmerzen hinzu.

Was war das Problem? Wie wir nun wissen, sind nicht die Gene schuld. Und auch Bewegungsmangel konnte in meinem Fall ausgeschlossen werden, oder?

Nein! Denn auch wenn täglicher Sport nach Feierabend wunderbar ist, kann er – wie bereits im letzten Kapitel erläutert – die Folgen des Dauersitzens nicht kompensieren.[1] Hauptgrund dafür ist schlicht das Verhältnis von Sitzen und Bewegen. An dieser Stelle kommen die Faszien ins Spiel: Faszien (lat. Band, Verbund, Bündel) sind eine dünne, sehnenartige Struktur und sind auch als Bindegewebe bekannt. Wie ein stützendes Gerüst durchziehen sie deinen gesamten Körper und umhüllen deine Organe und Muskeln. Faszien sorgen für die Reizweiterleitung, also die Kommunikation zwischen Außenwelt und Gehirn. Sie schützen, polstern und geben Strukturen vor und sind Bindeglieder für die Kraftübertragung bei Bewegungen. Außerdem sorgen sie dafür, dass Spannungen gehalten und Muskeln gedehnt werden können.

Eine Besonderheit der Faszien ist ihre architektonische Anpassungsfähigkeit, die auch als Davis'sches Gesetz bekannt ist. Faszien sind kein einmal entstandenes und fertiges Konstrukt. Wie Muskeln sich durch Belastung auf- oder durch Bewegungsmangel abbauen beziehungsweise verhärten können, so verändert sich auch dein Bindegewebe abhängig davon, welche körperlichen und wiederkehrenden Belastungen du im Alltag hast. Zu jeder Zeit sorgen sogenannte Fibroblasten dafür, dass neues Bindegewebe ab- beziehungsweise aufgebaut wird. Diese Anpassung ist auch ganz logisch, wenn man bedenkt, dass die Evolution in erster Linie Energiesparmeister und Anpassungskünstler hat überleben lassen.

Bänder und Bindegewebe dehnen sich deshalb bei Zugbelastungen (Bewegung). Umgekehrt baut sich Faszien- und Muskelgewebe ab und es kommt zu einem Verhärtungsgefühl, wenn es wenig beansprucht wird und man sich beispielsweise für längere Zeit in einer die Muskeln verkürzenden Position befindet (z.B. langes Sitzen). Aber auch Flüssigkeitsmangel, Stress und einseitige Belastung (z.B. Malern, einseitiger Sport) können zu Verspannung auslösenden Faszienveränderungen führen.[2] Besonders fatal sind lange inaktive Zeiten.

Denn dann passt sich dein Körper durch komplexe biochemische Prozesse an die Unbeweglichkeit an, was zu einem Gefühl von Verspannung und Steifigkeit führt.

Ein weiterer Grund, warum Sport nicht per se gesund ist, liegt an der *Art* des (Ausgleichs-)Sports: Oftmals wird er sehr einseitig betrieben und verstärkt so muskuläre Dysbalancen. Dauernd einseitige Belastungen im Wachstumsalter können so eine asymmetrische Skelett-Entwicklung begünstigen.

Meine Skoliose ist beispielsweise unter anderem die Folge von sehr intensiv betriebenem Fußballtraining, jedoch immer nur mit der starken Körperseite, also meinem rechten Bein. Das Resultat: Das Fundament des Körpers, die Füße und Beine, wurden unterschiedlich stark ausgebildet und begünstigten einen Beckenschiefstand. Damit ich immer noch gerade stehen konnte, *musste* meine Wirbelsäule sich verkrümmen.

Dysbalancen existieren aber nicht ausschließlich von einer zur anderen Körperseite. Ebenso gravierend ist das Ungleichgewicht zwischen Anspannung und Entspannung deines Körpers. Im Kapitel über Stress gehe ich darauf noch einmal ein.

Das Problem ist: Die heutige Gesellschaft lebt in einem Paradoxon. Wir wollen möglichst lange leben und jung bleiben, aber wir wollen nur selten etwas dafür tun. Tun wir dann doch etwas, geschieht das meist nicht aus gesundheitsbezogenem Interesse. Stattdessen eifern wir vermeintlich perfekten Körpern aus Werbung und Social Media nach. Mit der Folge, dass wir unserem unvorbereiteten und zum Teil bereits degenerierten Körper mit überfordernden Work-outs den Rest geben und uns dann über Sehnenentzündungen, Muskelschmerzen und Gelenkprobleme beschweren.

Auch die Leistungsgrenze ist schnell erreicht, wenn du die Grundlagen für einen funktionell gesunden Körper nicht in dein Training einbeziehst. Denn eine gewisse Leistung erbringen kann nur ein rundum vitaler Körper. Stattdessen wird mit der Brechstange Höchstleistung gefordert, ohne den Körper auch nur ansatzweise vorbereitet zu haben. Bestes Beispiel dafür sind die ganzen Sommerfigur-Intensiv-Work-outs, Fatburning oder sonstige Programme. Menschen, die den ganzen Tag nur im Büro sitzen und ihr Handgelenk muskulär unterfordern, machen dann sogenannte Burpees und springen dabei in die Liegestützhaltung.

Gleiches trifft auf die meisten (häufig wettbewerbsorientierten) Sportarten zu. Zum Beispiel Fußball: Wir laufen ja nicht neben dem Gegner her und sagen: „Du, mach mal langsamer und weniger abrupte Richtungswechsel, mein Knie ist darauf nicht vorbereitet!" Das Gegenteil ist der Fall. Wir prügeln unseren Körper auf maximale Leistung, sitzen aber sonst den ganzen Tag fast bewegungslos im Bürostuhl. Wieso wohl haben wir dann häufiger mit Verletzungen und Gelenkproblemen zu tun?!

Dieser Umstand trifft vielleicht noch seltener auf 25-Jährige zu, weil der jugendliche Körper vieles noch besser kompensiert. Aber spätestens mit 30 *musst* du dich vorbereiten, sonst machst du dich nach und nach kaputt!

Versteh mich nicht falsch: Sportliche Hobbys, die du liebst, solltest du ausüben. Möglicherweise aber finden sich Optionen, diese auf gesündere Art und Weise zu betreiben, weniger leistungsorientiert und auf jeden Fall mit entsprechend körperlicher Vorbereitung. Zum Beispiel könntest du beim Fußball gezielt mit deinem schwachen Bein spielen (was dir auch spielerisch zugutekommen würde), vor und nach dem Training deine „Schwachstellen" dehnen beziehungsweise kräftigen und nicht jedes Mal an deine Leistungsgrenze beim Sport gehen.

Vielleicht aber gefällt dir auch eine der folgenden gesundheitsfreundlicheren Sportarten. Auch hier ist die Ausführungstechnik wichtig, man kann sich überall viel kaputt machen, am meisten jedoch durch Bewegungsmangel:

- Schwimmen
- Klettern
- Rudern
- Elemente aus dem Functional Movement (Ringe, Animal Moves, Calisthenics etc.)
- Gymnastik, Yoga und Pilates
- Wandern (nicht in herkömmlichen Schuhen, sondern barfuß oder in Minimalschuhen!)
- Tanzen

Kleine Zwischenübung für deine Gesundheit:

Regelmäßige Bewegung „schmiert" deinen Körper.
Mach deshalb mit mir dieses kleine Zwischen-
Work-out:
Setz dich aufrecht hin und kreise zunächst deine
Schultern ein paar Mal nach vorn, nach hinten und
abwechselnd. Anschließend hebst du deine Arme
und streckst sie nach oben. Achte darauf, dass
deine Brustwirbelsäule gestreckt ist und du nicht
krumm sitzt.
Bleib in dieser Position und strecke nun abwech-
selnd ein Bein nach vorn und halte es jeweils für
ein paar Sekunden in dieser Haltung.
Nach jeweils fünf Wiederholungen halte nun beide
Beine gestreckt für etwa 5–30 Sekunden.

Statt sich jedoch immer nur einer oder ein paar wenigen Sportarten zu widmen und diese bis zur Perfektion zu trainieren, empfehle ich dir, so viel Abwechslung wie möglich in deinen Bewegungsalltag zu bringen. So lautet auch die Quintessenz der aktuellen Wissenschaft in Sachen „Gesundheit und Sport": „Variation is key", also Vielfalt ist der Schlüssel zum Erfolg.[3]

Je früher ein Mensch sich jedoch nur auf eine oder wenige Sportarten *spezialisiert*, also andere Bewegungsarten vernachlässigt, desto wahrscheinlicher sind Überlastungen, muskuläre Dysbalancen und hieraus resultierende Schäden im Bewegungsapparat – wie in meinem Fall zum Beispiel die Wirbelsäulenverkrümmung.[4]

Dieser gesellschaftliche Exzess, Dinge bis zur Perfektion zu treiben, passiert häufig wegen des Strebens nach Erfolg, nach Geld und nach sozialer Anerkennung – also wegen externer Belohnungen. Dabei sollte es uns doch vielmehr um die wirklich wichtigen Dinge gehen: Nicht der Beste in einer Disziplin zu werden, sondern die beste Version seiner selbst zu werden sowie Spaß am Bewegen, am Erkunden und am Experimentieren mit dem Möglichen und Machbaren zu haben, ohne ins Extrem abzudriften. Natürlich machen „gewinnen" und „der Beste zu sein" Spaß. Aber darf es keine Freude mehr bereiten, wenn man einmal nicht der Sieger ist?

Ich finde: Unsere Gesellschaft lebt Sport komplett falsch. Ich möchte mich nicht schämen, weil ich keinen Handstand kann. Aber genau das vermittelt unsere Gesellschaft: Du darfst dich erst zeigen, wenn du *perfekt* bist. Aus diesem Grund haben wir auch verlernt – besser gesagt, uns abtrainiert –, Neues zu probieren. Dabei liegt genau hier der Schlüssel zu Lebensfreude sowie körperlicher und geistiger Gesundheit. Und sogar deine psychische Leistungsfähigkeit steigt mit dem Erlernen neuer Bewegungsmuster, ergo neuer Sportarten – und zwar weitaus mehr als beim Perfektionieren nur *einer* Fähigkeit.[5]

Kurze Zusammenfassung:

- Mythos: Täglicher Sport kann die ungesunden Folgen des übermäßigen Sitzens nicht kompensieren. Es ist wichtig, dass du dich stündlich bewegst, zum Beispiel durch eine Steh-Sitz-Dynamik und aktives Sitzen im Büro!

- Einseitig betriebener Sport führt sehr häufig zu muskulären Dysbalancen und ist somit oftmals Ursache für Beckenschiefstände, Skoliosen und Co.

- Vielfalt ist der Schlüssel für lang anhaltende Gesundheit. Es ist schön, wenn du in einer Sportart oder mit deiner starken Körperseite sehr gut bist. Dauerhaft gesund bleibst du aber nur, wenn du deinen Körper auf vielfältige Weise bewegst.

Fußfehlstellungen: Hightech und High Heels machen krank!

Der gesunde Fuß hat im Stand drei Belastungspunkte: die Ferse sowie die Ballen unter dem großen und dem kleinen Zeh. Er hat außerdem eine innenliegende Wölbung und gerade aufliegende Zehen. Diese durch die Evolution fein austarierte Fußform bildet wortwörtlich die Basis unseres aufrechten Ganges.

Die Füße bilden quasi das Fundament für alle oberen Stockwerke des menschlichen Körpers: Knie, Hüfte, Wirbelsäule. Leider aber ist bei einem Großteil der Erwachsenen dieses Fundament instabil und deformiert.[1] Sie leiden unter Knick-, Spreiz- und Senk- beziehungsweise Plattfüßen sowie Hallux valgus oder Fersensporn.

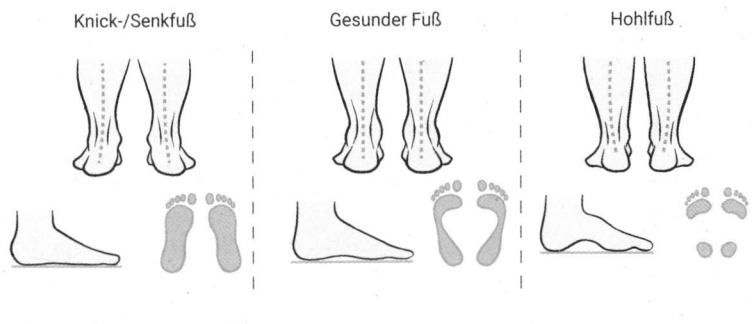

Fußfehlstellungen – *Infografik von Ergotopia*[2]

Wie bei einem Hochaus mit schlechtem oder gar keinem Fundament nach und nach die Wände sich verschieben und reißen, führen deformierte Füße zu Knie- und Hüftschmerzen, Beckenfehlstellungen und Rückenproblemen. Denn ist die Basis schief, verändert sich auch die Statik des gesamten Körpers, Muskeln und Bänder werden unproportional beansprucht und dadurch teilweise überlastet, was zu Schmerzen führen kann.

Der Grund dafür ist eine über Jahre oder Jahrzehnte immer schwächer gewordene Fußmuskulatur mit muskulären Dysbalancen und veränderten Strukturen von Faszien, Sehnen und Bändern. Schuld daran sind einerseits die überwiegend harten und ebenen Böden, die unseren Füßen nur noch wenig abverlangen. Maßgeblicher ist jedoch die Form unserer Schuhe, in die wir unsere Füße seit geraumer Zeit stecken, und die damit veränderte, ungesunde Art zu gehen, zu laufen und zu rennen. Um zu verstehen, warum die meisten Schuhe uns schaden, müssen wir etwas ausholen und zunächst klären, wozu es Schuhe gibt, wie sie entstanden sind und wie sie sich entwickelt haben.

Vermutungen zufolge sind die ersten Schuhe vor circa 40.000 Jahren entstanden – zum Schutz vor Verletzungen sowie vor Hitze und Kälte, und später zusätzlich gegen Schmutz. Das Herstellen des Schuhwerks bedurfte entsprechenden Materials und kostete Zeit und Geld. Im Laufe der menschlichen Entwicklung war es deshalb überwiegend wohlhabenden Menschen möglich, sich Schuhe herstellen zu lassen. Diese dienten zunehmend weniger dem Schutz, sondern nunmehr vordergründig als Statussymbol. Die große Masse der Menschheit trägt jedoch erst seit Mitte der 1950er-Jahre Schuhe als Folge der Industrialisierung und des steigenden Wohlstands. Heute müssen Schuhe überwiegend gut aussehen. Und das hat leider ungünstige Folgen.

Mit der Veränderung des Schuhs – vom funktionellen Schutz gegen Verletzungen und Temperaturextreme zum Mode-Accessoire und Statussymbol – haben sich auch seine Form und Eigenschaften stark gewandelt. Am besten nimmst du dir jetzt deinen eigenen Schuh zur Hand und vergleichst ihn mit deiner Fußform. Die typische heutige Schuhform ist gekennzeichnet durch eine Fersenerhöhung, meist auch durch eine Torsionsunterstützung (innenliegende Wölbung in Höhe des Mittelfußes) und meist mit einer eng zulaufenden Schuhspitze. Sehen wir uns nun die Fußform von Neugeborenen und Naturvölkern im Vergleich zu den meisten Erwachsenen der westlichen Gesellschaften an:

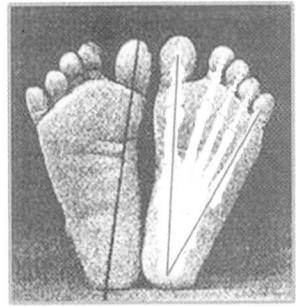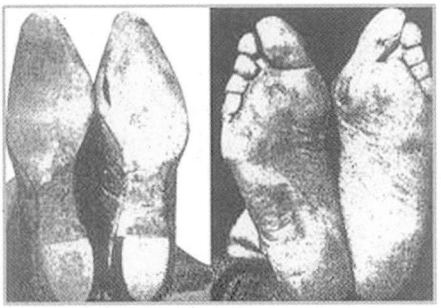

Links: Natürliche Form des Fußes einer Person, die nie Schuhe getragen hat. Rechts: Person, die ihr ganzes Leben (zu enge) Schuhe trug und verformte Füße hat[3]

Die typische V-Form bei Babys entspricht der natürlichen Fußform, wie sie auch bei indigenen Urvölkern zu finden ist. Die Füße unserer westlichen Gesellschaft ähneln jedoch meist eher dem rechten Bild: Aus dem „V" ist fast ein „O" geworden. Das ist eine von vielen Folgen des jahrzehntelangen Schuhetragens.

Besonders betroffen sind Frauen. Statt Zehenfreiheit steht hier oftmals Zehenquetschen auf der Tagesordnung. Denn High Heels laufen am vorderen Ende noch wesentlich spitzer zu als „normale" Schuhe und deformieren so über die Zeit den gesunden Fuß. Eine typische, daraus resultierende Fußfehlstellung ist beispielsweise der Hallux valgus (der Schiefstand des Großzehs in Richtung der kleinen Zehen).

Ein ähnliches Dilemma bewirkt die häufige Fersenerhöhung: Hierdurch verkürzt sich deine Wadenmuskulatur (ein möglicher Grund für Wadenkrämpfe und Knieschmerzen!), dein Becken kippt automatisch nach vorn, „zwingt" dich somit zum Ausgleich ins Hohlkreuz und verstärkt so wiederum den Rundrücken.

„Evolutionsbiologisch gesehen ist es so, dass wir unseren Fuß erst seit wenigen Hundert Jahren in Schuhen vergewaltigen."[4]

– Prof. Dr. Martin Engelhardt, Präsident der *Deutschen Triathlon Union und Leiter der Orthopädischen Klinik am Klinikum Osnabrück*

Frage dich selbst: Wie soll ein zusammengequetschter, verspannter Fuß deinem Körper Stabilität verleihen? Die Folge des Schuhetragens seit Kindheit an ist ein schwacher, instabiler Fuß. Wer seinem Fuß dann noch eine Einlage zur Unterstützung der natürlichen Fußform gibt, drängt seine Füße zu noch mehr Passivität, nimmt ihnen Haltearbeit ab und schwächt sie zusätzlich.

Besser: Barfuß oder in Barfußschuhen (auch Minimalschuhe genannt; sie stehen „modernen" Schuhen optisch in nichts nach) laufen und stabilisierendes Fußtraining betreiben.[5]

Ein weiteres Problem von modernen Schuhen ist ihre prinzipielle Beschaffenheit. All der Polsterschaum, das Gel und die steifen Sohlen blockieren die Tiefenwahrnehmung der Füße. Die Folge: Die neuronalen Kapazitäten für ausbalancierende Fußmuskelaktivitäten verkümmern über die Jahre. Dies ist eine der Ursachen, warum Menschen im Alter häufig stürzen.

Genau aus diesem Grund sollte auch die Anschaffung eines Rollators erst der allerletzte Schritt sein. Denn Studien zeigen, dass die Sturzgefahr durch diese Gehunterstützung nicht ab-, sondern sogar zunimmt.[6] Was nicht genutzt wird, verkümmert. *Das gilt für Muskeln wie auch für das Gehirn und die motorischen Fähigkeiten des Körpers.*

Wir können festhalten, dass dem Fundament unseres Körpers bisher viel zu wenig Aufmerksamkeit geschenkt wurde. Die Bekleidung unserer Füße sollte viel mehr als nur ein Modeelement oder eine Körperverzierung sein. In erster Linie sollten Schuhe unsere Fußgesundheit unterstützen. Dass Barfußschuhe nicht zwangsläufig wie Handschuhe an den Füßen aussehen müssen, zeigen die modernen Gestaltungen von Anbietern wie ZAQQ, Wildlinge, Vivobarefoot oder Joe Nimble.

Kurze Zusammenfassung:

- Füße bilden das buchstäbliche Fundament deines Körpers. Dysbalancen und Fehlstellungen hier wirken sich auf den gesamten Körper negativ aus.

- Seit weniger als 100 Jahren trägt die Mehrheit der Menschen Schuhe. Wir sind evolutionär daher eher für das Barfußlaufen gemacht.

- Der herkömmliche moderne Schuh fördert durch seine ungesunde Form Fußfehlstellungen und Dysbalancen. Besser sind Barfußschuhe.

Stress:
Gut oder schlecht?

Jeder kennt ihn. Keiner will ihn. Und die wenigsten können richtig damit umgehen. Allgegenwärtig sitzt er uns im Nacken, lässt uns verspannen, macht uns krank. Gefühlt nimmt der psychische Stress jährlich zu. Nicht wenige drückt die tägliche Stressbelastung sogar bis ins Burn-out – etwas, für das man sich im Übrigen nicht zu schämen braucht, auch ich habe Betroffene in meiner Familie. So haben sich die Fehlzeiten wegen emotionaler Belastung laut einer AOK-Studie in den letzten zehn Jahren fast verdoppelt.[1]

Stress scheint zur Mode geworden zu sein. Wer kann, rühmt sich mit diesem Statussymptom. Denn das „Gestresstsein" scheint in vielen Köpfen ein Synonym für wichtig und erfolgreich zu sein.

Doch die Folgen dieses Dauerstresses kosten die deutsche Volkswirtschaft jährlich 8,3 Milliarden Euro und jeden Betroffenen den inneren Frieden, seine Gesundheit und sein Glück.[2] Nicht ohne Grund hat die *Weltgesundheitsorganisation* Stress als eine der bedrohlichsten Gesundheitsgefahren des 21. Jahrhunderts bezeichnet.[3]

Neben dem mental ausgelösten Stress kann der Körper auch durch sogenannte neuromodulative Trigger auf physischer Ebene gestresst werden. Dazu zählen beispielsweise Gifte wie Amalgam in Zahnfüllungen, Fremdkörper und Entzündungsherde, von denen dauerhaft krankhafte Impulse ausgehen, die der Körper zu regulieren versucht. Mehr dazu erfährst du im Kapitel über Umweltgifte.

Doch nicht jeder Stress ist schlecht! Denn Stress ist erst einmal nichts anderes als ein evolutionsbiologisches – und immer noch prinzipiell sinnvolles – „Überbleibsel" unserer steinzeitlichen Vorfahren.

> *„Es sind nicht die Dinge selbst, die uns beunruhigen,*
> *sondern die Vorstellungen und Meinungen von den Dingen."*
> – Epiktet, antiker Philosoph, Vertreter der „Stoa"

Der Stress sorgte beim Jagen oder Gejagtwerden blitzschnell für Höchstleistungen unseres Körpers und somit für Nahrung und unser Überleben.

So lässt Stress durch verschiedenste biochemische Vorgänge unser Herz schneller pumpen, die Muskeln und Lunge stärker durchbluten und pusht uns kurzzeitig zur maximalen Leistungsfähigkeit. Dein Körper ist also in Alarmbereitschaft: Du kannst schneller rennen, höher springen, weiter laufen und besser kämpfen.

„Klingt gut; her mit dem Stress!"

Das Problem: Stress entsteht sowohl aufgrund innerer wie auch äußerer Reize, also durch Stressoren. Nur müssen wir heute eher selten vor einem wütenden Mammut davonlaufen. Viel häufiger stresst uns der soziale und der psychische Druck, den die Leistungs- und Erwartungsgesellschaft mit sich bringen.

Anders als zu Urzeiten bauen wir den angestauten Stress jedoch nicht oder nur selten durch Bewegung (früher durch Kampf oder Flucht) ab. Zumeist sitzen wir die Spannung einfach aus.

Beispiele für äußere Stressoren:	Beispiele für innere Stressoren:
• Kälte oder Hitze	• Perfektionismus
• Lärm	• Ehrgeiz
• Schmerzen	• Hohe Ansprüche und
• Reizüberflutung	Erwartungen an sich selbst
• Krankheit	• Geringe Belastbarkeit
• Verkehrsstau	• Angst vor Ablehnung
	• Versagensängste
	• Mangelndes Selbstvertrauen
	• Angst vor Verantwortung

Die Folge: Fehlt das druckabbauende Ventil „Bewegung" im direkten Stressmoment, steigen mit jeder stressigen Situation der innere Druck und die Anspannung. Denn der stressregulierende Gehirnteil, der Neokortex, wird bei sehr lang anhaltendem Stress quasi deaktiviert, wodurch übermäßig viele Stresshormone im Körper zirkulieren und im wahrsten Sinne ihr Unwesen treiben. Über Jahre hinweg bahnst du somit den Weg für körperliche und psychosomatische Erkrankungen wie Bluthochdruck, Rückenprobleme und Depressionen.

Denn in stressigen Situationen reduziert dein Körper die Funktionen, die in der lebensbedrohlichen Situation nicht weiterhelfen: zum Beispiel Sexualtrieb, Verdauung und Immunsystem. Das aber wäre bei höchster Gefahr nur Verschwendung kostbarer Energieressourcen. Das erklärt auch die steigende Zahl an Darmerkrankungen, Kreislaufproblemen und Grippewellen.

Da sowohl die Verdauung als auch das aktive Denken enorm energieaufwendig sind, stehen Gehirn und Darm hier in Wechselwirkung. Wenn man beispielsweise unter Zeitdruck steht oder Ärger hat, braucht das Hirn besonders viel Energie, um diese „Probleme" zu lösen. Dafür teilt es dem Darm über Nervenfasern mit, dass es bitte die Verdauung – und damit den Energieverbrauch – weitestgehend zurückfahren soll. Die Folge: Der Darm zieht weniger Nährstoffe aus der Nahrung, und die Immunabwehr, die maßgeblich im Darm stattfindet, sinkt aufgrund schlechterer Durchblutung und anderer Faktoren.

Hierdurch wiederum kann sich auf Dauer die Darmflora verändern und „schlechte" Bakterien können sich ungehindert ausbreiten. Das kann nicht nur zu Darmbeschwerden und Blähungen führen, sondern auch Allergien und Depressionen verursachen. So konnten Forscher bei Depressiven oder Menschen mit Reizdarm ein Ungleichgewicht von bestimmten Darmbakterien feststellen.[4]

Wer unter einem Reizdarm leidet und häufig Schmerzen hat, dessen Nerven sind meist stark überreizt. Neben Stressmanagement, Entspannungsmethoden, Pro- und Präbiotika hat sich die Hypnotherapie hier als hilfreich erwiesen.[5] Seriöse Anbieter findest du hier: www.meg-hypnose.de

Hilfsgarde für die Darmflora – Prä- und Probiotika:

Präbiotika sind alle Substanzen, die das Wachstum und die Artenvielfalt der Darmflora verbessern. Dazu zählen insbesondere Ballaststoffe aus Pflanzenfasern. Probiotika hingegen sind mit Mikroorganismen angereicherte Lebensmittel wie zum Beispiel Käse, Joghurt oder andere Fermentationsprodukte, beispielsweise Kefir, Kombucha und Co. Sowohl Prä- als auch Probiotika können die Darmgesundheit erhöhen. Bei den Probiotika gibt es allerdings nicht ein einziges Präparat oder Nahrungsmittel auf dem Markt, das für jeden gleichermaßen positive Effekte hat. Bei Werbeversprechen solltest du deshalb vorsichtig sein. Viel zu verschieden sind die Bakterienmischungen bei jedem einzelnen Menschen, und genauso verschieden reagiert die Darmflora scheinbar auf die menschlichen Interventionsversuche. Allerdings ist bisher wohl auch noch niemand durch fermentierte Produkte zu Schaden gekommen, weshalb nichts dagegenspricht, es für sich einfach auszuprobieren.

Folgenreich und negativ wird der Stress allerdings erst dann, wenn er lang anhaltend ist und der körperliche und psychische Ausgleich fehlen. Dieser sogenannte Distress ist es, der uns Situationen als Überforderung wahrnehmen lässt und auf Dauer krank macht. Stress abbauen ist daher enorm wichtig für deine langfristige Gesundheit.

> *„Du kannst nicht ändern, wie andere Menschen dich behandeln oder was sie über dich sagen. Alles, was du veränd~ ~ ~annst ist deine Reaktion darauf."*
> - Mahatma Gandhi, indischer Freiheitskämpfer und Pa

Der Stress-Forscher Albert Ellis hat hierzu ein interessantes ABC-Stressmodell entwickelt, mit dem man Stress besser verstehen und somit die Entstehung von vornherein verhindern kann. ABC steht für:

1. **A wie Activating Event:** Die Situation, die potenzieller Stressauslöser ist.

2. **B wie Beliefs:** Welche Annahmen und Einstellungen die Person zu der Situation hat und wie sie diese dadurch wahrnimmt.

3. **C wie Emotional Consequences:** Das Resultat aus den Annahmen der Person und der Wahrnehmung der Situation. Aus der persönlichen Wahrnehmung der Situation entstehen häufig erst Emotionen wie Stress.

Gänzlich allein unsere Wahrnehmung entscheidet folglich darüber, ob und wie stark wir gestresst sind. Prinzipiell kann man den Stress nun auf drei verschiedenen Wegen reduzieren:

1. **Situation (A) ändern**: Nervt dich der Berufsverkehr? Dann könntest du beispielsweise mit der Bahn oder noch besser mit dem Fahrrad fahren.

2. **Einstellung / Wahrnehmung (B) ändern:** Nicht jede Situation kannst du ändern. Deine Gedanken schon. Das Gute ist: Du kannst positives Denken trainieren. Wenn dein Glas mal wieder halb leer ist, fülle es mit Optimismus und dem Wissen,

dass du aus allem nur das Beste machen kannst. Versuche, den stressenden Faktor nicht als Bedrohung, sondern als Herausforderung zu verstehen, an der du wachsen und – wie der Dalai Lama sagt – geistige Immunität gegenüber negativem Stress entwickeln kannst.

3. **Anders mit dem Stress umgehen (C):** Manches kann dich dein Leben lang zur Weißglut bringen. Wichtig ist daher, dass du die für dich wirksamen Methoden zur Stressbewältigung anwendest. Das kann eine Entspannungstechnik, Sport, Yoga, Meditation, Singen, das Treffen mit Freunden oder etwas ganz anderes sein.

„Wenn man die Ruhe nicht in sich selbst findet, ist es umsonst, sie anderswo zu suchen."

– François de La Rochefoucauld, französischer Moralist

Entspannungstechniken, insbesondere die „achtsamkeitsbasierte Stressreduktion", fördern Resilienz, machen also stressresistenter und kurbeln die Produktion von Nervenzellen an.[6] Weitere Inspirationen zu einem entspannteren und stressfreieren Leben findest du in dem wundervoll geschriebenen Buch von Tim Schlenz (MyMonk) mit dem Titel *Finde deinen inneren Mönch*.

Maßgeblich über unser psychisches Wohlbefinden entscheidet aber vor allem auch unser Arbeitsleben. Schließlich verbringt der Deutsche hier einen erheblichen Teil seiner Wachzeit. Umso folgenreicher ist es, dass sich 40 Prozent der Angestellten durch ihre Arbeit überfordert und gestresst fühlen. Laut Untersuchungen wie der *Global Benefits Attitudes* ist dies einer der Hauptgründe für Teilnahmslosigkeit, innere Kündigung und Arbeitsausfälle. So waren gemäß dem DAK-Psychoreport im Jahr 2019 über zwei Millionen Berufstätige mindestens zeitweise wegen psychischer Probleme krankgeschrieben.[7]

Zusätzlich plagen Dauererreichbarkeit und immer größere Vernetzung mit allem und jedem. Laut einer Studie der *Erasmus-Uni Rotterdam* ist es genau dieser chronisch-subtile Dauerstress, der letztlich zu Burn-out bei vielen Arbeitnehmern führt.[8] Hierzu eine kurze Geschichte:

Ein Tourist trifft an einer Küste auf einen in seinem Boot dösenden Fischer. Gefragt nach seinem heutigen Fang, erfährt der Tourist, dass der Fischer bereits fertig gefischt hat und mit seinem Fang zufrieden ist. Der Tourist kann nicht begreifen, wieso der Fischer nicht öfter ausfahren möchte. Dann könnte er doch finanziell wachsen und bald ein erfolgreiches Fischfangimperium aufbauen. Wenn er dann am Höhepunkt seiner Karriere angekommen wäre, könnte er beruhigt am Hafen sitzen und in der Sonne dösen. Daraufhin sagt der Fischer: „Aber das tu ich ja jetzt schon. Ich sitze beruhigt am Hafen und döse.“

Lebst du, um zu arbeiten, oder arbeitest du, um zu leben?

Es ist das Paradoxon der Moderne: Der Glaube, unsere Gesundheit kaufen zu können – mit Vitaminpräparaten, Detoxkuren, Fitnessstudios oder Erholungsurlauben –, ist tief in uns verwurzelt. Um uns jedoch all das leisten zu können, müssen wir auch sehr viel arbeiten. Zeit für unsere Gesundheit bleibt deshalb wenig. Ein Teufelskreislauf. Immer mehr Menschen arbeiten bis zum Burn-out, während andere als arbeitslos stigmatisiert und aus der Gesellschaft ausgeschlossen werden. Deshalb: Die beste Work-Life-Balance ist die, die nicht stattfinden muss. Was vielen dabei nicht klar ist: Von innen sieht ein Hamsterrad auch aus wie eine Karriereleiter.

Immerzu projizieren wir unser Glück in die Zukunft. Erst *nach* dem Abitur, *nach* der Arbeit, *nach* diesem oder jenem können wir endlich anfangen zu leben. Erst auf dem Sterbebett werden sich die meisten bewusst, was wirklich gezählt hat oder hätte. So lässt sich das Buch *Fünf Dinge, die Sterbende am meisten bereuen* der Palliativpflegerin Bronnie Ware wie folgt zusammenfassen: Sterbende wünschten sich am meisten, den Mut gehabt zu haben, ihr eigenes Leben zu leben, nicht so viel gearbeitet und sich erlaubt zu haben, glücklicher zu sein.

Du willst an deinem Lebensende diese Dinge nicht bereuen? Du willst deine Berufung vorher finden und deine kostbaren Lebensjahre mit Sinn und Freude füllen? Diese Fragen können dir dabei helfen:

1. Was tust du mit Liebe, was liegt dir am Herzen?
2. Worüber willst du immer mehr wissen?
3. Wofür bekommst du Komplimente?
4. Was würdest du tun, wenn du wüsstest, dass du finanziell abgesichert wärst?
5. Was nervt dich an dieser Welt am meisten?
6. Wann bist du inspiriert und kreativ?
7. Wie willst du leben?

Ebenfalls krank machend ist der häufig viel zu hohe Geräuschpegel, insbesondere in Großraumbüros. In dieser einer Käfighaltung gleichenden Arbeitsumgebung kann es schon einmal 70 Dezibel laut werden – also so laut wie ein Rasenmäher.[9]

Dauerstress begünstigt Arterienverkalkung, Asthma, Fettsucht, Verspannungen und Diabetes – die „Staublunge" der modernen Arbeitswelt, wie der Arbeitsphilosoph Patrick Spät es treffend zusammenfasst.[10]

Bei den Japanern gibt es sogar ein Wort für den Tod durch Überarbeitung: „karoshi". Dabei handelt es sich nicht etwa um wenige Einzelfälle, die eine Wortneuschöpfung der Medien provoziert haben, sondern um immer öfter vorkommende Herzinfarkte und Schlaganfälle durch arbeitsbedingten Stress.

So schlimm ist es zwar in Deutschland noch nicht, dennoch sollten Unternehmer vermehrt auf die körperliche und psychische Gesundheit ihrer Mitarbeiter achten. Diese sind schließlich das Kapital der Firma, und ihre Zufriedenheit schlägt sich schließlich auch in der Produktivität und Innovationskraft des Unternehmens nieder.

Neben Über- und Unterforderung stören die meisten Arbeitnehmer aber vor allem die Sinnlosigkeit, Ungleichheit und fehlende Motivation bei der Arbeit. Laut der Stressstudie der *Techniker Krankenkasse* von 2016 fühlen sich nur zwei von zehn Mitarbeiter mit ihrer

Firma verbunden. Jeder Fünfte hat bereits sogar innerlich gekündigt.[11] Dabei ist das Gefühl eines *sinnhaften* Lebens essenziell für die menschliche Psyche! Worin dieser Sinn besteht, kann für jeden individuell und ganz verschieden sein.

Ebenfalls stressauslösend ist die zunehmende Vereinsamung, da soziale und tiefe, ehrliche Kontakte immer seltener werden. Denn mit steigender Anzahl an Menschen entsteht der Drang, herauszustechen, anders zu sein als der Rest – die Werbung und Digitalisierung tun ihr Übriges. So sucht das It-Girl seinen einsamen Wolf heute auf *Tinder* (Datingplattform).

Denn Selfmademan und -woman haben keine Zeit mehr für echte Gesellschaft. Zu sehr sind wir beschäftigt mit unseren spitzen Ellenbogen und der Optimierung unserer selbst. Statt auf einen Kaffee trifft man sich lieber bei Online-Spielen, statt zu telefonieren, schreibt man sich via *WhatsApp*. Der Mensch ist jedoch ein Herdentier und kein Einsiedler! Und so hinterlässt die Einsamkeit ihre Spuren. Studien zeigen, dass soziale Isolation schädlicher als Rauchen und extreme Fettleibigkeit ist.[12]

Und selbst wenn du spitzere Ellenbogen hast als alle anderen, wenn du ihn gewinnst, den Wettbewerb in der Gesellschaft, und reich wirst, glücklicher wirst du deshalb sehr wahrscheinlich nicht. Das zeigt eine umfangreiche Untersuchung des Psychologen Robert A. Kenny.[13] Spätestens ab einem Jahreseinkommen von umgerechnet rund 61.000 Euro stagniert das Glücksempfinden. Das ergaben Studien des Nobelpreisträgers Angus Deaton.[14] Was lohnt es also, reich werden zu wollen oder andere auszustechen?

Stattdessen sollten wir uns weniger selbst ins Rampenlicht rücken, dankbar für die Menschen in unserem Leben sein und sie es wissen lassen. Sei empathisch und frag dein Gegenüber, was ihn bewegt und wie du ihm helfen kannst.

Besuch deine Angehörigen, geh raus, sag Veranstaltungen nicht ab, mach aus „einsam" wieder „gemeinsam" – bestenfalls in der Natur! Denn wie zahlreiche Untersuchungen zeigen, wirkt die Natur beruhigend auf den Menschen. Dem Geografen Roger S. Ulrich fiel dies zufällig während seiner Doktorarbeit auf. Er beobachtete, dass viele Bewohner von Ann Arbor einen Umweg durchs Grüne bei ihrer Einkaufsfahrt zu einem Shopping-Center machten, statt den direkten, schnelleren Weg einzuschlagen.

Mithilfe von Gehirnuntersuchungen konnte er feststellen, dass sogenannte Alphawellen bei diesen Personen stärker vorhanden waren. Alphawellen stehen in Zusammenhang mit der Ausschüttung von Glückshormonen, die gegen negativen Stress und Depressionen helfen. Weitere Untersuchungen bestätigen die Vermutung, dass naturnahe Erlebnisse – wie alles, was an Natur erinnert – entspannend und vorbeugend gegen Angst, Ärger und Aggression wirken. So haben selbst Zimmerpflanzen eine positive Wirkung aufs Gemüt.[15]

Kurze Zusammenfassung:

- Es gibt positiven und negativen Stress. Positiver Stress – wie zum Beispiel die Nervosität bei einer Hochzeit – motiviert, erhöht die Aufmerksamkeit und Leistungsfähigkeit. Negativer Stress – wie etwa Leistungs- oder Termindruck – wird negativ empfunden und belastet auf Dauer die Gesundheit.

- Du kannst Stress prinzipiell auf drei Arten begegnen: Meide die Stressoren, verändere deine Wahrnehmung oder übe dich in Stressbewältigung, beispielsweise durch Entspannungsmethoden und Bewegung.

Schlechter Schlaf:
Sind acht Stunden normal?

„Der Schlaf ist für den ganzen Menschen, was das Aufziehen
für die Uhr."

- Arthur Schopenhauer, deutscher Philosoph

Genügend und vor allem gesunder Schlaf ist die Voraussetzung für
Leistungsfähigkeit und Wohlergehen. Erst im Schlaf findet die End-
verdauung unserer Mahlzeiten statt. Er ermöglicht, am Tag Erlebtes
zu selektieren und Wichtiges abzuspeichern. Besonders unser Immunsystem arbeitet in dieser Zeit auf Hochtouren und bildet vermehrt
Immunzellen und Antikörper. Diese und viele weitere Prozesse werden erst im Schlaf wirklich aktiv.

Die Schnelllebigkeit und die steigenden Anforderungen unserer
modernen Gesellschaft führen jedoch dazu, dass immer mehr Menschen an Schlafstörungen leiden: Jeder vierte Deutsche kämpft mit
Schlafproblemen.[1] Bei der Gruppe der Erwerbstätigen sind es sogar
80 Prozent, die häufiger schlecht schlafen können.[2] Gehörst du auch
dazu?

„Der frühe Vogel fängt den Wurm!
Der frühe Vogel fängt aber halt auch nur den frühen Wurm
[…] da find ich einen anderen Satz viel toller:
Die zweite Maus bekommt den Käs."

- Hagen Rether, deutscher Kabarettist

Schlaf gliedert sich in eindeutig voneinander unterscheidbare
Abschnitte, die durch verschiedene Gehirnaktivitäten und einen spezifischen Nutzen für den Organismus gekennzeichnet sind. So ist ein
bestimmter Abschnitt für Selbstheilungsmechanismen wichtig, ein
anderer für das Abspeichern von Lerninhalten und wiederum ein
anderer für Erinnerungen und so weiter. Wird der Schlaf jedoch in
einer dieser Phasen unterbrochen oder man gelangt erst gar nicht
in diese, dann tritt auch der Nutzen nicht oder nur vermindert ein

– selbst dann, wenn die Gesamtdauer des Schlafes dem Ideal von durchschnittlich achteinhalb Stunden entspricht.

Die Tendenz geht allerdings zu einer zunehmend kürzeren Schlafzeit: Noch vor 50 Jahren haben wir im Durchschnitt zwei Stunden pro Nacht länger geschlafen.[3]

Ein Schlafdefizit geht jedoch mit verheerenden Folgen einher: Die Konzentration des „Hungerhormons" Ghrelin – die im Schlaf normalerweise gedrosselt wird – steigt an und verschafft dir einen Heißhunger, vor allem auf Kohlenhydrate. Das wiederum schießt deine Insulinproduktion in die Höhe und ist somit die Ursache für Übergewicht und Diabetes Typ 2. Bereits bei permanent weniger als sechs Stunden Schlaf pro Nacht erhöht sich deshalb dein Risiko für gestörte Blutzuckerwerte im nüchternen Zustand um das Fünffache.[4]

Auch unser Immunsystem schwächelt infolge von Schlafmangel und macht uns krankheitsanfälliger. Wer regelmäßig weniger als sieben Stunden schläft, erhöht seine körperliche Anfälligkeit für Erkältungskrankheiten um das Dreifache.[5]

Auf die Lebensdauer wirken sich chronische Schlafdefizite ebenfalls negativ aus. Eine Metastudie hat ergeben, dass sowohl individuell chronisch zu kurzer als auch zu langer Schlaf die Sterblichkeit erhöhen.[6]

Schlechter Schlaf ist mithin purer Stress für den gesamten Körper und hat die gleichen negativen Auswirkungen auf unsere Gesundheit wie etwa Bewegungsmangel. Einige weitere Symptome und Beschwerden, die oftmals mit Schlafproblemen einhergehen, sind: Halluzinationen, Reizbarkeit, Depressionen, verminderte Leistungsfähigkeit, Gedächtnisprobleme, Herzerkrankungen, Muskelschmerzen und viele andere.[7]

Dieses Wissen um die Folgen von Schlafstörungen findet auch seit Langem in der Folter Anwendung. In der ehemaligen DDR, in der Sowjetunion und im US-amerikanischen Gefängnis Guantánamo wurde beziehungsweise wird Schlafentzug für Verhöre eingesetzt.[8] Der Schlafforscher Prof. Dr. Jürgen Zulley beschreibt ständigen Schlafmangel daher nicht ohne Grund als „Körperverletzung".

Was Menschen mit chronischen Schlafproblemen häufig als Erstes tun, ist der Griff zu Schlaftabletten. Diese können anfangs tatsächlich sehr gut wirken. Das Leiden der Betroffenen scheint ein Ende zu haben – oder doch nicht?

Schauen wir uns den *Prozess* des Schlafens doch mal genauer an: Bestimmte Botenstoffe im Gehirn regulieren, ob wir schlafen oder wach sind. Das „Wachmach-Hormon" Histamin sorgt für den Wachzustand und Melatonin für Müdigkeit.

Stehen wir aber unter Anspannung und sind gestresst, blockieren Stresshormone die Rezeptoren für das Schlafhormon Melatonin. Wir finden also keine Ruhe und können nicht oder nur schwer einschlafen. Durch Schlafmittel werden diese Rezeptoren freigeräumt und das Melatonin kann wieder andocken – und wir können somit ruhig schlafen. Also nehmen wir doch Tabletten?

Diese schnelle vermeintliche Lösung macht es Betroffenen so schwer, von den chemischen Helfern wieder loszukommen. Denn ohne Schlaftabletten droht erneut quälende Schlaflosigkeit. Logisch, denn die eigentlichen Ursachen der Schlafprobleme wurden dabei ja nicht bekämpft.

Schnell entsteht ein Teufelskreis. Denn eine der Nebenwirkungen von Schlaftabletten besteht darin, dass der Körper eine Toleranz entwickelt, man also immer mehr Tabletten einnehmen muss, um gut schlafen zu können. Die Folge ist, dass Betroffene darüber hinaus immer stärkere Mittel benötigen und so schnell abhängig werden.

Wenn die Schlafmittel allein nicht mehr helfen können, die Schlafstörung zu besiegen, fangen manche Betroffene mit dem Alkohol an, um zur Ruhe zu kommen und um schlafen zu können. Eine gefährliche Doppelsucht, die den Körper innerlich zerstört, kann dabei entstehen.

Doch so weit muss es nicht kommen! Wenn es dir gelingt, die Ursachen deiner Schlafstörung zu erkennen und zu beseitigen, wirst du auch wieder ruhig und erholt ein- und durchschlafen können. Der renommierte Schlafexperte, Diplom-Psychologe und Professor für biologische Psychologie Jürgen Zulley konnte die **zwei häufigsten Ursachen für Schlafstörungen** ausfindig machen:

- Negativer Stress
- Eigene Fehler im Umgang mit dem Schlaf

Den Faktor „Stress" müssen wir nicht nochmals auseinander-klamüsern. Du weißt: Leistungsdruck, Probleme mit Mitmenschen, falsche Dogmen („ich brauche nur fünf Stunden Schlaf und arbeite lieber mehr") und viele andere, auch alltägliche Probleme verursachen Stress und einen Strudel an unaufhörlichen und meist negativen Gedanken.

Hier hilft nur ein intensives Auseinandersetzen mit persönlichen Stressoren, das Meiden dieser und der bessere Umgang mit beziehungsweise der gezielte Abbau von negativem Stress durch Entspannungsmethoden, durch bewusst geplante Pausen, durch Sport und so weiter.

Stressmanagement braucht Übung und einen starken Willen, etwas zu verändern. Wesentlich geringer könnte die Hürde beim Ändern von Fehlern im *Umgang mit Schlaf* sein.

Den meisten dürfte mittlerweile wohl bekannt sein, dass Blaulicht von Bildschirmen die Melatoninausschüttung senkt: kein Melatonin = kein guter Schlaf. Spätestens 30 Minuten vorm Zubettgehen solltest du alle Blaulichtquellen (vor allem Bildschirme jeglicher Art) abschalten oder zumindest das Blaulicht – beispielsweise über Apps – reduzieren. Wieder einmal ist es also eine Dysbalance, die unsere Biologie negativ beeinflusst. Die Dysbalance des Lichts ist jedoch nicht nur auf den zu hohen Blaulichtanteil aller Bildschirme begrenzt. Laut Forschern – allen voran Christian Cajochen, Leiter des *Zentrums für Chronobiologie* an der Universität Basel – ist vor allem auch der allgemeine Lichtmangel am Tage schlecht für unsere innere Uhr. Denn diese läutet je nach Uhrzeit verschiedene Prozesse wie Müdigkeit, Verdauung, Selbstheilung etc. ein.

Damit diese innere Uhr jedoch funktioniert, muss sie täglich „neu justiert" werden. Wichtigster Taktgeber dabei ist das Sonnenlicht. So reagiert das Sehpigment Melanopsin auf unserer Netzhaut auf die unterschiedliche Lichtintensität und gibt diese Information an den Nervenkern Nucleus suprachiasmaticus weiter.

Man vermutet, dass unsere innere Uhr mindestens 1000 Lux Lichtstärke durchgehend am Tag braucht, damit die Taktung optimal auf 24 Stunden verläuft. An sonnigen Tagen kriegen wir 10.000 Lux ab und selbst an trüben Tagen sind es noch 5.000 Lux. In Innenräumen wie Büros kommt man – wenn man Glück hat – jedoch gerade einmal auf 500 Lux am Tag. Und wo arbeitest du?

Das ist nicht nur in Bezug auf unsere Schlafqualität dramatisch. Denn seit der Geburtsstunde der ersten Zelle auf der Erde gibt die Sonne den Takt des Lebens an. So praktisch die Erfindung des Kunstlichts vor knapp 150 Jahren für unseren modernen Alltag auch war, so gravierend bringt sie – vermehrt durch die zunehmende Büroarbeit in den letzten Jahrzehnten – unsere komplette Chronobiologie durcheinander.

Nahezu ebenso schädlich sind multifunktionale Schlafzimmer. Ich war beispielsweise eine Zeit lang mehr oder weniger gezwungen, meinen Arbeitsplatz im Schlafzimmer zu haben. Das Resultat war nach kurzer Zeit spürbar: Stress und Unruhe. Eine klare Trennung von Arbeits- und Schlafbereich ist wichtig, um komplett abschalten zu können.

Als bekannt gelten weitere Störfaktoren wie koffeinhaltige Getränke, Rauchen und Mahlzeiten kurz vorm Zubettgehen. Selbst wenn du dadurch möglicherweise trotzdem gut einschlafen kannst, stören alle drei Faktoren deinen Tiefschlaf, sodass du sicher unausgeruht aufwachen wirst.

Und auch unregelmäßige Schlafenszeiten sind problematisch und stören die Nachtruhe. Denn der Mensch ist ein Gewohnheitstier. Insbesondere Schichtarbeiter und Menschen, die mittags gern lange schlafen – nichts gegen eine Mittagspause oder einen Powernap –, neigen daher zu Schlafstörungen in der Nacht. Wenn dein Schlaf stark unter deinem Job leidet und sonst nichts hilft, wäre deshalb ein Jobwechsel mehr als ratsam. Zuvor kannst du aber auch folgende Tipps probieren:

- Rauche nicht, trinke keinen Alkohol und iss zwei Stunden vorm Schlafen nichts mehr!

- Mache vielleicht vor dem Schlafengehen Entspannungsübungen wie Autogenes Training, Progressive Muskelentspannung, Yoga oder Meditation – viele Krankenkassen bieten eine Kostenerstattung beziehungsweise Bezuschussung für derartige Kurse an.
- Allgemein gilt: Bewege dich! Wer seinen Körper am Tag ermüdet, kann abends besser einschlafen. Positiver Nebeneffekt ist, dass die Glückshormone Dopamin und Serotonin freigesetzt werden. Diese wirken als Antidepressiva und bauen somit das Stresshormon Cortisol ab. Sport direkt vorm Zubettgehen wirkt allerdings aufputschend.
- Außerdem können Beruhigungstees (Melisse, Baldrian, Hopfen, Lavendel, Passionsblume) beim Einschlafen in stressigen Situationen helfen.
- Unabhängig davon, ob man seine Schlafenszeiten selbst beeinflussen kann oder nicht, können Einschlafrituale dabei helfen, besser zu schlafen.
  Mein Einschlafritual sieht beispielsweise wie folgt aus: Zähne putzen, das Gesicht waschen und dann im Bett noch ein paar Seiten lesen oder mit meiner Partnerin philosophieren. Dein Ritual kann aber auch ganz anders aussehen. So können gedimmtes Licht und ruhige Klänge ebenfalls sehr förderlich sein. Wenn man dann nachts einmal aufwacht und das Wiedereinschlafen schwerfällt, kann das Wiederholen des eigenen Rituals helfen.
- Ruhige Musik vertieft und verlängert den Schlaf und kann auch beim Einschlafen helfen, so Dr. Jaes Maas, Autor von *Sleep for Success*. Dieser Fakt wird auch durch eine Meta-Analyse der renommierten Cochrane Collaboration, die ein globales, unabhängiges Netzwerk aus Wissenschaftlern, Ärzten und Patienten ist, unterstützt.[9] Sanfte Klänge verlangsamen den Puls und senken den Blutdruck und wirken somit stark beruhigend. Besonders geeignet sind natürliche Geräusche wie Regen, Wellen, aber auch sanfte Flötenklänge.

- Forscher haben herausgefunden, dass schwere Bettdecken Schlafstörungen und Depressionen erheblich lindern können.[10] Der angenehm sanfte Druck kann, ähnlich wie eine Umarmung, beruhigend wirken und ein Gefühl von Sicherheit und Geborgenheit geben.

- Jeder kennt ihn, den Moment, wenn man im Bett liegt und nicht sofort einschlafen kann. Und dann kommt er, der Blick auf die Uhr. „Oh Mist, nur noch sechs Stunden und neun Minuten zu schlafen. Jetzt muss ich mich aber beeilen, sonst bin ich morgen todmüde!" Das schnelle Einschlafen kann man nach diesen Gedanken meistens vergessen. Der Grund ist Stress – der Feind des Schlafhormons Melatonin. Ging es dir auch schon mal so? Dr. Nathaniel F. Watson, Präsident der *American Academy of Sleep Medicine*, empfiehlt daher, niemals auf die Uhr zu sehen. Wenn dir das nicht gelingt, verbanne alle sichtbaren Uhren aus deinem Schlafzimmer, verbanne den Wecker aus deinem Blickfeld und stelle ihn möglichst weit weg.

- Forscher der Mayo-Klinik befragten Amerikaner, die ihr Haustier mit im Bett schlafen ließen, und fanden heraus, dass die meisten dadurch ein Gefühl von Wärme, Zufriedenheit und Entspannung empfanden und so ihr Schlaf verbessert werden konnte.[11] Wenn du also ein Haustier hast, lass es doch einmal mit ins Bett hüpfen und schau, ob es dir hilft.

- Schäfchen zählen klappt bei dir nicht? Probiere stattdessen diese simple Atemübung: Atemzüge zählen. Jedes Ein- und Ausatmen ist ein Atemzug. Sobald du dich verzählst, fängst du einfach von vorne an. Bereits nach 3 bis 15 Minuten wirst du tief und fest im Land der Träume versunken sein. Schlafmediziner aus Nepal bewerteten diese Übung gegenüber anderen Atemübungen als am effektivsten.

- Eine weitere sehr effektive Methode, die nicht nur gegen Schlafstörungen, sondern gegen alle negativen Gedanken helfen kann, ist folgende: Wenn du im Bett liegst, probiere, den Tag Revue passieren zu lassen und überlege dir, wofür du dankbar bist. Ein Beispiel von mir: Am heutigen Tag bin ich dankbar für das nette Gespräch beim Bio-Bäcker. Ich bin dankbar dafür, dass ich das Geld dafür hatte, mir meine Leibspeise zu kochen. Ich bin dankbar für den Anruf meiner Großmutter. Du siehst, es sind die kleinen Dinge, die wir uns bewusstmachen müssen. Der Vorteil dieser Methoden ist, dass du vom gedanklichen Zwang des Einschlafens gelöst wirst und zusätzlich Glückshormone freisetzt. Du wirst somit generell optimistischer und glücklicher.

Wie sieht gesunder Schlaf überhaupt aus?

Es ist der heutigen Wissenschaft noch immer nicht gelungen, eindeutig zu definieren, was Schlaf genau ist. In dem folgenden Punkt ist sich die Mehrheit jedoch einig: Die heutige Art zu schlafen – von 23 bis 6 Uhr, meist allein und isoliert von allen anderen – ist alles andere als natürlich.

Früher, als es noch kein elektrisches Licht gab, schliefen die Menschen nachts in zwei Schlafphasen mit einer Unterbrechung von einer bis drei Stunden. Eine amerikanische Studie zeigt, dass auch wir (die modernen Menschen) heute noch so schlafen würden.[12] Der Acht-Stunden-Schlaf ohne Unterbrechung ist daher kein Naturgesetz.

Dennoch spricht viel dafür, dass die prinzipielle Schlafdauer von acht Stunden durchschnittlich als ideal zu betrachten ist. Wie diese acht Stunden optimal aufgeteilt werden, ist letztlich auch eine Frage der Genetik. So weiß man zum Beispiel, dass es die Schlaftypen Lerche und Eule gibt – einer geht früher ins Bett und der andere erst später.

Besser verstehen kann man diese Herausbildung von Schlaftypen aus evolutionärer Perspektive. Auch wenn es sich hierbei um Theorien handelt, die bisher nicht eindeutig belegt sind, scheinen diese Ansätze sehr viel natürlicher als das, was wir in der westlichen Welt mit Schlaf verbinden.

So vertreten einige Anthropologen den Standpunkt, dass die damalige allgegenwärtige Bedrohung durch Raubtiere in der Nacht einen entscheidenden Einfluss auf die Herausbildung unserer Schlafrhythmen hatte. Menschen waren schon immer in Gruppen unterwegs. Und damit jeder aus der Gruppe seinen Schlaf bekommen konnte, ohne Angst haben zu müssen, dass er gleich gefressen wird, musste stets jemand Wache halten. Aus diesem Grund könnte es die verschiedenen Schlaftypen geben und der Schlafrhythmus bei jungen Menschen anders als bei älteren sein.

In jedem Falle fand Schlaf niemals in einem isolierten Raum statt. Vielmehr handelte es sich bei unseren Vorfahren – und auch bei vielen heutigen Gesellschaften noch immer, zum Beispiel in Ägypten – um ein Gemeinschaftserlebnis: Man schlief in der Gruppe.

Ein knisterndes Feuer oder ein sanfter Gesprächston der Wachehaltenden signalisieren Sicherheit, die der Körper benötigt, um sich in den so wichtigen Tiefschlaf zu versetzen. Fehlten diese beruhigenden Umgebungsgeräusche, konnte dies beispielsweise ein Anzeichen dafür sein, dass das wärmende und schützende Feuer auszugehen drohte.

Eine Studie von Verhaltensforschern um Jerry Siegel untersuchte drei afrikanische Naturvölker, bei denen Schlafstörungen vollkommen unbekannt sind. Sie haben nicht einmal ein Wort dafür.[13]

Interessant an dieser Studie sind zwei Dinge: Zum einen die Schlafdauer und zum anderen die Einschlafzeiten. Sie schlafen durchschnittlich 7,1 Stunden und in Hitzeperioden (also im Sommer, wenn die Tage lang sind) nur 5,7 Stunden. Dieser Unterschied kommt daher, dass die Naturvölker immer dann schlafen, wenn die Temperatur stark zu fallen beginnt – und das ist in Wärmephasen etwa eine Stunde später.

Die Forscher vermuten hierbei genetische Programme am Werk, die auch beim modernen Menschen noch vorhanden sind. So war es für unsere Vorfahren durchaus sinnvoll, immer dann zu schlafen, wenn die Temperatur am niedrigsten war. Denn körperliche Aktivität kostet umso mehr Energie, je kälter es ist. Und da Nahrung ein knappes Gut war, verbreiteten sich vermutlich genau die Gene, die eben jenes temperaturabhängige Schlafmuster prägten. Gesunder Schlaf benötigt daher auch eine kühlere Umgebungstemperatur als im Wachzustand.

Wer also täglich nur mit Weckerklingeln aus dem Bett und erst mit der vierten Guarana-Injektion in die Gänge kommt oder wer am Wochenende erst einmal ausschlafen muss, der schläft im Alltag zu wenig oder zu schlecht. Dabei ist es ganz simpel: Wenn du müde bist, dann schlafe eben!

Kurze Zusammenfassung:

- Ausreichender und wohltuender Schlaf ist essenziell für deine psychische und körperliche Gesundheit. Sehr viele Menschen klagen leider über schlechten Schlaf.

- Schlaftabletten lösen die Ursache der Schlafprobleme nicht, nämlich negativer Stress und Fehler im Umgang mit Schlaf.

- Ausreichend Licht am Tage, Sport, Entspannungs- übungen, ein medienfreies und ruhiges Schlafzimmer sowie Entspannungsmusik können bei Schlafproblemen helfen.

Ernährung: *Lebens*mittel versus Nahrungsmittel

Ernährung spaltet unsere Gesellschaft in überwiegend zwei Gruppen: Die einen sorgen sich penibelst um ihre Gesundheit und erlauben kaum eine Abweichung ihres Lebensmittelplans, und die anderen sind genervt davon, keine Mahlzeit für Freunde mehr planen zu können, ohne Ernährungswissenschaften studiert zu haben. Letztlich liegen beide falsch und beide richtig. Bei all den falschen Werbeversprechen der Lebensmittelindustrie und der fehlenden Ernährungsbildung in der Schule musst du selbst das Zepter in die Hand nehmen und darauf achten, was du isst. Sonst riskierst du, krank zu werden. Dein Risiko, krank zu werden, steigt aber auch, wenn du es übertreibst. Nahezu jeder Körper ist in der Lage, geringe Mengen „schädlicher" Nahrung – ob ein Löffelchen Sahnesoße bei Lactoseintoleranz, ein fruchtiges Dessert bei Fruktoseunverträglichkeit oder eine Fertigpizza für den Hypochonder – zu sich zu nehmen, ohne auch nur die geringste Folge davon befürchten zu müssen.

Um zu verstehen, worauf es bei gesunder Ernährung ankommt, ist wieder einmal der Blick in die menschliche Evolution hilfreich: Im Laufe dieser hatten unsere Vorfahren meist eine große Vielfalt an Nahrungsmitteln auf ihrem Speiseplan. Charakteristisch sind dabei vor allem der ausgewogene und konstante Nährstoffmix sowie regelmäßige Zeiten des längeren (damals ungewollten) Fastens. Den Details hierzu widmen wir uns im Laufe dieses und der nächsten Kapitel.

Geändert haben sich unsere Essgewohnheiten erst vor circa 10.000 Jahren im Zuge der landwirtschaftlichen Revolution mit Ackerbau und Viehzucht – evolutionsbiologisch gesehen nicht mehr als ein Wimpernschlag in der Menschheitsgeschichte. Durch das gezielte Produzieren und Kultivieren von Pflanzen sowie durch erste Lagermöglichkeiten entwickelte der Mensch neue Ernährungspräferenzen. Die Nahrungsvielfalt schwand damit allerdings dramatisch.[1]

Während unsere Urahnen bis zu 500 verschiedene Kräuter, Wurzeln und Pflanzen aßen, sind es heute überwiegend nur noch zwölf

Nutzpflanzen, die regelmäßig auf unseren Tellern landen.[2] Durch die industrielle Revolution vor etwa 200 Jahren und noch erheblicher durch die grüne Revolution in den 1960er-Jahren änderte sich unser Essen nochmals von Grund auf. Moderne Technologien, automatisierte Produktion sowie neu entdeckte Verpackungs- und Lagermöglichkeiten ermöglichen eine bis dato unvorstellbare Haltbarkeit und Geschmacksvielfalt.

Diese Errungenschaften haben jedoch auch ihre Schattenseiten, häufig aufgrund profitorientierter Interessen: durch Antibiotika verseuchtes Fleisch, krebserregende Zusatzstoffe, süchtig und dick machender Zucker in Überdosen, Mikroplastik im Meeresfisch, abnehmende Nährstoffmengen in fast allen konventionellen Lebensmitteln.

Durch die Massenproduktion, die Ausweitung des globalen Handels und die Verringerung von Kontrollen landen auch immer häufiger **Krankheitserreger** auf unseren Tellern. So werden jährlich mehr als 200.000 durch Lebensmittel übertragene Infektionen in Deutschland gemeldet.[3] Besonders risikoreich dabei sind Tierprodukte und nicht vollständig durchgegarte Speisen.

Tierprodukte sind generell anfälliger für Verderb und Fäkalkeime und sie belasten die Umwelt mehr und sind natürlich moralisch kritisch zu betrachten. Wer Tierprodukte in nur geringen Mengen isst, lebt daher nachweislich gesünder – allein aufgrund der geringeren Risiken. So ergaben Studien, dass mit dem Verzicht auf Fleisch eine um bis zu vier Jahre höhere Lebenserwartung einhergeht.[4]

Wer überwiegend pflanzlich, regional und saisonal isst, verringert sein Krankheitsrisiko. Gänzlich auf Fleisch zu verzichten, muss man aber aus gesundheitlichen Gründen jedoch nicht. Allerdings sollte man auf Qualität achten!

Fleisch von glücklichen Weidetieren vom Bauern nebenan ist in der Regel unbedenklicher als solches aus der Massentierhaltung.

An dieser Stelle noch ein kurzer Einschub zur oft hitzigen Fleisch-Debatte: Es gibt Gegenden auf unserer Erde, in denen überwiegend Graslandschaft vorherrscht und eine landwirtschaftliche Nutzung nur unzureichend möglich ist. Wir Menschen können Gras nicht verdauen. Weidetiere schon. Ein maßvoller Konsum von Tierprodukten aus artgerechter (Weide-)Haltung – vor allem in besagten Regionen – ist deshalb keine Frage des Naturschutzes, im Gegenteil: Richtig betriebene Weidehaltung (z. B. sogenannte Agroforstwirtschaft) kann nachweislich sogar Wüstenlandschaften nachhaltig wieder begrünen und CO_2 binden. Fleisch aus diesen Quellen ist deshalb „lediglich" eine ethische Entscheidung, die jeder für sich selbst treffen muss und die auch niemandem aufgezwängt werden sollte. Denn auch jeder Mähdrescher tötet unzählige Insekten, Wildtiere etc., wenn auch pro Energiemenge weniger als die Nutztierwirtschaft. Und natürlich ist nahezu jeder Ort heutzutage an den globalen Markt angeschlossen, doch wirklich nachhaltige Wirtschaft findet lokal statt. Das soll kein Argument für die gerodeten Waldflächen und kein moralischer Freifahrtschein für den Genuss von Tierprodukten sein. Wo immer möglich, wäre es beispielsweise sinnvoller, wieder aufzuforsten und so Klima- und Naturschutz zu betreiben. Statt gegeneinander zu kämpfen und die Fronten zu verschärfen, appelliere ich deshalb dafür, gemeinsame Nenner zwischen Essern von Tierprodukten und sich überwiegend oder rein pflanzlich Ernährenden zu finden. Denn natürlich gehören die konventionellen Schlachtbetriebe und Massentierhaltungen verboten, allein schon deshalb, weil der Verzehr kranker Tiere nicht gesund sein kann und außerdem unsere Masttiere den Menschen in Afrika buchstäblich das Essen „klauen", weil sie dortige Ackerflächen als Futtermittelquelle benötigen. Auch die meisten Fleischesser sind bei guter Argumentation von der Notwendigkeit wirklich artgerechter Tierhaltung und einem maßvolleren Konsum von Tierprodukten zu überzeugen. Damit wäre uns allen geholfen – mit gegenseitigen Beleidigungen und Verurteilungen jedoch niemandem.

Zurück zum Thema „Ernährung": Das wohl größte Übel resultiert aus dem übermäßigen Verzehr von Fertigprodukten, die das Verhältnis unserer Nährstoffzufuhr im Vergleich zu unseren steinzeitlichen Vorfahren radikal geändert hat und Unmengen unnatürlicher

Zusatzstoffe, ein Übermaß an Salz, toxische Transfettsäuren (Industriefette, z. B. Gebäck aus Blätterteig, Kekse, Süßwaren, Frittiertes) und kurzkettige Kohlenhydrate (Zucker, vor allem Fruktose) in unsere Mägen schiebt. Unser Körper ist evolutionsbiologisch jedoch größtenteils noch immer an die Nahrung – in ihrer Natürlichkeit, Vielfalt und Qualität – der Vergangenheit angepasst.

Die Folgen dieser gravierenden Änderungen unserer Lebensmittel:

- Mehr als jeder zweite Deutsche ist übergewichtig und belastet damit seine inneren Organe sowie seinen Bewegungsapparat und senkt seine Lebenserwartung.[6]

- Es gibt fast 7.000.000 an Diabetes Typ 2 Erkrankte in Deutschland.[7]

- Zahlreiche weitere Erkrankungen wie zum Beispiel Karies, Gicht, Schilddrüsendysfunktion, Osteoporose, Bluthochdruck, Herz-Kreislauf-Erkrankungen oder Krebs stehen mit einer ungesunden Ernährung in Verbindung.[8]

Einer der Gründe ist der rasante Anstieg des Zuckerkonsums. In fast jedem Fertiggericht ist heute Zucker enthalten. Schokolade ist billig wie nie und selbst manche Flaschenwasser sind gesüßt. Warum? Süßer Energie zu widerstehen widerstrebt unserem uralten Überlebenstrieb. Denn schmeckte etwas süß, war das für unsere steinzeitlichen Vorfahren der Garant für genießbare und hochkalorische Nahrung. Gerade die konnte der Urmensch gut gebrauchen, denn in der Steinzeit drohte häufig Hunger. Dieses in die Wiege gegebene urzeitliche Verlangen nutzen Lebensmittelkonzerne nur allzu gern aus – für mehr Absatz und Gewinn. Achtest du bereits darauf, wie viel Zucker du täglich konsumierst?

„1650 eine Rarität, 1750 ein Luxusgut, wurde aus dem Zucker nach 1850 ein schlichter Bedarfsartikel."

– Sidney Mintz, US-amerikanischer Sozialanthropologe
in seinem Buch *Die süße Macht*

Zucker im Übermaß jedoch macht bekanntlich dick, die Zähne kaputt und ist an Diabetes mitschuldig. In Fütterungsexperimenten mit Industriezucker an Testmäusen wurde eine Verdopplung des Brustkrebsrisikos festgestellt.[9]

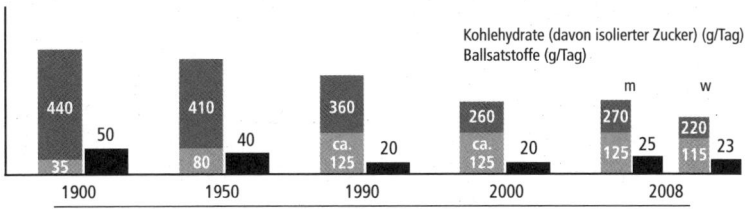

Historischer Verlauf des Kohlenhydrat- und Ballaststoffverzehrs
in Deutschland von 1900–2008.[10]

Und weil **Fruktose** so schön natürlich klingt, doppelt so süß wie Glukose und spottbillig ist, wird gern und viel damit gesüßt. Was in Maßen in Früchten und Honig gesund ist, führt durch das unnatürliche Übermaß in Fruchtsäften, Erfrischungsgetränken, Ketchup, Joghurt, Pizza und Co. über kurz oder lang zu Beschwerden wie Fruktoseintoleranz, Bluthochdruck, nichtalkoholischer Fettlebererkrankung und Diabetes. Denn Fruktose wird – anders als Glukose – überwiegend in der Leber in Fett umgewandelt. Molekularbiologen wie Lewis Cantley vermuten dahinter eine Überlebensstrategie des menschlichen Organismus zur Vorbereitung auf den nahrungsarmen Winter. Ich zitiere ihn:

> *„Früchte werden am Ende der Wachstumssaison reif, was im Allgemeinen in fast jedem Lebensraum heißt, dass sie [die Menschen] in den nächsten Monaten nicht viel zu essen haben werden. Um zu überleben, ist es am besten, alles, was sie zu diesem Zeitpunkt essen, in Fett zu verwandeln. […] Das ist der Grund dafür, weshalb Fruktose vor 10.000 Jahren so spektakulär für uns war. Sie half uns, diese jährlich wiederkehrenden Hungersnöte zu überstehen. Heute gibt es [bei uns] keine Hungersnöte mehr, also werden wir einfach nur fett.“* [11]
>
> – Lewis C. Cantley, US-amerikanischer Molekularbiologe und Biochemiker

Statt Winterschlaf erwartet uns aber Tag für Tag erneut ein Festmahl – oftmals angereichert mit reichlich Fruktose. Aus diesem Grund führt nicht nur übermäßiger Alkoholgenuss zur Fettleber mit all den negativen Folgen, sondern auch unsere gesüßte Fertignahrung – selbst Kleinkinder sind dadurch teilweise bereits betroffen.

Aber auch die generelle **Fülle an verfügbarem Essen** macht uns krank und übergewichtig. Denn genetisch sind wir noch immer auf das Anlegen von Reserven für schlechte Zeiten getrimmt. Essen ist jedoch so billig und einfach verfügbar wie noch nie. Zudem locken uns Lebensmittelkonzerne mit verführerischen, aber ungesunden Fertiggerichten, die – neben dem erwähnten Fruchtzucker – Unmengen an leeren Kalorien, aber umso weniger Nährstoffe enthalten. Die Produkte machen nicht einmal lange satt.

Allerdings gibt es „schlechte Zeiten" in Form von Hungersnöten – zumindest in der westlichen Welt – nicht mehr, was jedoch auch seine problematische Seite hat, weil der Körper im Hungerstoffwechsel, vereinfacht gesagt, die Zellen „aufräumt", indem er Kaputtes, Altes und Schädliches verstoffwechselt und durch geschickte Prozesse sogar Tumorzellen aushungern kann. Hierzu später noch mehr.

Warum aber „überfressen" wir uns? Wie Studien zeigen, sind es vor allem **Proteine**, also Eiweiße, die ein Sättigungsgefühl hervorrufen. Denn der Mensch benötigt ein Mindestmaß an täglicher Eiweißzufuhr. Wird diese – wie es durch Industrienahrung häufig der Fall ist – durch eine derartige Mahlzeit nicht gestillt, verlangt es uns automatisch nach mehr Nahrung, um das Defizit auszugleichen.[12]

Dies darf allerdings nicht als Freifahrtschein für mehr Fleischkonsum gedeutet werden. Zwar hilft eine fleischlastige Ernährung wie zum Beispiel die sogenannte Atkins-Diät vielen Übergewichtigen, tatsächlich abzunehmen und ihr Gewicht zu halten. Wie du aber bereits erfahren hast, bringt ein zu häufiger Fleischverzehr etliche Nachteile mit sich. Prinzipiell sollte man deshalb überwiegend auf pflanzliche Proteine setzen, auch weil aus bisher nicht vollständig geklärten Gründen tierisches Protein Alterungsprozesse und Tumorwachstum beschleunigen kann.[13]

Lange Zeit galt auch **Fett** als gesundheitsschädlich. Tatsächlich aber ist Naturfett, also aus gesunden Pflanzen oder Tieren, weder besonders schlecht noch besonders gut. Wie immer gilt: Die Dosis macht das Gift. Mittlerweile weiß man aber, dass die bereits mehrfach erwähnten Transfettsäuren hochgradig ungesund sind und eigentlich komplett gemieden werden sollten. Hochwertige (ungesättigte) Fette sind hingegen sogar überaus gesund und sollten stärker in den Fokus gerückt werden.

Die mehrfach ungesättigten Omega-3-Fettsäuren, wie sie beispielsweise in Fisch oder Leinöl vorkommen, wirken entzündungshemmend und sind ein wichtiger Baustein fürs Gehirn. Zwar gehört auch Omega-6, wie zum Beispiel in Sonnenblumen- oder Maisöl, zu den essenziellen Fettsäuren, die der Körper nicht selbst herstellen kann, doch die Omega-6-Fettsäuren wirken entzündungsfördernd. Entzündungen sind allerdings nicht per se schlecht. Männer mit Entzündungsanzeichen in der Prostata scheinen ein deutlich reduziertes Risiko für eine Tumorentstehung in der Vorsteherdrüse zu haben.[14] Außerdem geht auch jede Wundheilung mit einem Entzündungsprozess einher.

Prinzipiell ist es dennoch eine gute Idee, vermehrt Omega-3-Fettsäuren zu sich zu nehmen. Denn auch das Verhältnis der beiden essenziellen Fettsäuren zueinander, also Omega-3 zu Omega-6, ist, wie wir später noch erfahren werden, von Bedeutung. Durch die industrielle Ernährung besteht jedoch ein Missverhältnis zugunsten von Omega-6. Genauer gesagt besteht dieses Missverhältnis zwischen der Alpha-Linolensäure (Omega-3) und Linolensäure (Omega-6). Dieses Detail ist für die Kaufentscheidung von Nahrungsergänzungsmitteln wichtig.

Besonders gravierend für deinen Körper, aber auch für die Umwelt, ist der ebenfalls enorm gestiegene **Fleischkonsum**. Wo vor wenigen Jahrzehnten noch der typische Sonntagsbraten die einzige Mahlzeit der Woche mit Fleisch war, essen viele von uns heute täglich Tierpro- dukte. Abgesehen davon, dass für die Futtermittelproduktion Regen- wälder gerodet und Menschen in Entwicklungsländern ausgebeutet werden, die Massentierhaltung mit Antibiotika verseuchtes und häu- fig keimbelastetes Fleisch produziert und Tiere in der Massenhaltung qualvoll gehalten werden, ebnest du mit einem Zuviel an Fleisch Ent- zündungen den Weg in deinen Körper.

Denn tierische Produkte enthalten – neben der (im Gegensatz zu pflanzlicher Nahrung) hohen Gefahr unzähliger Toxine und Keime – die sogenannte Arachidonsäure. Der Verzehr dieser Säure in „nor- malen Mengen" ist zwar unproblematisch und sogar wichtig, führt im Übermaß allerdings zu Entzündungsreaktionen im Körper und begünstigt rheumatische Erkrankungen wie zum Beispiel Gicht.[15]

Unzählige Studien zum Thema „Fleischverzehr" zeigen nega- tive Auswirkungen auf die Gesundheit. Fleischverzehr ist deshalb bei vielen – teils zu Recht – in Verruf geraten. Besonders ethische Aspekte und die Auswirkungen auf den Klimawandel sind eindeutig. Laut dem *Fleischatlas 2018* des *Bundes für Umwelt und Naturschutz Deutschland e. V.* stammt das meiste Fleisch der etwa 217 Millionen (!) deutschen Nutztiere[16] aus nicht artgerechter Massentierhaltung.[17] Nicht ohne Grund wird Deutschland des Öfteren als „Schlachthaus Europas" bezeichnet. Eben diese Massentierhaltung ist mit all ihren Nebenschauplätzen wie Regenwaldrodung für Futtermittel, internationaler Transport etc. – je nach Quelle – für 14 bis 51 Prozent der Treibhausgase verantwortlich[18] und zusätzlich der größte Flächen- und Wasserverbraucher, der größte Regenwaldzerstörer und und und.

Von diesen unwiderlegbaren Fakten abgesehen, „hinken" jedoch die meisten Fleisch-Studien. Denn die Grundlage ihrer Untersuchungen basiert auf eben jenem Fabrikfleisch und zeigt ausschließlich Korrelationen (mögliche Zusammenhänge), aber keine Kausalitäten (Ursache-Wirkung).

Nicht vergessen werden sollte jedoch, dass die Menschen in einigen Regionen der Erde beispielsweise auf den Fleischverzehr angewiesen sind, da die Landschaft karg und unfruchtbar ist und außer – für uns Menschen unverdaulichen – Gräsern kaum Nahrung liefert.

Die Tiere, deren Fleisch die dortigen Menschen täglich verzehren, hatten jedoch ausreichend Auslauf, frische und abwechslungsreiche Nahrung, sie lebten glücklich und wurden nicht mit Antibiotika vollgepumpt – kurzum: Sie wurden und werden artgerecht gehalten. Studien mit Tierprodukten aus wirklich ökologischer Haltung (nicht das schwach reglementierte EU-Bio) würden vermutlich weniger negative Zusammenhänge aufweisen. So zeigt eine große Metaanalyse aus dem Jahr 2006, dass beispielsweise Milchprodukte tatsächlich biologischen Ursprungs deutlich nährstoffreicher sind und vor allem mehr von den wichtigen Omega-3-Fettsäuren enthalten als Milch von Tieren aus konventioneller Haltung.[19] Tierische Lebensmittel sind daher nicht per se schlecht, auch wenn für die Deckung des Nährstoffbedarfs die Lebensmittelart (pflanzlich vs. tierisch) natürlich unwichtig ist. Denn prinzipiell ist der Mensch ein Allesfresser. Aber natürlich gilt auch hier:

„Die Dosis macht das Gift."

- Paracelsus, Schweizer Arzt und Naturphilosoph

Wo wir gerade bei Übermengen sind: Wir nehmen durchschnittlich etwa neun Gramm **Salz** pro Tag zu uns. Das sind vier Gramm mehr, als die Weltgesundheitsorganisation empfiehlt.[20] Und 6,5 Gramm mehr, als unsere Jäger- und Sammlervorfahren in Afrika über die Nahrung zu sich nahmen.[21] Da Salz ein wichtiger Bestandteil für den Wasserhaushalt und die Zell- und Gewebespannung ist, in natürlichen Lebensmitteln aber nur in geringen Mengen vorkommt, verbreiteten sich die Gene, die beim Salzsparen helfen und den Salzgeschmack als lecker empfinden lassen.[22]

Dieses Wissen macht sich die Lebensmittelindustrie natürlich gern zu eigen. So ist unsere heutige Nahrung förmlich überflutet mit Salz: vor allem Fast Food, Milchprodukte, Wurstwaren, Gebäck und andere Fertigprodukte. Ein über Jahre zu hoher Salzkonsum – wie er bei den meisten Menschen stattfindet – kann zu Nierenschäden, Bluthochdruck, Verdauungsproblemen, Durchfall und Erbrechen führen.[23]

Ein achtsames Würzen mit Salz wäre daher mehr als angebracht. Also, achte auch du in Zukunft darauf.

Glücklicherweise ist das Salzverlangen reine Gewöhnungssache. Durch das schrittweise Reduzieren von Salz und das Würzen mit frischen Kräutern muss dieser Weg nicht deinen Genuss von Speisen einschränken, sondern bietet möglicherweise komplett neue und interessante Geschmacksnuancen.

Ein weiterer Aspekt heutiger Ernährungsgewohnheiten, der krank macht, ist der Mangel an **Vitaminen**, **Mineralien** und **sekundären Pflanzenstoffen**. Kaum einer kennt mehr als Apfel, Birne und Gänseblümchen. Dementsprechend monoton sieht auch der Essensplan der meisten Menschen aus.

Das ist unter anderem der Tatsache geschuldet, dass durch Überzüchtungen und nährstoffarme Böden der Nährstoffgehalt unserer

Lebensmittel seit Jahren abnimmt. In einer breit angelegten Untersuchung mit Daten von 1940 bis 1991 konnte Dr. David Thomas einen Rückgang von natürlichen Mineralien in Obst und Gemüse von bis zu 76 Prozent feststellen.[24]

Insbesondere die sehr einseitige und oftmals auf Fertigprodukte konzentrierte Ernährung führt zu Nährstoffmängeln. Besonders häufig mangelt es an Omega-3-Fettsäuren, Vitamin B_{12}, Vitamin D, Vitamin K2 sowie an sekundären Pflanzen- und Ballaststoffen – und das nicht nur bei Veganern oder Vegetariern.[25] Aß man um 1750 noch zu 95 Prozent Vollkornprodukte, liegt der Anteil heute nur noch bei 11 Prozent.[26] Bei ausgewogener Mischkost musst du in der Regel trotzdem keine Nährstoffmängel befürchten.

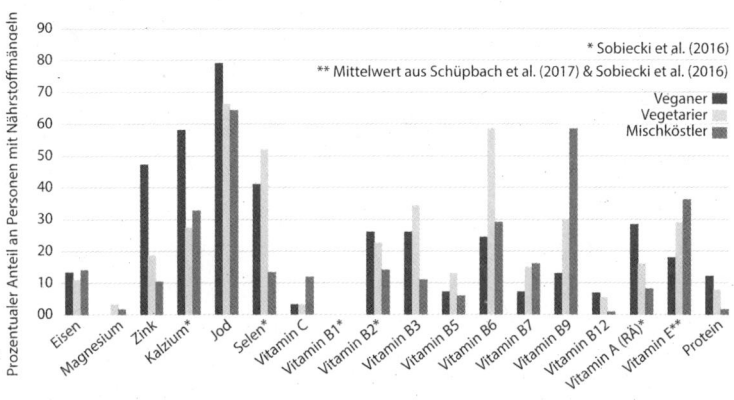

Prävalenz von Nährstoffmängeln bei Veganern, Vegetariern
und Mischköstlern (Schweiz/England)
Grafik erstellt von: Jürgen Katzenberger / Quelle: „Vegan-Klischee ade! Das Kochbuch"

Bei der Wahl der Nahrungsmittel empfehle ich, zu solchen **biologischen Ursprungs** zu greifen. Denn sie enthalten mehr sekundäre Pflanzenstoffe und weniger Pestizid- oder Giftstoffe als konventionell angebaute.[27] Und gegen manche kritische Stimmen, mit Bio könne man nicht die wachsende Weltbevölkerung ernähren, möchte ich auf die Studie der Welternährungsorganisation FAO hinweisen, welche deutlich zeigt, dass dies sehr wohl möglich ist.[28] Diese Möglichkeit erfordert jedoch die Auseinandersetzung mit anderen Landwirtschaftssystemen wie beispielsweise Agroforst und Permakultur sowie eine Reduzierung der Lebensmittelverschwendung. Allein in Deutschland landen jährlich knapp 13 Millionen Tonnen Lebensmittel im Müll.[29]

Ebenso ist eine Reduzierung der Produktion und des Verzehrs tierischer Produkte auf ein gesundes Maß notwendig. Dadurch wird automatisch die Kraftfutterproduktion, die für Tiere nötig ist, gesenkt.

Betrachtet man die Menschheitsgeschichte, gibt es erst seit 120 Jahren *Nicht-Bio*. Urbio – das weitaus gesünder und „strenger" als der aktuell strengste Bio-Standard Deutschlands (Demeter) ist – gibt es hingegen seit vielen Millionen Jahren und hat den Beweis erbracht, für den Menschen gesund zu sein. Solch einen Langzeitbeweis für Nicht-Bio gibt es natürlich nicht, weshalb gerade hier äußerst akribisch auf Verträglichkeit geprüft werden sollte. Eine solche Überprüfung gab es nie und wird es vermutlich auch nie geben.

Deshalb rate ich, gezielt vorwiegend ökologisch erzeugte Lebensmittel zu konsumieren.

Bereits die Germanen schätzten besonders lebenskräftige Exemplare von Pflanzen und Tieren und bevorzugten diese deshalb. Sie glaubten – wohl nicht zu Unrecht –, dass die Lebenskraft auf sie übergehe. Und tatsächlich sind nährstoffreiche und giftarme Nahrungsmittel gesundheitsförderlicher. Deshalb sollte auch der moderne Mensch vorzugsweise Speisen aus gesunden Pflanzen und Tieren verzehren.

Und entgegen der häufigen Meinung, ist Bio nicht unbedingt teurer. Konventionell ist einfach nur spottbillig. Hat man 1950 noch etwa 44 Prozent seiner Konsumausgaben für Nahrung aufbringen müssen, sind es heute lediglich 14 Prozent.[30] Zudem kann man Obst und Gemüse selbst anbauen oder schlicht auf Fertigprodukte verzichten und kommt selbst mit Bioprodukten meist günstiger weg als zuvor. Natürlich sind andere Ausgaben wie beispielsweise für Wohnraum erheblich gestiegen und viele Arbeitsplätze sind ungerechterweise schlecht bezahlt. Aber es ist wie immer eine Prioritätenfrage: Was ist dir – verglichen mit den Bereichen wie Technik und Unterhaltung – deine Gesundheit wert? Wer achtsam konsumiert – also nur das kauft, was er wirklich benötigt, und nicht, weil die Werbung es ihm einredet –, der hat mehr Geld für Qualität. Wenn du jetzt noch immer sagst, du kannst dir richtiges Bio nicht leisten oder hast keine Zeit für Selbstanbau, dann verdeutlicht dir das folgende Zitat die Notwendigkeit nochmals:

„Wer nicht jeden Tag etwas Zeit für seine Gesundheit aufbringt, muss eines Tages sehr viel Zeit [und Geld] für die Krankheit opfern.“
– Sebastian Kneipp, deutscher Naturheilkundler und Hydrotherapeut

Ideen, um bei der Ernährung Geld zu sparen:

- Foodsharing > gemeinnütziger, kostenloser Verein, wo man in Teams bei Betrieben noch genießbare Lebensmittel abholt, die sonst weggeschmissen worden wären. *www.foodsharing.de*
- To Good To Go > App für den günstigeren Kauf von Lebensmitteln, die sonst weggeschmissen würden.
- Selbst anbauen > Im eigenen oder Gemeinschaftsgarten, auf dem Balkon oder der Fensterbank.
- Akribisch auf Vermeidung von Lebensmittelmüll achten und häufiger selbst kochen, bevorzugt aus unverarbeiteten Bio-Lebensmitteln anstatt teurer Fertigprodukte
- Intelligente Aufbewahrung > Erdkeller oder kühlerer Abstellraum, Einkochen, Fermentation etc.
- Über *www.mundraub.org* Nüsse, Beeren und Obst in deiner Nähe zur Erntezeit sammeln
- Kräuterwanderungen für selbstgemachte Tees, Pestos etc.

Wo ein Wille ist, ist auch ein Weg. Gerade in Großstädten lässt sich beispielsweise über Foodsharing enorm Geld sparen. Ich konnte zeitweise 100 Prozent meiner Ernährung damit decken – neben einem Vollzeitjob, Kindersitting und dem Schreiben dieses Buches. Es ist alles eine Prioritätenfrage. Mittlerweile machen sogar sehr viele Bio-Betriebe bei Foodsharing mit.

Ein weiterer gefährlicher Aspekt in Sachen Ernährung ist der **Selbstoptimierungswahn**, der von der Nahrungsergänzungsmittelindustrie nur zu gern gefüttert wird – und auch erst durch ihn entstanden ist. So sind im Ersten Weltkrieg zahlreiche Menschen – vor allem Soldaten – an Vitaminmangel gestorben.[31] Der Markt für synthetisch hergestellte Vitamine und generell für Nahrungsergänzungsmittel war geboren.

Doch mit dem Ende des Krieges und der Nahrungsmittelknappheit wurden die Pulver und Pillen zum Ladenhüter. Dann wurde – was einem Geniestreich des Marketings zu „verdanken" ist – in die menschlichen Köpfe der Irrglaube eingepflanzt, dass Vitamine nicht nur für das Funktionieren des Körpers essenziell sind, sondern die Leistung des Einzelnen gar optimieren könnten. Seither ist es möglich, sogar Gesunde mit Tabletten vollzustopfen – zur Freude der Pharmariesen.

Obwohl die Wirkung der meisten Nährstoffpillen wissenschaftlich nicht bewiesen wurde, geben die Deutschen heute für Gelenkkapseln, Stimmungsaufheller, Neuroenhancer und Co. jährlich eine Milliarde Euro aus.[32] Dabei können all die Vitamin- und Nootropika-Pillen (unter „Nootropika" versteht man Arzneimittel mit einer vermeintlich vorteilhaften Wirkung auf das zentrale Nervensystem) nur dann helfen, wenn tatsächlich ein Defizit im Körper besteht. Wo dies der Fall ist, sollte das mit einer entsprechenden Untersuchung festgestellt und spezifisch supplementiert werden. Oft werden Ergänzungsmittel aufgrund von Werbeversprechen oder Mutmaßungen eingenommen, ohne dass ein tatsächlicher Mangel vorliegt. Dann sind sie im harmlosesten Fall wirkungslos. Im schlimmsten Fall kommt es zu einer schädlichen Überdosis.

So kann zum Beispiel eine zu hohe Vitamin-D-Menge zu Kopfschmerzen, Übelkeit und Appetitlosigkeit führen. Die meisten Menschen sind allerdings tatsächlich unterversorgt mit Vitamin D, was ebenso krank macht. Außerdem besitzt jeder Nährstoff in der Regel seine optimalen „Partner". Diese verbessern die Aufnahmefähigkeit des Nährstoffs im Körper. Zwar sind einige dieser Partner bereits bekannt – wie beispielsweise Vitamin C und Eisen –, die ganze

Symphonie dieser Wechselwirkungen wird wohl aber noch lange ein Rätsel bleiben.

Deshalb versuche, deinen Nährstoffbedarf lieber mithilfe unverarbeiteter, natürlicher Nahrungsmittel zu decken.

Eine Ausnahme ist das Vitamin B_{12}, das wichtig für die Zellteilung und Blutbildung sowie die Funktion des Nervensystems ist. Es kommt nahezu ausschließlich in tierischen Produkten vor und wird deshalb bei pflanzlich betonter Ernährung oftmals zu wenig aufgenommen. Glücklicherweise kann Vitamin B_{12} als Nahrungsergänzungsmittel vom Körper sogar besser als sein natürliches Pendant resorbiert werden.[33]

Nahrungsergänzungsmittel sollten aber auch aus einem anderen Grund mit Bedacht eingenommen werden. Denn viele enthalten häufig zugesetzte Süß-, Trenn-, Konservierungs- und Verdickungsmittel, welche teilweise nachweisbar gesundheitsschädlich sind. So hat eine Metaanalyse von Doktor Christian Gluud vom skandinavischen Zentrum des Cochrane-Netzwerks ergeben, dass die regelmäßige Einnahme von Pillen mit den Vitaminen A, E und Betacarotin die Sterblichkeit erhöht. Andere Forscher kommen zu dem Ergebnis, dass viele Vitaminpräparate das Risiko für Diabetes, Schlaganfälle, Prostatakrebs, Lungenkrebs und Herz-Kreislauf-Erkrankungen steigern.[34] Die Wissenschaftler fordern, Nahrungsergänzungsmittel verschreibungspflichtig zu machen.[35]

Ähnliche Vorsicht ist geboten bei **speziellen Ernährungsformen und Wundermitteln**. Als Beispiel möchte ich kurz auf die Idee der Paleo-Ernährung eingehen. Diese Ernährungsform – die auch als Steinzeitdiät bekannt ist – orientiert sich, wie der Name schon vermuten lässt, an den Lebensmitteln, die in der Altsteinzeit verfügbar waren. Insbesondere jegliche Getreideprodukte sind nach Ansicht ihrer Anhänger vollständig zu meiden, da sie im Körper Entzündungen begünstigen sollen. Ihr prinzipieller Gedanke dahinter: Die Zeit seit der neolithischen Revolution – also seit Beginn des Ackerbaus vor etwa 12.000 Jahren – wäre viel zu kurz, als dass sich unser Organismus an den Getreideverzehr durch natürliche Selektion hätte anpassen können.

Tatsächlich aber konnte bereits in Untersuchungen bewiesen werden, dass zum Beispiel die Konzentration der α-Amylase – ein Enzym zur Aufspaltung von Stärke (vor allem in Getreide) – im Menschen stark erhöht ist (etwa sechs Mal höher als bei jedem Tier). Das hängt eindeutig mit der historischen Ernährungsweise unserer Ackerbau-Vorfahren und dem gestiegenen Verzehr von Getreide zusammen.[36]

Gleiches gilt für die Verträglichkeit von **Tiermilch** unter einem Großteil der deutschen Bevölkerung. Milch von Tieren zu vertragen ist eine Anpassung durch natürliche Auslese an die mit dem Ackerbau verbundene Viehzucht und Milchwirtschaft.

Unbestreitbar hat die Paleo-Ernährung aber auch einige gesundheitliche Vorteile, da sie jegliche Art von Fertigprodukten „verbietet". Dennoch sind nicht all ihre Annahmen absolut korrekt, wie wir am Beispiel „Getreide" sehen. Vielmehr ist Getreide – sofern es als Vollkorngetreide im Produkt, zum Beispiel im Brot oder Müsli, vorkommt – ein unglaublich nährstoffreiches und für die meisten gut verträgliches Grundnahrungsmittel. Ausnahmen wie echte Glutenunverträglichkeit und Weizenallergie bestätigen die Regel.

Evolutionsforscher gehen heute sogar stark davon aus, dass die zweite menschliche Entwicklungsstufe – nämlich die vom Homo habilis zum Homo erectus – erst durch Zubereitungsmethoden wie dem Kochen, vor allem von Getreide und Hülsenfrüchten, ermöglicht wurde. Denn somit konnten bis dato unverdauliche Süßgräser – die Vorgänger unseres heutigen Getreides – erstmals als Nahrungsquelle zugänglich gemacht werden. Durch die nun plötzlich hohe Verfügbarkeit von Kohlenhydraten stand dem Gehirn genügend Energie zur Verfügung, um zur heutigen Größe anzuwachsen.[37]

So verbraucht unser Denkapparat, obwohl er nur zwei Prozent des Körpergewichts ausmacht, unglaubliche 20 Prozent aller Energie.[39]

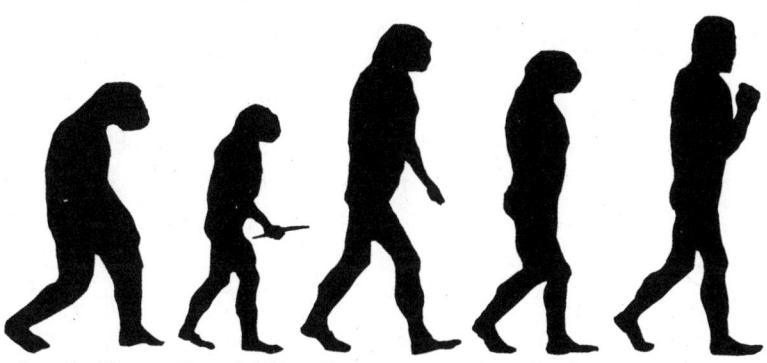

Australopithecus	Homo habilis	Homa erectus	Neandertaler	Homo Sapiens
vor 4,2 bis 2 Millionen Jahren	vor 2,4 bis 1,4 Millionen Jahren	vor 1,9 bis 0,1 Millionen Jahren	vor 400.000 bis 40.000 Jahren	seit 300.000 Jahren

Evolution des Menschen[38]

Du solltest neuen Ernährungstrends wie zum Beispiel dem völligen Verzicht auf Getreide (etwa in der Paleo-Ernährung) deshalb nicht gutgläubig einfach hinterherlaufen, sondern ihre Sinnhaftigkeit stets hinterfragen.

Das Gleiche gilt für den Hype um einzelne Lebensmittel. So reduziert der Konsum von Soja das Risiko von Prostatakrebs, Gefäßerkrankungen und Knochenproblemen – jedoch überwiegend bei Asiaten und wesentlich seltener in der westlichen Bevölkerung. Gene können diese Unterschiede nicht erklären. Vielmehr sind es bestimmte Bakterien, die in asiatischen Därmen häufiger vorkommen und hilfreiche Essenzen aus Sojaprodukten wie Tofu herausfiltern. Diese Bakterien siedeln sich vor allem dann an, wenn regelmäßig ballaststoffreiche Pflanzen und Soja verzehrt werden.[40]

So beweist die heutige Darmforschung die Wichtigkeit einer gesunden **Darmflora**. Denn ohne unsere etwa zwei Billionen Bakterien im Darm wären wir nicht überlebensfähig. Sie sind maßgeblich an der Verarbeitung unserer Nahrung und an unserer Immunabwehr beteiligt. Erst durch sie werden eine Vielzahl an Vitaminen und das für die Blutbildung wichtige Häm hergestellt. Bakterien spalten die Essensreste auf, an denen unser Darm ohne sie scheitern würde.[41] Etwa die Hälfte aller Zellen, die wir mit uns herumtragen, besteht aus Mikroorganismen.[42] Einige Wissenschaftler fordern deshalb – zu Recht, wie ich finde –, dass wir uns vielmehr als Summe aller Organismen, als sogenannter Holobiont, betrachten sollten, statt nur den menschlichen Körper alleinig zu betrachten und zu behandeln. Schließlich sind die Mikroben ganz wesentlich an unserer Gesundheit und Lebensfähigkeit beteiligt.

Die typisch westliche Ernährung ist jedoch maßgeblich am Schwund der Mikrobenvielfalt schuld und öffnet so diversen Krankheiten die Pforten.[43] Denn je abwechslungsreicher die Nahrung ist, desto höher ist auch die Artenvielfalt des Mikrobioms.[44] Und eine variantenreiche Bakterienausstattung sorgt tendenziell für bessere Gesundheit.[45] Sogar das Risiko für Karies, Parodontitis und andere Erkrankungen des Mundraums verringert sich drastisch durch gesunde Ernährung. Letztere sorgt somit auch für ein stabiles Mikrobengleichgewicht in Mund und Darm. Denn die kleinen Helfer sind ganz wesentlich am Schutz unserer Zähne beteiligt. Neben ungesunder Ernährung und starken Blutzuckerschwankungen können auch übertriebenes und falsches Zähneputzen, desinfizierende Mundspülungen (die auch die „guten" Bakterien angreifen) sowie zu wenig Flüssigkeitsaufnahme dieses empfindliche Gleichgewicht stören.[46]

> *„Initialkaries kann zum Stillstand gebracht oder – wie Zahnärzte sagen – ‚arretiert' werden, wenn man es schafft, das krankhafte Ungleichgewicht in der Mundhöhle umzukehren."*[47]
>
> – Dr. Dominik Nischwitz, Zahnarzt und Bestsellerautor des Buches „In aller Munde: Biologische Zahnmedizin"

Dass Vielfalt das Überleben verbessert, sieht man auch an diversen Ökosystemen, ob an Land oder im Meer. Kleinere Störungen oder Umweltkatastrophen verkraften artenreiche Systeme deutlich besser.[48]

Ein weiteres abstruses Beispiel für krank machende Ernährung offenbart der Blick in die Ursachen von **Nahrungsintoleranzen**. Nur die wenigsten Deutschen sind tatsächlich histamin-, gluten- oder lactoseintolerant. Sehen wir uns das Beispiel Lactose an: Lactose ist ein Milchzucker, der vom Enzym Laktase aufgespalten und somit für uns verträglich wird. Die große Mehrheit der Deutschen hat eine ausreichende Enzymaktivität. Und selbst Menschen mit einem Enzymmangel in der Dünndarmschleimhaut können überwiegend (nicht alle!) unproblematisch 12 bis 15 Gramm Milchzucker – das entspricht etwa einem Glas Milch – ohne Bauch- oder Darmbeschwerden vertragen.[49]

Aus einem anderen Grund ist beim Milchkonsum dennoch Vorsicht geboten: Denn heutige hochindustriell verarbeitete Milch hat mit der von vor 50 bis 100 Jahren nichts mehr zu tun: Die „moderne Hochleistungskuh" in ihrem kerkerähnlichen Zuhause wird mit nicht artgerechtem Kraftfutter gefüttert – für einen maximalen Milchertrag bei geringsten Kosten. Das Resultat sind vereiterte Euter, kranke und schwache Tiere und eine keim- und giftstoffbelastete Milch mit unnatürlicher Nährstoffzusammensetzung, die die Darmflora stören kann.[50] Ganz zu schweigen von der Haltbarmachung durch Pasteurisierung, Homogenisierung und der Zugabe von Konservierungsstoffen, die das letzte bisschen Gesundheit in diesem *Lebens*mittel vernichten, sodass dieses eigentlich nur noch die Bezeichnung „weiße Suppe", nicht aber „Milch" verdient hat. Diese Kritik bezieht sich natürlich nicht auf echte und biologische Milch von artgerecht gehaltenen Weidetieren.

Unabhängig davon steht übermäßiger Milchkonsum allerdings auch in dringendem Verdacht, das Tumorwachstum zu befeuern und die Sterblichkeit zu vergrößern, wie ein unabhängiges schwedisches Forscherteam in einer Untersuchung mit über 100.000 Probanden eindrücklich feststellte. Ihr Fazit: Menschen, die täglich mehr als zweieinhalb Gläser Milch zu sich nahmen, hatten ein um 32 Prozent erhöhtes Sterblichkeitsrisiko gegenüber Menschen, die nur ein Glas oder weniger pro Woche tranken. Ein gegenläufiger Effekt ergab sich allerdings bei fermentierten Milchprodukten: Wer mehr Käse, Kefir oder Joghurt verzehrt, erhöht seine Lebenserwartung möglicherweise.[51]

Ich frage mich: Warum diagnostizieren Mediziner bis dato fast ausschließlich angebliche Intoleranzen gegen natürliche Substanzen, jedoch keine Intoleranzen gegen industrialisierte Lebensmittel, gegen unnatürlich hohen Verzehr bestimmter Lebensmittel, gegen eine der zahlreichen Bei- und Hilfsstoffe oder Gifte aus Verpackungen oder Reinigerrückständen auf dem Geschirr?[52] Vor diesem Hintergrund wird auch klar, dass für die meisten unter uns eine industriell modifizierte, lactosefreie Kunstmilch höchstens zur Ursache anderer Krankheiten wird, keineswegs aber eine sichere Alternative bei Unverträglichkeiten ist.

„Eure Nahrungsmittel sollen eure Heilmittel,
und eure Heilmittel eure Nahrungsmittel sein."

- Hippokrates von Kos, griechischer Arzt und Lehrer,
„Vater der (modernen) Medizin"

Und hier sind wir gleich beim nächsten Thema: **Umweltgifte**. Wir werden zwar im nächsten Kaptiel nochmals gesondert darauf eingehen, da Nahrung jedoch auf direktem Wege in unser Inneres kommt, gilt es, den Verzehrumständen ein besonderes Augenmerk zu schenken.

Denn die meisten Koch-, Aufbewahr- und Verzehrgefäße sondern giftige Substanzen ab – hauptsächlich durch Licht, Hitze, Säure und Fett. Vor allem Kunststoffe und Konservendosen geben fast immer organische Verbindungen wie Bisphenole, Phthalate oder zahlreiche andere in den Hormonkreislauf eingreifende Substanzen ab.[53] Selbst aus offenen Kartonverpackungen können aromatische Mineralöle ausdampfen, die die Lebensmittel kontaminieren können.[54]

Wusstest du, dass das komplette bislang produzierte Plastik ausreicht, um unseren Planeten mehr als sechsmal mit Folie einzupacken? Plastik verschmutzt nicht nur unsere unmittelbar sichtbare Umwelt, sondern gelangt als Mikroplastik in Böden, Flüsse und Ozeane. Mittlerweile existiert ein Plastikstrudel im Südpazifik, der siebenmal so groß wie Deutschland ist.[55] Meereslebewesen verwechseln kleinste Plastikteilchen mit Algen, verstopfen so ihren Magen und verhungern jämmerlich. Fast in jedem heute zu kaufenden Fisch befindet sich Mikro- und Nanoplastik. Das Plastik kommt so über die Fische zu uns zurück und der Kreislauf schließt sich.

Wann immer es dir möglich ist, solltest du deshalb zu unverpackter Ware greifen. Dafür eignen sich Unverpacktläden, der Gang zu

Wochenmärkten oder zum Bauern nebenan. Aber selbst in normalen Supermärkten kann man viele Nahrungsmittel ohne Verpackung beziehen. Beim Geschirr empfiehlt es sich, auf traditionell hergestelltes hochwertiges Porzellan, Edelstahl und Glas zu setzen. Bei der Geschirrreinigung sollten statt aggressiver Chemiekeulen ökologische Alternativen gewählt werden. Empfehlenswert sind die Produkte von Frosch, Sonett und Ecover, die ein ganzheitliches Nachhaltigkeitskonzept verfolgen. Noch einfacher und günstiger ist das Selbstherstellen. Anleitungen findest du zum Beispiel auf der Website von *Smarticular* (siehe Empfehlungen am Ende des Buches).

Wie bereits angesprochen, ist auch eine regelmäßige **Nahrungskarenz** – also der zeitweise Verzicht auf Essen – evolutionsbiologisch begründet sinnvoll und sollte nicht nur in religiösen Kreisen wie zum Beispiel während des Ramadans oder beim Osterfasten angewendet werden. Ununterbrochene Völlerei und lediglich kurze Essenspausen sind jedoch alles andere als natürlich.

Bereits seit der Antike gibt es die Empfehlung von Nahrungskarenz bei Krankheit. Sie entstammt vermutlich der Beobachtung von Wildtieren, die bei Krankheit instinktiv schützende Rückzugsorte suchen und ohne Nahrung auskommen.

Wirft man den Blick noch weiter zurück in die menschliche Historie, wird deutlich, dass längere Hungerperioden immer wieder vorkamen. Aus diesem Grund konnten sich nur diejenigen fortpflanzen, die biologisch damit zurechtkamen. Nahrungsüberfluss führt deshalb zum Anlegen von Speichern, Nahrungskarenz hingegen zum Mobilisieren dieser sowie zum „Entmüllen" der Zellen durch die sogenannte Autophagie.[56]

> *„Fasten wirkt wie ein – heilsamer – Schock auf den Körper.*
> *Er stellt die Physiologie auf den Kopf und löst ganze Kaskaden*
> *von biochemischen Reaktionen aus."*
>
> – Dr. Hania Luczak, Biochemikerin und Autorin der
> GEO-Titelgeschichte „Die Heilkraft des Fastens"

Bis es zu diesem Entgiften der Zellen kommt, sich also der Stoffwechsel vollständig umstellt und anstatt Zucker sogenannte Ketonkörper aus Speicherfett als Energielieferant dienen, dauert es ungefähr 24 Stunden.[58] Die Annahme, der Mensch brauche Zucker als Brennstoff, ist daher falsch. Ganz im Gegenteil: Durch den Umstieg auf Ketonkörper sinkt der Insulinspiegel im Blut und reduziert so die Wahrscheinlichkeit für Diabetes.[59] Zudem wird die körpereigene Zellreparatur verbessert, sogar der Muskelaufbau ist trotz Fasten möglich.[60]

Und dabei muss es nicht einmal zwingend um Kalorienreduktion gehen. Das simple Ausweiten der Essenspausen – sogenanntes Intervallfasten – reicht aus für positive Effekte auf deine Gesundheit.[61] Bereits mit 14 bis 16 Stunden Nahrungskarenz pro Trag aktivierst du gesundheitsförderliche Stoffwechselvorgänge.[62] Meine Partnerin und ich begannen, nach diesem Modell jedes Wochenende von 19 Uhr abends bis 11 Uhr am nächsten Tag zu fasten. Was anfangs noch etwas Überwindung kostete, ist nun fast tägliche Routine geworden – mit spürbar gestiegenem Wohlbefinden.

Noch wirksamer ist es, wenn du mehrere Tage hintereinander auf Nahrung verzichtest, zum Beispiel nach der Methode des Buchinger Heilfastens. Mehrtägige Fastenkuren solltest du jedoch mit einem Fastenarzt besprechen beziehungsweise unter medizinischer Aufsicht in einer Fastenklinik durchführen. Menschen mit Essstörungen sollten auf das Fasten besser verzichten.

Längere Perioden des Nahrungsverzichts können je nach Konstitution und Krankheitsgeschichte sogar bei Rheuma, Infektionskrankheiten, Krebserkrankungen und psychischen Leiden helfen.[63]

Es häufen sich zudem die Nachweise, dass zahlreiche Krankheiten erst durch den übermäßigen Konsum schnell verwertbarer Kohlenhydrate und Zucker entstehen und allein die Reduzierung beziehungsweise der vorübergehende Verzicht zur Heilung führen kann.[64]

Längere Essenspausen sind aber auch aus einem anderen Grund zu empfehlen: In der Zeit, in der man nichts isst, nimmt man auch deutlich weniger oder gar keine neuen Toxine in sich auf. Durch kontinuierliche Ausscheidungen werden weiterhin Gifte ausgeführt und reduzieren das sogenannte „toxische Grundrauschen" im Körper.

Wie du siehst, ist Fasten nicht nur etwas für Genuss-Asketen. Im Gegenteil: Fasten hat nichts mit Verzicht zu tun, sondern ist viel mehr ein Zugewinn an Lebensqualität und kann in Gestalt des Intervallfastens sogar ohne viel Überwindung durchgeführt werden. Mir hilft es besonders in stressigen Phasen und beruhigt meinen Magen und Darm. Deshalb meine Empfehlung: Probier es einfach einmal selbst aus!

Und auch für die Menschen in den so bezeichneten Langlebigkeitszonen („Blue Zones") – wo Menschen überdurchschnittlich alt werden – ist Nahrungskarenz ein fester Bestandteil ihres Lebens. Anders als man vielleicht vermuten könnte, findet man unter ihnen nicht nur Veganer, Antialkoholiker, Nichtraucher und Zucker-Abstinenzler.[65]

Die sehr alten Menschen in Abchasien zum Beispiel verzehren reichlich aus Milch hergestellte Produkte und im Mittelmeergebiet verspeisen die Langlebigen auch Fleisch und kohlenhydratreiche Kartoffeln. Eine zucker- und salzfreie Gemüserohkost ist deshalb keine Garantie für lang anhaltende Gesundheit. Die Gemeinsamkeiten der verschiedenen Langlebigkeitszonen finden sich nicht in speziellen Lebensmitteln, sondern in regionaler Küche, wenig industriell hergestellten Lebensmitteln sowie mäßigem Fleisch- und Zuckerkonsum.

Natürlich lohnt es sich trotzdem, die wissenschaftlichen Erkenntnisse, die ich in diesem Kapitel erläutert habe, zu beachten.

„Die Natur ist die beste Apotheke."
- Sebastian Kneipp, deutscher Naturheilkundler
und Hydrotherapeut

Isaac Levin von der *Columbia University* untersuchte Daten von insgesamt 115.445 Ureinwohnern. Sein Ergebnis: In 20 Jahren der Beobachtung dokumentierte er lediglich 29 Krebsfälle.[66] Ebenso selten finden sich andere Zivilisationsleiden wie Diabetes oder Herz-Kreislauf-Erkrankungen unter Naturvölkern. Sobald sie aber ihre traditionelle Lebens- und Ernährungsweise abgelegt und die der Siedler übernommen hatten, wurden auch die einstigen kerngesunden Ureinwohner krank. Dieser Lebenswandel ist besonders deutlich für das Tokelau-Atoll in Neuseeland dokumentiert. Alsbald die Ureinwohner ihre typische Ernährung gegen die einseitige des Westens tauschten und sich ihr Mehlkonsum versechsfachte und der Zuckerverbrauch versiebenfachte, wurden auch sie von all den uns bekannten Volksleiden „heimgesucht".[67] Wie eben aber bereits erwähnt, verträgt sich eine gesunde Ernährung in keiner Weise mit fixen Vorgaben und ist nicht nur auf die biochemischen Bruchstücke beschränkt, die die Wissenschaft zu verstehen glaubt. Essen sollte auch Spaß machen und nicht nur auf das tägliche Damoklesschwert von Essvorgaben beschränkt sein.

Der Genuss einer Mahlzeit entsteht vor allem aber durch Achtsamkeit. Deshalb heißt es ja auch „Mahlzeit" und nicht „Schlingzeit". Du solltest langsam und bewusst essen, deine Nahrung gründlich zerkleinern und so für eine bekömmliche Verdauung und optimale Nährstoffzufuhr sorgen.

Fazit: Gesunde Ernährung bedeutet keine starren Diäten oder Lebensmittelvorgaben. Vielmehr zeichnet sie sich durch Vielfalt, Natürlichkeit, Maßhalten, Genuss, gelegentliches Fasten und das Meiden von Extremen und von industriell verarbeiteten Speisen aus. Und dafür sind keine tropischen und überteuerten Superfoods nötig, auch wenn die Werbung uns das glauben machen möchte. So sind zum

Beispiel Leinsamen bezüglich ihrer Nährstoffe vergleichbar mit den exotischen Chiasamen – müssen dafür aber nicht um die halbe Welt geschifft werden und kosten nur einen Bruchteil davon. Gleiches gilt für all die anderen Superfrüchte, die allesamt ein gleichwertiges regionales Pendant haben. Weitere Alternativen zu Granatapfel, Matcha, Quinoa, Kurkuma, Ingwer, Acai, Moringa und Co. findest du hier: *smarticular.net/regionale-superfoods*

Abgesehen von Sonderfällen wie Krebs – aber auch in der Schwangerschaft –, wo sich der Nährstoffbedarf deutlich ändert, reicht die grobe Orientierung an diesen Leitgedanken aus, um sich ausreichend mit allen Makro- und Mikronährstoffen zu ernähren.

Du siehst: Sich natürlich und ausgewogen zu ernähren ist gar nicht so schwer, wenn man sich an ein paar Grundprinzipien hält. Ganz nebenbei reduzierst du das Risiko für zahlreiche Krankheiten.

Kurze Zusammenfassung:

- Ungesunde Ernährung ist für zahlreiche Stoffwechselerkrankungen wie Diabetes entscheidend mitverantwortlich.

- Meide stark verarbeitete Lebensmittel, Zucker und Salz im Übermaß, Säfte und gesüßte Getränke, reduziere den Konsum tierischer Produkte, insbesondere solcher aus Massentierhaltung.

- Bevorzuge Nahrungsmittel ökologischen Ursprungs und greife häufiger zu Vollkornprodukten, Gemüse, Hülsenfrüchten, Obst, Tees und Wasser.

- Eine gelegentliche Pizza oder ab und zu ein crunchy Schokoriegel werden dich in der Regel nicht sofort krank machen.

- Iss achtsam und bewusst und kaue gründlich. Genieße dein Essen!

Umweltgifte: Unsichtbare Gefahr!

Die Wissenschaft vermutet, dass jedes pflanzliche Nahrungsmittel pestizidbelastet ist. Allerdings sind schätzungsweise 99,9 Prozent dieser Pestizide natürlichen Ursprungs. Nur ein winziger Teil beinhaltet synthetische Pflanzenschutzmittel. Beide sind vermutlich ähnlich toxisch.[1] Solltest du deshalb aufhören, Obst und Gemüse zu essen? Nein! Denn Studien zeigen, dass das Krankheitsrisiko im Allgemeinen mit vielfältiger pflanzlicher Ernährung deutlich reduziert wird.[2] Vor Rückständen synthetischer Pestizide muss man sich deshalb in der Regel nicht fürchten, obwohl auch hier gilt, dass es sinnvoll ist, Gifte, wo immer möglich, zu reduzieren.

Zurück zu den Pflanzen: Sie produzieren seit jeher Gifte, um nicht gefressen zu werden. Hierzu zählen neben Pestiziden zum Beispiel Lektine in Getreide oder Saponine in Kastanien. An einige dieser Gifte hat sich der menschliche Organismus im Laufe der Evolution angepasst oder wir haben durch Zubereitungsmethoden wie Einweichen, Keimen, Fermentieren, Kochen oder Backen diese sogenannten Antinährstoffe abgebaut beziehungsweise bekömmlich gemacht. Die Saponine nutzen wir zum Beispiel in Seifen. So kann man mit Kastanien oder Efeu wunderbar Wäsche waschen – hier erfährst du mehr darüber: *https://www.kostbarenatur.net/oekowaschmittel-selbst-herstellen-kastanien-efeu-birke-seifenkraut/*

Natürliche Dosen davon sind für uns vollkommen ungefährlich und ihr gesundheitlicher Nutzen übersteigt deren Gefahr. So gibt es beispielsweise eine Untersuchung, die Lektinen eine HIV-schützende Wirkung zuschreibt.[3] In jedem Falle aber stimulieren geringe Dosen schädlicher Substanzen die sogenannte Hormesis: Ein immunologischer Prozess, der den Körper widerstandskräftiger macht. Aber wie immer gilt: Die Menge macht das Gift. Auch von Wasser oder Tomaten kann man bei einer Überdosis krank werden oder sterben.

Durch den menschlichen Erfindungsgeist entstand jedoch eine unvorstellbar große Zahl komplett neuartiger Gifte. Ende 1993 wurde die zwölfmillionste chemische Verbindung synthetisiert. Aufgrund der

immensen und stetig steigenden Zahl fehlt das Wissen über Wechselwirkungen und so kann es auch keine verlässlich sicheren Grenzwerte
geben.

Unser Immunsystem ist auf diese zusätzliche Giftbelastung
durch zum Beispiel organische Quecksilberverbindungen, Totalher-
bizide oder ausgasende Lösemittel nicht vorbereitet. Das ist insbesondere deshalb schlimm, weil die meisten neuartigen Gifte keinen
sogenannten aversiven Stimulus in uns hervorrufen. Natürliche Gifte
in gefährlicher Dosis schmecken oder riechen oftmals bereits gefährlich. Viele Resultate aus dem Chemielabor sind jedoch geschmacks-
und geruchsneutral.

Ein weiteres Problem: Nahezu alle Alltagsgifte werden durch
Stoffwechselprozesse in Körperdepots angereichert, sind also sogenannte Speichergifte. Das heißt, Vergiftungserscheinungen können
Jahre oder Jahrzehnte auf sich warten lassen. Und dann fällt es meistens schwer, den Zusammenhang zu sehen – selbst den Medizinern.
Nur äußerst selten werden Geschwülste, Zahnherde oder Ähnliches
auf Giftkonzentrationen untersucht.

Du fragst dich, wie du denn überhaupt in Kontakt mit Umweltgiften kommst? Schließlich gehören verkohlte Industriestädte der
Vergangenheit an.

Betrachtet man allerdings die menschliche Geschichte, haben
uns überwiegend Umwelteinflüsse und der Kontakt mit neuen Substanzen Schaden zugefügt oder sogar den Tod gebracht. Mit fortschrei-
tender Deindustrialisierung müssen wir uns zwar immer weniger vor
sichtbaren Gefahren wie etwa schwarzen Rauchwolken aus Fabriken
fürchten, aber gegenwärtig umso mehr vor unsichtbaren Gefahren,
weil die meisten Gifte heutzutage zunächst gar nicht wahrnehmbar
sind.

Auch wenn der medial gespürte Umweltschutz groß erscheint,
sind die heutigen Gefahren durch Umwelttoxine keineswegs geringer.
Im Gegenteil: Je kleiner die Giftpartikel sind, desto leichter dringen
sie tief in unseren Körper ein und schädigen die Organe. Besonders
nachts sind Umweltgifte gefährlich, weil während des Schlafs unsere
Entgiftungsorgane Leber und Nieren „langsamer arbeiten". Deshalb

sollten Schlafräume möglichst gar keine Wohngifte enthalten (hierzu später mehr).

Erinnerst du dich noch an die Schlagzeilen um den Abgasbetrug der Autokonzerne? Vermutlich hast du auch mal eine der fast täglichen Rückrufaktionen von verunreinigten oder belasteten Lebensmitteln – wie etwa beim Fipronil-Skandal bei Eiern – mitbekommen.

Solche „Vorfälle" zeigen deutlich: Nur weil Umweltgifte nicht (mehr) sichtbar sind, heißt es nicht, dass keine existieren oder sie unschädlich sind. Es ist ein fataler Irrglaube, dass wir heute weniger toxischen Substanzen ausgesetzt sind als zur Zeit der Industrialisierung. Ganz im Gegenteil, denn die breite Öffentlichkeit bekommt nur die Spitze des Eisbergs präsentiert.

Die Aufmerksamkeit für dieses Thema ist in Deutschland im Allgemeinen gewollt gering. Während in anderen Ländern zum Beispiel die Erkrankung an Parkinson seit Jahren als Berufskrankheit bei Landwirten anerkannt ist, wird dies hierzulande bei „vorschriftsgemäßem" Gebrauch von Pestiziden noch immer bestritten und ignoriert.[4]

Dabei häufen sich komplexe Erkrankungen mit unklarer Symptomatik und oft jahrelanger Diagnostik. Verzweifelte Ärzte diagnostizieren dann nur allzu gern psychosomatische Störungen, womit sie vielleicht teilweise sogar recht haben mögen. Aber sie vergessen dabei eins: Jeder Mensch reagiert anders auf den ständigen Kontakt mit Alltagsgiften.

Dass viele Stoffe, mit denen wir täglich in Kontakt kommen, giftig sind, wird auch von der US-Umweltbehörde bestätigt. Sie hat die bedrohlichsten Schadstoffe für die Menschheit in einer Rangliste bewertet. Die Spitzenreiter der sogenannten CERCLA-Liste (Comprehensive Environment Response, Compensation, and Liability Act) sind Metalle und Halbmetalle: 1. Arsen, 2. Blei, 3. Quecksilber. Aber auch Kunststoffe wie PVC, PCB, PAH stehen in den Top 20. Ebenso Aluminium – ein häufig gebrauchter Stoff in der Kosmetikindustrie (z. B. in vielen Deos und Cremes) – steht auf dieser Liste.[5] Das Metall verklebt Hautzellen und verhindert so das Schwitzen. Allerdings stellen Mediziner auch ein erhöhtes Auftreten von Tumoren im Achsel- und Brustbereich fest.[6] Auch wenn der wissenschaftliche

Ausschuss für Verbrauchersicherheit der *Europäischen Kommission* zu dem Ergebnis kommt, dass das Aluminium aus Kosmetika zu vernachlässigen sei,[7] gibt es dennoch sicherere Alternativen, die zugleich ökologischer sind: zum Beispiel Natron-Deo.

Der Spitzenreiter der Umweltgifte Arsen kommt vor allem in Reis vor. Das liegt daran, dass die Pflanze diesen krebserregenden Stoff wie ein Schwamm aus dem Boden saugt und sogar dafür taugt, mit Arsen verseuchte Böden zu entgiften.[8] Reis sollte aus diesem Grund keineswegs als Grundnahrungsmittel täglich auf dem Teller landen. Gelegentlicher Verzehr ist aber keineswegs problematisch. Insbesondere dann nicht, wenn man den Reis richtig zubereitet. Mit folgender Methode reduziert sich die Arsen-Konzentration um etwa die Hälfte: Erst den Reis unter strömendem Wasser reichlich abspülen und anschließend mit einigen Litern Wasser kochen und dieses im Anschluss wegschütten.[9]

Glücklicherweise gibt es für die meisten und gefährlichsten Gifte durchaus zuverlässige Methoden zu deren Aufdeckung bei Krankheiten: Gewebeproben von Geschwüren, Herden oder Ähnlichem können in toxikologischen Laboratorien untersucht werden. Aber auch ohne zum Skalpell greifen zu müssen, können beispielsweise mit sogenannten Provokationstests[10] Giftanreicherungen im Körper untersucht werden. Medizinisch anerkannt ist zum Beispiel der DMPS-Test auf Schwermetalle. Dabei werden die potenziellen Gifte an Trägersubstanzen – sogenannte Chelate – gebunden und über den Urin ausgeschieden.

Das Labor Dr. Bayer hat freundlicherweise ein Beispiel eines Schwermetallprofils aus seiner Praxis zur Verfügung gestellt (Seite 144):

Auch anhand dieses Beispiels wird deutlich: Gifte sind nicht ausschließlich synthetisch: *Es handelt sich um die Multielementanalyse des Urins bei einer 55-jährigen Frau, „die mehrere Monate bei Ihrer Tochter in einer südeuropäischen Großstadt lebte. In dieser Zeit verzehrte sie zwei- bis dreimal pro Woche Fisch. Sie fühlte sich abgeschlagen, hatte Konzentrationsschwäche, Depressionen, ein Zittern der Hände, Tachykardien und Tachyarrhythmien. Das Schwermetallprofil*

Untersuchung	Ergebnis	Vorbefund	Referenzbereich	Einh.	Diagramm
Harn 2					
Kupfer im Harn/Kreatinin (DMPS)	1250		250-2000	µg/g	
Zink im Harn / Kreatinin (DMPS)	8914		2000-9000	µg/g	
Quecksilber im Harn/Krea.(DMPS)	168.0 +		bis 50.0	µg/g	
Cadmium im Harn/Kreatinin (DMPS)	2.44 +		bis 1.50	µg/g	
Blei im Harn / Kreatinin (DMPS)	50.6 +		bis 50	µg/g	
Palladium im Harn/Krea. (DMPS)	< 0.3		bis 2.0	µg/g	
Zinn im Harn / Kreatinin (DMPS)	9.8		bis 15.0	µg/g	
Arsen im Harn/Krea. (DMPS)	57.3		bis 60.0	µg/g	
Nickel im Harn/Kreatinin (DMPS)	17.7 +		bis 5.0	µg/g	
Aluminium im Harn/Krea. (DMPS)	5.7		bis 80.0	µg/g	
Gold im Harn/Krea. (DMPS)	< 0.1		bis 0.6	µg/g	
Bor im Harn/Krea. (DMPS)	1672		760-3430	µg/g	
Bismut im Harn/Krea. (DMPS)	0.11		bis 1.60	µg/g	
Cobalt im Harn/Krea. (DMPS)	0.33		bis 1.00	µg/g	
Indium im Harn/Krea. (DMPS)	< 0.01		bis 0.20	µg/g	
Molybdaen im Harn/Krea. (DMPS)	61.7		10.0-100.0	µg/g	
Platin im Harn/Krea. (DMPS)	< 0.02		bis 1.00	µg/g	
Silber im Harn/Krea. (DMPS)	1.52 +		bis 1.00	µg/g	
Thallium im Harn/Krea. (DMPS)	0.33		bis 0.70	µg/g	
Uran im Harn/Krea. (DMPS)	< 0.01		bis 0.10	µg/g	
Kreatinin im Harn (DMPS)	0.900		0.280-2.170	g/l	

Beispiel eines Schwermetallprofils aus der Praxis von Dr. Bayer[11]

*nach parenteraler Mobilisation nach DMPS zeigt eine massive Erhö-
hung der Quecksilberausscheidung, die wahrscheinlich auf den gehäuften
Fischkonsum zurückzuführen ist, da sie keine Amalgam-Zahnfüllungen
mehr hat. Gleichzeitig zeigen sich Belastungen für Cadmium, Blei und
Silber. Die angegebene neurologische und kardiale Symptomatik kann
in einen möglichen Zusammenhang mit den nachgewiesenen Schwermetallbelastungen stehen.*[11] Das DMPS-Verfahren zum Testen auf
Schwermetallbelastungen dient auch der späteren Entgiftungsthe-
rapie, die unbedingt unter ärztlicher Aufsicht durchgeführt werden
sollte. Hast du den Verdacht, dass Umweltgifte für deine Beschwerden verantwortlich sein könnten, empfehle ich dir die Suche nach
einem Umweltmediziner sowie das Buch *Gifte im Alltag* des bekannten Toxikologen Max Daunderer.

Zurück zum Thema „Umweltgifte im Alltag": Das Problem
besteht darin, dass, obwohl viele Test- und Verbraucherinstitute zahl-

reiche Substanzen als gesundheitsgefährdend oder sicher schädlich eingestuft haben, die Mehrheit dieser Substanzen nicht kennzeichnungspflichtig ist.

Und selbst wenn ein Produkt tatsächlich keine gesundheitskritischen Werte überschreitet: Wir sind umgeben von einer Flut an Produkten aus dem Chemielabor, die in ihrer Gesamtheit die Grenzwerte schnell überschreiten.

Zwar wurden die Menschen bereits in der Steinzeit mit Umweltgiften konfrontiert, doch die Giftbelastung damals war nur von kurzer Dauer oder sehr gering, meist von offenen Feuerstellen oder verdorbenen Lebensmitteln ausgehend. Die geringe Giftbelastung war für die körpereigenen Entgiftungsmechanismen keine große Herausforderung und damals noch keine Ursache für Krankheiten oder gar ein verkürztes Leben. Heute hingegen gelangen flüchtige organische Stoffe – Pestizide, Mikroplastik und viele andere Toxine – über die Haut, die Atemwege, durch Verletzungen (auch Injektionen) und über die Verdauungsorgane in unseren Körper. Die Vergiftungserscheinungen bei geringen Giftmengen, die heutzutage aber dauerhaft (!) auf uns einwirken, treten manchmal erst nach Tagen, Monaten oder gar Jahrzehnten auf.

Wieder heißt es: Die Menge macht das Gift. Und so sind Allergien, Gedächtnisstörungen, Infektanfälligkeit, Schmerzen, Kreislauf- oder Schlafstörungen oftmals auch Folge eines über lange Zeit vergifteten Körpers. An dieser Stelle sei aber nochmals erwähnt, dass das phobische Vermeiden von Giften enormen Stress auslösen und somit sogar schädlicher als die möglicherweise vermiedenen Gifte selbst sein kann. Ich rate deshalb zu angemessener und nicht übertriebener Vorsicht.

Dennoch sollten wir uns nun einigen dieser Umweltgifte im Detail widmen, beginnend mit dem **Feinstaub**: Studien zeigen, dass die Langzeitkonzentrationen von Feinstäuben mit dem Risiko für Herz-Kreislauf-Erkrankungen korrelieren.[12] Auch andere Erkrankungen wie Angina, Hirninfarkte, Bronchitis, Asthma, chronisch obstruktive Lungenerkrankung (COPD) und Lungenkrebs sind häufig die Folge von Aufenthalten in feinstaubbelasteten Gegenden oder Räumlichkeiten.[13]

So verlieren täglich etwa 100 Europäer aufgrund der Luftverschmutzung durch Autos vorzeitig ihr Leben und ebenso viele durch Gifte aus Kraftwerken, der Industrie und der Landwirtschaft – das ist zusammen 20 Mal mehr als durch Verkehrsunfälle.[14] Die *Weltgesundheitsorganisation* hat die weltweite Anzahl frühzeitiger Tode durch Luftverschmutzung für das Jahr 2013 sogar auf sieben Millionen beziffert. Das sind 13 Prozent aller Todesfälle.[15]

Auch die Zusammensetzung und Qualität unseres **Wassers** hat sich in den letzten Jahrzehnten deutlich verändert. So werden seit Jahren an mehr als jeder vierten Grundwasser-Messstelle die Grenzwerte für Nitrat überschritten. Der Grund sind Überdüngungen der Landwirtschaft. Der *Europäische Gerichtshof* hat Deutschland aufgrund dieses Verstoßes rechtskräftig verurteilt.[16] Aus diesem und weiteren Gründen wird der Zustand von weniger als sieben Prozent unserer Fließgewässer als gut oder sehr gut bewertet.[17]

Dabei muss bedacht werden, dass die *Europäische Union* durch ihre Subventionsstrategie für Landwirtschaft durchaus nicht unbeteiligt an dieser Misere ist. So findet man das Totalherbizid Glyphosat sowie dessen noch giftigere Beistoffe wie zum Beispiel Tallowamine[18] mittlerweile überall im Grundwasser.[19] Die Aufzählung giftiger Substanzen in unseren Gewässern könnte endlos weitergehen mit Medikamentenrückständen, Quecksilber, Uran, antibiotikaresistenten Erregern, weiblichen Geschlechtshormonen und und und.[20] Wie schädlich diese Rückstände sind, ist ungewiss. Ich persönlich aber meide ungewisse Risiken lieber so lange, bis sie bestenfalls behoben oder als sicher ungefährlich eingestuft worden sind. Deutsches Trinkwasser hingegen stammt überwiegend aus streng kontrolliertem Frischwasser und ist in der Regel unbedenklich und besser als Flaschenwasser.

Oft deutlich gesundheitsgefährdender als die Außenwelt sind unsere **Innenräume**. Denn die meisten Fußböden-, Wand- und Deckenmaterialien, Farben, Lacke, Kunststoffe, Klebstoffe, Möbel, Matratzen, Dekormaterialien sowie Pflege-, Reinigungs- und Kosmetikprodukte dampfen flüchtige organische Verbindungen (sogenannte VOC = volatile organic compounds) aus.

Besonders kritisch sind erdölbasierte Produkte, die eine Unmenge karzinogener (krebserregender) Substanzen wie Benzol freisetzen, die dafür bekannt sind, Atemwegsreizungen zu verursachen.[21] Vielen Menschen ist leider nicht bewusst, dass unser aller Alltag von derartigen Produkten durchflutet ist: Farben, Böden, Möbel, Kleidung ... fast alles beinhaltet Erdöl.

Problematisch sind auch Laserdrucker und Staubsauger, die im Betrieb giftigen Feinstaub- und Bakterienbelastungen produzieren.[22] Auch wer viel mit chemischen Reinigern putzt, riskiert durch deren toxische Ausgasungen Lungenerkrankungen und verlorene Lebensjahre.[23]

All diese Giftbelastungen in Innenräumen sind insbesondere deshalb problematisch, weil sich der Durchschnittseuropäer über 80 Prozent des Tages in geschlossenen Räumen aufhält und diesen Ausdünstungen fast ununterbrochen ausgesetzt ist.[24]

Außerdem gehören viele dieser Substanzen zu den sogenannten endokrinen Disruptoren. Sie haben hormonähnliche Schadwirkungen und sind Auslöser oder zumindest Mitverursacher zahlreicher Krankheiten wie Krebs, Diabetes, Asthma, Alzheimer, Autoimmunerkrankungen und vielen weiteren.

Nicht ohne Grund bezeichnete die *Weltgesundheitsorganisation* die endokrinen Disruptoren in ihrem 300-Seiten-Statement von 2012 als „globale Bedrohung".[25] Forscher schätzen die Wahrscheinlichkeit eines kausalen Zusammenhangs zwischen endokrinen Disruptoren und bekannten Schadwirkungen auf 157 Milliarden Euro pro Jahr.[26] Auf ein EU-Gesetz zur effektiven Regulation von hormonell wirksamen Chemikalien warten wir bis heute allerdings vergebens.

Die Anzahl toxischer Substanzen in der Raumluft wird außerdem in manchen Gegenden durch eine hohe Konzentration an krebserregendem **Radon** erhöht.[27] Radon ist ein natürlich im Boden vorkommendes radioaktives Edelgas, das durch Wände ins Hausinnere dringen kann.

Auf dem Geoportal des *Bundesamtes für Strahlenschutz* kannst du nachsehen, ob dein Standort möglicherweise hohe Radonwerte aufweist: www.bfs.de/geoportal-radon

Vor Radon schützen kann man sich durch regelmäßiges Lüften, einen belüfteten Keller oder eine „weiße Wanne" (wasserundurchlässige Stahlbetonkonstruktion).

Regelmäßig stoßgelüftet wird jedoch nur in den wenigsten Räumen, wobei dies gerade während der Nacht für erholsamen Schlaf essenziell ist. Erhöhte Dämmmaßnahmen verschlechtern den Luftaustausch zusätzlich. Da verwundert es nicht, dass auch die Zahl schädlicher Substanzen und Mikroorganismen in Innenräumen oftmals höher als im Freien ist.[28] Und auch eine Wohnraumlüftung ist kein Garant für bessere Luftqualität und definitiv kein Ersatz für Frischluft. Denn diese Lüftungen sind oftmals ein Herd für Bakterien, sofern kein Elektrofilter im Einsatz ist.

Weil wir mit **Haushaltsprodukten** oftmals in unmittelbarem Kontakt stehen, widmen wir uns diesem Thema noch einmal kurz, um dein Bewusstsein auch in diesem Bereich zu schärfen: So sind zum Beispiel polyzyklische Moschusverbindungen offiziell potenziell krebserregend, und dennoch findet man sie als Bestandteil in vielen Kosmetika. Weiterhin enthalten Kosmetika oft gesundheitsgefährdende Schwermetalle, Konservierungsstoffe, Erdöl, Tenside und viele weitere bedenkliche Stoffe.[29]

Auch Körperlotionen sind oftmals alles andere als harmlos. Sie enthalten teilweise das umweltgefährliche Konservierungsmittel Formaldehyd, obwohl es bekannterweiser Auslöser von Asthma ist.[30]

Der Großteil anderer Duft-, Farb- und Konservierungsstoffe gilt ebenfalls als allergieauslösend. Websites und Apps wie *ToxFox* oder *Codechecker* können helfen, kritische Inhaltsstoffe in Produkten mittels Barcode-Scan schnell und leicht zu erkennen.

Um unsere **Kleidung** ist es oftmals auch nicht besser bestellt – meist sogar noch schlechter: Kaum ein T-Shirt enthält bereits beim Kauf keine giftigen Rückstände von Waschmitteln, Weichmachern oder Bleichstoffen. Auch die meisten Textilfärbungen sind hochgradig toxisch.[31]

Vor allem bei Kinderkleidung und -spielzeug sind all diese Gifte kritisch. Dennoch findet man sie sogar in Schlafanzügen.[32]

Gleiche Risiken treffen auch auf fast alle **Hygieneartikel** wie Seifen, (Geschirr-)Spülmittel und andere Reiniger zu. Wir schaden damit nicht nur uns, sondern auch der Umwelt. Denn die Stoffe gelangen über Luft, Abwasser und Müll in Pflanzen und Tiere – und so letztlich auch wieder zu beziehungsweise in uns. Aggressive chemische Reiniger und Schränke voller Putzmittel braucht allerdings kein Mensch: Mit einfachen Hausmitteln kannst du fast alle Reinigungsmittel ersetzen. Dabei sparst du Plastikmüll und Geld – und schonst gleichzeitig deine Gesundheit und Umwelt. So kannst du mit den folgenden Basiszutaten für einen gesünderen Haushalt sorgen: Soda, Natron, Zitronensäure, Kernseife, Essig, ätherische Öle, Sauerstoffbleiche.

Siegel, die bessere Produkte kennzeichnen: Nature Care Product, Ecocert, Blauer Engel, cradle to cradle

Inspirationen für ökologische Produkte, die du ganz einfach selbst machen und durch die du gleichzeitig Geld sparen kannst, bieten die Bücher von Smarticular: *Selber machen statt kaufen – Haut und Haar* sowie *Fünf Hausmittel ersetzen eine Drogerie*.

Du solltest beim Thema „Hygiene" außerdem bedenken, dass das natürliche Mikrobiom auf deiner Haut mit ungefähr sieben Milliarden – überwiegend nützlichen – Bakterien wie ein Schutzschild gegen schädliche Eindringlinge wirkt. Die meisten aggressiven Reiniger, Seifen und Duschmittel stören die Balance dieser Lebensgemeinschaft empfindlich, ebenso wie übertriebene Hygienemaßnahmen (zum Beispiel täglich mehrfaches Duschen oder zu viel Seife).[33]

Kinder, die viel im Freien und auch mal im „Dreck" spielen können, tragen mehr gesundheitsförderliche Bakterien in sich und leiden

weniger an Allergien als Kinder, die vermehrt in Innenräumen auf-
wachsen und nur wenig mit „Dreck" in Kontakt kommen.[34]

Auch bei der Auswahl von **Möbeln und Kleidung** gibt es unbe-
denkliche Alternativen. Hier gilt wie fast überall die allgemeingül-
tige Empfehlung: Je weniger Inhaltsstoffe ein Produkt aufweist, desto
gesünder ist es wahrscheinlich – in der Regel allein schon an einem
neutralen Geruch erkennbar. Riecht etwas sehr künstlich, ist es das in
meist auch. Bei der Auswahl können Siegel wie der Blaue Engel, Öko-
Control, das goldene M oder Cradle to Cradle helfen. Am nachhal-
tigsten für Gesundheit und Umwelt kaufst du Kleidung, Möbel und
Alltagsgegenstände jedoch gebraucht. Denn dann sind Umweltgifte
meist schon größtenteils ausgewaschen beziehungsweise verflogen.

Kleine Zwischenübung für deine Gesundheit:

Regelmäßiges Lüften in Innenräumen reduziert
Schadstoffe in der Luft. Deshalb öffne jetzt ein
Fenster für ein paar Minuten und stoßlüfte.
Damit dir nicht kalt wird, kannst du die Zeit mit
dem Unterarmstütz (auch als Plank bekannt) über-
brücken. Nimm dafür die Liegestütz-Stellung ein.
Anstatt auf die *Hände* stützt du dich auf deine
Unterarme. Achte darauf, deinen Bauch anzuspan-
nen, ziehe also bildlich den Bauchnabel ein.
Halte die Position, so lange du kannst, mach dann
eine kurze Pause und wiederhole das Ganze.
Schließe danach das Fenster wieder.

Neben all diesen greifbaren Umweltgiften kann aber auch **Lärm** krank
machen. Wer zum Beispiel längere Zeit einem Geräuschpegel von mehr
als 50 Dezibel ausgesetzt ist, riskiert chronisch erhöhten Blutdruck.[35]
Mit steigendem Lärm erhöht sich auch das Risiko für Herz-Kreislauf-
Erkrankungen. Hierfür untersuchte man Menschen, die sich regelmäßig in der Nähe von Flughäfen aufhielten. Ihr Risiko für Schlaganfälle
und Herzerkrankungen war um 20 bis 25 Prozent erhöht.[36]

Zwar ist nicht klar, wie viele Erkrankungen und frühzeitige Tode tatsächlich auf Lärm zurückgehen, die *Weltgesundheitsorganisation* schätzt jedoch den durch Verkehrslärm bedingten Verlust an Lebensjahren aller Europäer auf eine Million pro Jahr.[37]

> Willst du diesen Risiken entgehen, hilft bei Lärm nur eines: vermeiden! Denn gegen Lärm kann man nicht resistent werden.

Wie du siehst, sind Umweltgifte allgegenwärtig – durch den Erfindungsgeist des Menschen heute sogar stärker als je zuvor. Die unglaubliche Menge im Umlauf befindlicher synthetischer Stoffe ist leider oft sehr giftig. Natürlich macht dich nicht jede Gifteinwirkung sofort krank. Aber je häufiger und länger du Toxinen ausgesetzt bist, desto wahrscheinlicher werden Gesundheitsprobleme.

Wenn du dich also gesund ernährst, dich viel bewegst, wenig Stress empfindest und dennoch mit Beschwerden zu kämpfen hast, könnten Umwelttoxine der Grund sein. Wenn es dir aber gut geht, solltest du keineswegs aufgrund deiner jetzigen Erkenntnisse in Panik verfallen.

In jedem Falle aber solltest du dir, wenn du gesund werden und/oder bleiben willst, der Risiken bewusst sein und die Belastungen so gering wie möglich halten. Worauf du achten solltest, falls möglich:

- Meide Umgebungen mit Luftverschmutzung und Lärm (Innenräume, Orte mit viel Verkehr, Industriegebiete etc.). Wähle deinen Wohnort entsprechend und achte auf viel Grün. Meide Erdgeschoss-, Keller- und Souterrain-Wohnungen ohne Radonschutz.
- Beschäftige dich mit Wohnraumgesundheit. Grob gesagt heißt das: Wähle bevorzugt natürliche oder gebrauchte Materialien (gilt auch für die Kleidung), lüfte regelmäßig, nutze luftreinigende Pflanzen wie Drachenbaum, Gemeiner Efeu, Efeutute, Bogenhanf, Friedenslilie, Chrysantheme.[38]

- Wann immer es dir möglich ist, geh nach draußen, am besten in die Natur.
- Meide desinfizierende und synthetische Reinigungsmittel.

Klar ist: Du kannst nicht allen Risiken aus dem Weg gehen. Und das ist auch gar nicht nötig, denn dein Körper verfügt über hervorragende Entgiftungsmechanismen. Nur dürfen diese nicht überstrapaziert werden. Daher solltest du versuchen, Risiken möglichst zu meiden beziehungsweise deine Umgebung mit gesunden Materialien einzurichten. Du kannst häufiger ganz bewusst in die Natur gehen und wirklich frische Luft atmen.

Und gegen all das, was du nicht vermeiden kannst, hilft nur eine höhere Widerstandskraft, um dennoch gesund zu bleiben oder zu werden. Du weißt nun bereits: Widerstandsfähiger wirst du durch Bewegung, durch eine nährstoffreiche und gesunde Ernährung, durch viel frische Luft und Sonne, durch ein entspanntes Gemüt bei wenig negativem Stress und durch ausreichend Schlaf. *Kurzum: mit einem artgerechten Leben.*

Kurze Zusammenfassung:

- Gifte können sich im Körper anreichern und zu Stoffwechselstörungen und Autoimmunerkrankungen führen. Besonders fehlende Nahrungskarenzen und übermäßiges Essen sowie Bewegungsmangel tragen dazu bei.

- Ein Leben ohne Umweltgifte ist unmöglich, da sie überall vorkommen, auch in natürlichen Materialien. Geringe Mengen können – je nach Art – sogar gesundheitsförderlich sein.

- Nahezu jedes Alltagsprodukt enthält ausdünstende Umweltgifte, obwohl natürliche Alternativen existieren. Das ist problematisch, weil wir den Großteil des Tages in schlecht belüfteten Innenräumen verbringen.

Die häufigsten Zivilisations- krankheiten

Zivilisationskrankheiten sind all jene, die durch die jeweiligen Umwelt- und gesellschaftlichen Einflüsse deutlich vermehrt auftreten. So gab es zwar schon immer Krebs, Arthrose, Osteoporose und viele weitere heute typische Erkrankungen. Die starke Häufung zur jetzigen Zeit entspricht jedoch nicht dem „normalen" biologischen Auftreten beim Menschen.

Die *allgemeinen* Ursachen dafür sind der exponentielle Fortschritt und der Gesellschaftswandel der letzten Jahrhunderte. Beide Faktoren haben Lebensweisen entgegen des biologisch natürlichen Rhythmus des Menschen hervorgebracht.

Dadurch haben wir uns in einer sehr kurzen Zeit von unseren biologischen Wurzeln entfernt, sodass keine evolutionäre Anpassung hätte eingreifend wirken können. Wir sind nicht dafür gemacht, Tag für Tag nahezu ununterbrochen am Schreibtisch zu hocken oder nur Pizza und Pommes zu futtern. Denn: Wir sind genetisch noch immer eher Sammler und Jäger.

Da verwundert es nicht, dass unser Körper rebelliert. Wir sind eben kein Faultier und halten auch keinen Winterschlaf. Einige von uns nähern sich mit ihren Alltagsgewohnheiten dem jedoch sehr stark an. Wir bewegen uns zu wenig! Und wer über Jahrzehnte unnatürlich lebt – wie nahezu jeder von uns – und diese Unnatürlichkeit nicht durch Ausgleichsmaßnahmen kompensiert, der wird zwangsläufig krank.

Ähnliches gilt für unsere Nutztiere und -pflanzen: Hühner, Rinder, Schweine und Co. wollen wie wir, das Licht der Sonne spüren, frische Luft atmen, sich frei bewegen und die Umgebung erkunden können. Pflanzen wachsen in natura nicht in Reih und Glied und schon gar nicht in Monokulturen. Die Vielfalt der Pflanzenwelt schützt sich normalerweise gegenseitig vor „Schädlingen". So vermag zum Beispiel Kresse Blattläuse bei Tomaten abzuhalten. Möchtest du hierzu mehr erfahren, empfehle ich dir das Buch *Mischkultur im Hobbygarten* von der bekannten Klosterschwester Christa Weinrich.

*„Es ist kein Zeichen von Gesundheit, an eine gänzlich
kranke Gesellschaft gut angepasst zu sein."*

– Jiddu Krishnamurti, indischer Philosoph

Die *Global Burden of Disease Study* zeigt uns, welche Krankheiten
heute am meisten daraus resultieren: Herz-Kreislauf-Erkrankungen,
Schmerzen und Degenerationserscheinungen im Bewegungsapparat,
Krankheiten der Sinnesorgane, Krebs, psychische Leiden, Stoffwechselerkrankungen, neurologische Erkrankungen, Lungenkrankheiten
sowie Autoimmunerkrankungen.

Auf diese wollen wir im Folgenden näher eingehen, die Ursachen
anhand wissenschaftlicher Literatur ergründen und somit Wege zur
Heilung aufzeigen.

Dabei muss eines klar sein: Der menschliche Körper ist ein kom-
plexes System mit unzähligen ineinandergreifenden Prozessen – ganz
ähnlich wie das Wetter. Es ist ein fataler Trugschluss zu glauben, man
könnte das Wetter an einem Ort verändern, ohne ein anderes Gebiet
dabei zu beeinflussen.

Daher gilt auch für medizinische Eingriffe und Medikamente:
keine Wirkung ohne Nebenwirkung. Sie können daher niemals allein
das Mittel der Wahl sein, da es schlicht unmöglich ist, alle – wohlge-
merkt individuellen – Systemfaktoren zu berücksichtigen. Genauso
wie ein Medikament auf den gesamten Körper einwirkt (direkt oder
indirekt), tun es auch die in den vorigen Kapiteln behandelten Risikofaktoren für deine Gesundheit.

Nicht die *eine* Ursache ist daher für eine Krankheit verantwortlich, sondern stets das Zusammenwirken zahlreicher Faktoren. Dennoch kann die Behebung einer Ursache – beispielsweise
Bewegungsmangel – bereits starke Auswirkungen auf dein Wohlergehen haben und möglicherweise die Krankheitssymptome deutlich
lindern.

Herz-Kreislauf-Erkrankungen

„Der Mensch ist so alt wie seine Gefäße."
- Rudolf Virchow, Begründer der modernen Pathologie

Das Herz als „Hochleistungsmotor" unseres Körpers pumpt mit jedem Schlag das Blut durch unsere fast 100.000 Kilometer langen Blutgefäße. Somit werden unsere Organe und Gewebe mit Sauerstoff und Nährstoffen versorgt. Zudem sorgt das Herz für eine stabile Körpertemperatur und transportiert Hormone und Immunabwehrzellen. Es ist damit Grundlage für das Funktionieren unseres Körpers und für das Abwehren von schädlichen Eindringlingen.

Probleme an diesem Herz-Kreislauf-System sind daher immer äußerst bedrohlich. Erkrankungen in diesem Bereich sind mit über 40 Prozent die führende Todesursache der Deutschen.[1] Die häufigsten Herz-Kreislauf-Erkrankungen in Deutschland sind dabei Bluthochdruck (mehr als 13 Millionen Betroffene), Arteriosklerose (über vier Millionen Betroffene) und Herzinsuffizienz (etwa zwei Millionen Betroffene).[2]

Häufigster Grund sind dabei Durchblutungsstörungen. Durchblutungsprobleme können dabei sowohl in den Arterien als auch in den Venen vorkommen. Die Arterien leiten frisches Blut vom Herzen in die verschiedenen Körperregionen, und die Venen transportieren das „verbrauchte" Blut wieder zum „Auffrischen" mit Sauerstoff und Nährstoffen zurück zum Herzen. Ist dieser Kreislauf gestört, kann es zu einer Unterversorgung von Körperzellen und langfristig zum Absterben dieser führen.

Dazu ein bekanntes Beispiel aus dem Privatleben: Die Frau schnappt sich beim Liegen den Arm ihres Partners und benutzt ihn als Kissen. Nach einiger Zeit fängt bei ihm der Arm an zu kribbeln, bis dieser irgendwann taub wird. Mancher Mann kennt dieses typische Symptom: Durch den eingedrückten Arm werden die Blutgefäße gequetscht und der Arm nicht mehr ausreichend versorgt.

Diese vorübergehende Durchblutungsstörung ist aber in der Regel ungefährlich. Wesentlich tückischer sind Arterienverengungen durch Ablagerungen und Blutgerinnsel, die wir meistens erst dann bemerken, wenn es schon sehr oder zu spät ist. Denn löst sich ein solches Blutgerinnsel und wandert in die Arterien des Herzens oder des Gehirns, kann es hier die Blutversorgung beeinträchtigen oder sogar unterbinden. Herzinfarkt oder Schlaganfall sind mögliche Folgen. Im besten Fall werden Arteriosklerose, Thrombose und Co. frühzeitig entdeckt und deren Ursachen bekämpft.

Begriffsklärung: Als Arteriosklerose bezeichnet man die Ablagerung von Cholesterin und anderen Fetten, Thromben, Bindegewebe und Kalk in den Blutgefäßen, die die Durchblutung verschlechtern. Bei der Thrombose haben sich Blutgerinnsel im Gefäßsystem gebildet.

Leider werden Herz-Kreislauf-Erkrankungen meist fälschlicherweise als aus dem Nichts entstehende oder genetisch bedingte Krankheiten deklariert. Und das nicht ohne Grund! Denn: Nach offiziellen Behandlungsleitlinien wird angenommen, dass der Körper und seine Selbstheilungsfunktion bei diesen Erkrankungen größtenteils ausfielen und nur Medikamente nunmehr ausreichend helfen würden.

Davon profitiert in erster Linie die Pharmaindustrie. Mit Milliardenumsätzen in schwindelerregender Höhe. Wenn sie dabei tatsächlich Menschen helfen und Arteriosklerose nebenwirkungsfrei bekämpfen würde, hätte ich auch überhaupt nichts dagegen.

Doch sind beispielsweise Cholesterinsenker weder nebenwirkungsfrei, noch helfen sie, Arteriosklerose zu behandeln. Das können sie auch gar nicht. Denn eine großangelegte Studie konnte zeigen, dass der Cholesterinspiegel mit den sklerotischen Veränderungen in den Gefäßen nichts zu tun hat.[3]

Cholesterin ist nicht etwa unser Feind – auch wenn das Lobbyverbände und Werbung gern behaupten –, sondern lebenswichtiger Bestandteil unseres Körpers und wird zu 90 Prozent von uns selbst produziert. Zellmembran, Herzgewebe, Synapsenbildung …, all das gäbe es ohne Cholesterin nicht. Auch unser Gehirn besteht aus über zehn Prozent Cholesterin, rechnet man das Wasser weg.

Unbeeinflussbare Umstände sind aber fast nie schuld an Durchblutungsstörungen. Die **Ursachen** sind vielmehr zwei Faktoren, die einzeln oder im Verbund ihre Wirkung zeitigen:

1. *Veränderte Fließeigenschaften des Blutes,* zum Beispiel durch *Bewegungs-* oder *Flüssigkeitsmangel*

2. *Strukturveränderungen der Gefäße,* zum Beispiel durch Verletzungen oder durch *Entzündungsreaktionen* (etwa durch falsche Ernährung, Stress, Alkohol, Nikotin und andere Drogen)

Beide eben genannten Faktoren begünstigen letztlich Plaque-Entstehung, also verengende Ablagerungen in den Blutgefäßen.

Die Risikofaktoren sind kurz erklärt: Sowohl Alkohol als auch Nikotin und andere Drogen verändern die Zusammensetzung deines

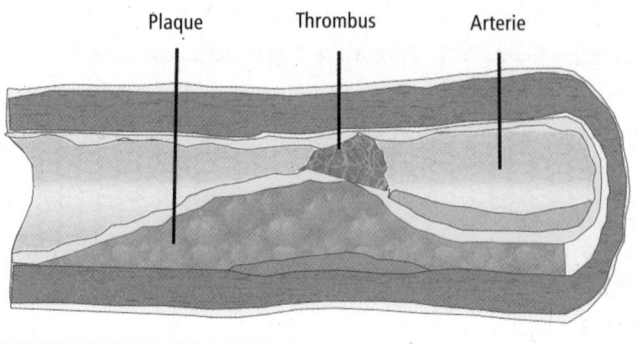

Plaque   Thrombus   Arterie

Verengende Ablagerungen in den Blutgefäßen

Blutes, wodurch es verstärkt zum Verklumpen neigt. Stress führt zu einer erhöhten Konzentration an Stresshormonen im Blut, was die Gefäßwände schädigen kann. Aber auch eine mangelhafte Ernährung kann zu einer Strukturveränderung deiner Gefäße führen. So ist zum Beispiel Vitamin C ein essenzieller Baustein für die Gefäßwand. Ein Mangel an Vitamin C kann deine Blutgefäße schädigen und so beispielsweise zu einer Arterienverkalkung führen.

In der heutigen **Ernährung** besonders problematisch sind außerdem die bereits im Kapitel über Ernährung genannten Transfette. Sie kommen zwar auch in geringen Mengen – und in vermutlich weniger schädlicher Zusammensetzung – in Milchprodukten vor, vor allem aber in Frittiertem und vielem Süßkram.[4] Die *National Academy of Sciences* warnt, dass bereits der geringste Anteil von Transfetten in unserer Nahrung als bedenklich bezeichnet werden sollte.[5]

Eine nährstoffarme Ernährung im Allgemeinen wie auch übermäßiger Salzkonsum (überwiegend in Fertig- und Fleischgerichten) stören den Blutfluss und die Gefäßsysteme. Insbesondere ein Zuviel an Salz führt innerhalb deines Körpers zur vermehrten Bildung des Hormons Agiotonsin II, welches wiederum deine Gefäße verengt und somit Bluthochdruck begünstigt.

Du siehst, es hängt von etlichen Faktoren ab, ob und wie schnell es zu Ablagerungen in deinen Gefäßen kommt. Eine der entscheidendsten Faktoren offenbart eine norwegische Studie von 1951. Die

Forscher untersuchten die Todesstatistiken für den Zeitraum von 1927 bis 1948 von Norwegen.

Ihre Auswertungen zeigen, dass die Todesraten durch Herz-Kreislauf-Erkrankungen plötzlich zum Beginn der Besetzung durch die Deutschen im Zweiten Weltkrieg massiv sanken und nach der Besetzung wieder anstiegen – korrelierend mit ihrem Verzehr an tierischen Produkten.[6] Denn die norwegische Bevölkerung war während der Besatzung gezwungen, sich überwiegend pflanzlich zu ernähren, da die Deutschen alle Nutztiere für die eigene Versorgung konfiszierten. Vergleiche folgende Grafiken.[7]

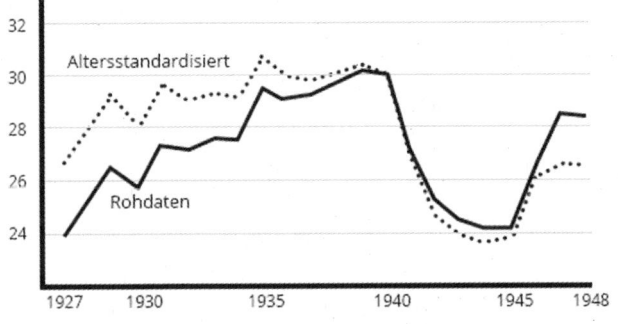

Todesrate durch Herz-Kreislauf-Erkrankungen
pro 10.000 Menschen in Norwegen

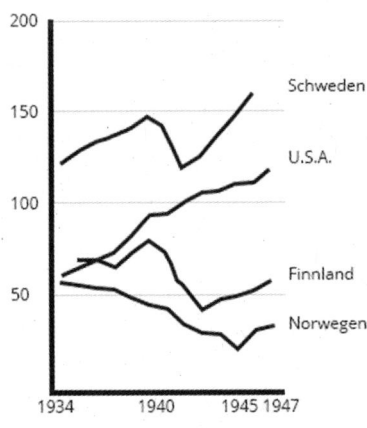

Todesrate durch Arteriosklerose pro 100.000 Menschen

In einer anderen Studie wurden die Todeszahlen verschiedener Länder verglichen. Bis auf die USA, die keine direkten Auswirkungen durch den Zweiten Weltkrieg auf ihre Nahrungsmittelversorgung hatten, sanken in allen anderen Ländern für wenige Jahre die Todeszahlen durch Arteriosklerose.

In einer 1985 durchgeführten Studie konnte zudem der günstige Einfluss einer überwiegend pflanzlichen Ernährung auf die Behandlung von Herzproblemen eindrucksvoll festgestellt werden. Von den 22 vorgeschlagenen Patienten, die in den acht Jahren zuvor insgesamt 49 Herzprobleme mit gefährlichen Anginen, Bypassoperationen und Ähnlichem aufwiesen, willigten 18 ein, ihre Ernährung zukünftig vegetarisch und nach weiteren fünf Jahren vegan auszurichten.

Das Ergebnis ist verblüffend: Innerhalb von elf Jahren gab es nur einen einzigen Patienten, der erneut einen Angina-pectoris-Anfall bekam – aber nur deshalb, weil er zwei Jahre lang von der Diät abgewichen war. Die fünf Patienten, die nicht an dieser Ernährungsumstellung teilnahmen, hatten während dieser Zeit insgesamt zehn verschiedene schwere Herzleiden.[8]

> *„[…] kann angenommen werden, dass eine pflanzenbetonte Ernährungsform (mit oder ohne einen geringen Fleischanteil) gegenüber der derzeitig in Deutschland üblichen Ernährung mit einer Risikosenkung für ernährungsmitbedingte Krankheiten verbunden ist."[9]*
>
> – Deutsche Gesellschaft für Ernährung (DGE)

Ich möchte aufgrund dieser Studien nicht behaupten, dass die vegetarische oder vegane Ernährung der heilige Gral für die Gesundheit ist. Denn es ist unklar, ob die generell ausgewogenere Ernährung bei Vegetariern und Veganern bei den genannten und anderen Studien adäquat berücksichtigt wurde. Aber diese und andere Studien[10] zeigen doch recht anschaulich, dass der durchschnittliche Konsum von Tierprodukten heutiger Industrienationen in jedem Falle unnatürlich hoch und ungesund ist – wie im Übrigen ein Zuviel jedes anderen Nahrungsmittels ebenso.

Letztlich ist es wieder die *Summe* aller schädlichen Faktoren: Schwirrt viel „Müll" in deiner Blutbahn, kann sich entsprechend viel ablagern. An diesem Punkt wird auch die Bedeutung der Ernährung deutlich, die einen direkten Einfluss auf das Blut hat. Darüber hast du im vorletzten Kapitel bereits viel erfahren.

Seit Anfang der 2000er-Jahre mehren sich zudem die Untersuchungen zum Sonnenlicht, genauer gesagt zum dadurch entstehenden **Vitamin D** und seiner Wirkung auf unser Herz. So zeigt eine 2007 veröffentlichte Studie beispielsweise, dass bei einem Vitamin-D-Spiegel unter 15 ng/ml das Bluthochdruckrisiko bei Männern um das 6-fache und bei Frauen um das 2,6-fache steigt gegenüber einem Vitamin-D-Spiegel von über 30 ng/ml. Empfohlen wird ein Vitamin-D-Wert von wenigstens 30 bis 60 ng/ml.[11] Kaum ein Deutscher hat allerdings solche Werte.

Die größte Gefahr aber geht von etwas aus, was der Deutsche bis zu zwölf Stunden täglich macht: sitzen! Häufigste Gefäßerkrankung ist daher die Thrombose, meist in den Beinen. Denn hier müssen die Beinvenen Schwerstarbeit leisten, um das Blut zurück zum Herzen zu pumpen. Normalerweise werden die Venen dabei von den Muskeln unterstützt, die durch ihre **Bewegung** wie eine Pumpe das Blut zurückdrücken.

Sitzt du aber den ganzen Tag, staut sich das Blut in deinen Beinen und fließt sehr langsam. Die Folge: Es gerinnt und kleine Verklumpungen, sogenannte Blutgerinnsel (lat. Thromben), bilden sich. Wenn sich eines der Gerinnsel löst und in die Lunge, in das Herz oder ins Gehirn wandert, besteht die Gefahr, dass es dort Gefäße verschließt. Das kann dann zur Lungenembolie, zum Herzinfarkt oder zum Schlaganfall führen.

Um das Risiko für Verengung und Verschluss insbesondere bei Herzkranzgefäßen zu reduzieren und somit Herzinfarkten vorzubeugen, setzen Kardiologen operativ gern einen sogenannten Stent – ein Röhrchen aus Drahtgeflecht – als Gefäßstütze ein. Das Problematische daran ist, dass diese auch oftmals bei symptomfreien Patienten zum Einsatz kommen. Dass dabei das Risiko des Eingriffs keineswegs in einem sinnvollen Verhältnis zum prophylaktischen Nutzen steht, bestätigen auch viele Studien.[12]

Warum das Ganze trotzdem 300.000 Mal pro Jahr – und fast immer ausschließlich zur „Vorsorge" – gemacht wird, erklärt ein Blick aufs Finanzielle. Großzügig angesetzten zehn Euro Produktwert des Stents stehen Verkaufskosten von 500 bis 20.000 Euro entgegen. Ein Schelm, wer hier Böses denkt!

Dabei wird jedoch elegant übersehen, dass auch mit einem Stent nicht die Ursache bekämpft wird und dass das Blutgerinnsel oder die Verkalkung ja auch an anderer Stelle zu Totalschäden am Menschen führen kann.

Vollkommen unberücksichtigt bleibt dabei außerdem die sogenannte **Arteriogenese**. Verengt sich nämlich eine Arterie und droht zu verstopfen, hat der Körper eine unglaublich intelligente Lösung parat: Denn neben den Arterien existieren winzige kleine Gefäße, sogenannte *Kollateralen*.

Gelangt weniger Blut durch die Arterie, sucht sich das Blut neue Wege – die Kollateralen. Der nun erhöhte Druck in diesen kleinen Schwestern der Arterie schaltet ein bestimmtes Gen ab (Stichwort Epigenetik, siehe Kapitel über Gene). Infolgedessen entsteht ein Protein, das Wachstumshormone anlockt. Diese wandeln die Kollateralen in funktionstüchtige Adern um – ein biologischer Bypass ganz ohne Eingriff ist entstanden.[13]

So ist es durchaus möglich, als aktiver Senior Verkalkungen in den Herzkranzgefäßen zu haben und dennoch beschwerdefrei zu sein. Denn körperliche Aktivität ist die Voraussetzung für funktionierende Arteriogenese und biologische Bypässe. Wer hingegen raucht oder sich kaum bewegt, profitiert von diesem evolutionären Wunder, wenn überhaupt, nur noch eingeschränkt.

Neben einem gesunden und aktiven Lebensstil kann Folgendes dein Herz-Kreislauf-System zusätzlich stärken beziehungsweise deinen Blutdruck *natürlich* senken: Übergewicht reduzieren[14], Massage, regelmäßige Saunagänge[15], Glücklichsein[16] und Lachen (auch erzwungenes).[17]

Erkrankungen des Bewegungsapparates

Auch Beschwerden des Bewegungsapparates – beispielsweise Rücken-, Nacken- oder Knieschmerzen – haben sich zu wahren „Volksepidemien" unserer Zeit „ausgebreitet". Allein die Rückenprobleme der Deutschen kosten unsere Volkswirtschaft jedes Jahr 48,9 Milliarden Euro, wie die Helmholtz-Gesellschaft im Jahr 2008 berechnet hat.[1]

Neben Erkrankungen der Wirbelsäule gehören vor allem Schulter, Ellenbogen, Hüfte und Knie zu den häufigsten Beschwerdebereichen im Muskel-Skelett-System. Sie haben alle eines gemeinsam: Es handelt sich um Gelenke. Zu den Ursachen von Gelenkproblemen zählen:

- (drohender) Verschleiß → Arthrose
- Entzündungen → Arthritis
- Substanzabbau → Muskel- und Knochenschwund (Osteoporose)
- Neuro-muskuläre Dysbalancen → durch bspw. Stress, Fehlernährung oder Schmerzgedächtnis

Wie bereits erläutert fallen Krankheiten nicht vom Himmel. Sie sind – bis auf monogene Leiden wie zum Beispiel Trisomie 21 – nicht genetisch, sondern epigenetisch, entstehen also aufgrund der Lebensumstände. Und so sind auch Erkrankungen des Bewegungsapparates die Folge von all jenen in den vorigen Kapiteln erläuterten Risikofaktoren. Besonders gravierend sind dabei jedoch der Bewegungs(radius) mangel sowie ungesunde Ernährung und Stress.

„Was benutzt wird, entwickelt sich. Was ungenutzt bleibt, verkümmert."

- Hippokrates von Kos, griechischer Arzt und Lehrer, „Vater der (modernen) Medizin"

Wenn du dieses Zitat von Hippokrates verstanden hast, könntest du denken, dass auch alternative Behandlungen wie die Chiropraktik,

Akupressur und ähnliche Passivbehandlungen keineswegs die Ursache bekämpfen können.

Im Folgenden widmen wir uns einigen konkreten, häufig vorkommenden Beispielen von Erkrankungen des Bewegungsapparates.

Beispiel Verschleiß (Arthrose)

Arthrose ist als natürlicher Feind im Alter in vielen Köpfen fest verankert. Man versteht darunter eine Verschleißerkrankung, die den Knorpel in den Gelenken buchstäblich wegradiert. Dadurch geht die dämpfende Knorpelsubstanz über die Jahre hinweg meist komplett verloren. Die Folge ist ein Aufeinanderreiben der Knochen.

Mit fünf Millionen Betroffenen ist Arthrose die häufigste Gelenkerkrankung.[2] Besonders oft leiden die Deutschen an Hüft- beziehungsweise Kniearthrose. 170.000 Knieprothesen und 230.000 künstliche Hüftgelenke werden jährlich in Deutschland eingesetzt.[3]

Das Erschreckende dabei ist: Die Arthrose-Patienten werden zunehmend jünger. Aber wie kann das sein, wenn es sich doch um eine altersbedingte Verschleißerkrankung handeln soll?

Zum Schutz der aufeinanderreibenden Knochen unserer Gelenke sind diese mit einer elastischen Zwischenschicht, dem Gelenkknorpel, ausgestattet. Dieser schützende Puffer ist ähnlich der Schmiere in einem gut geölten Getriebe. Der Knorpel dämpft Stöße, minimiert Reibungen und schützt somit unsere Knochen vor dem zerstörenden Abrieb.

Anders sieht es jedoch bei einer Arthrose aus. Hier baut sich der Gelenkknorpel nach und nach ab, bis er schließlich vollkommen verschwunden ist.

Bis vor ein paar Jahren galt Arthrose als unheilbare Krankheit, die man eben im Alter bekommt. Stutzig wurden die Forscher jedoch, als sie sahen, dass sich beispielsweise die Kniearthrose seit der frühindustriellen Zeit prozentual verdoppelt hat.[5]

Die Erkenntnis der Wissenschaftler macht Hoffnung: Arthrose ist kein feststehendes Altersschicksal, sondern die Folge unserer veränderten Lebensweise.

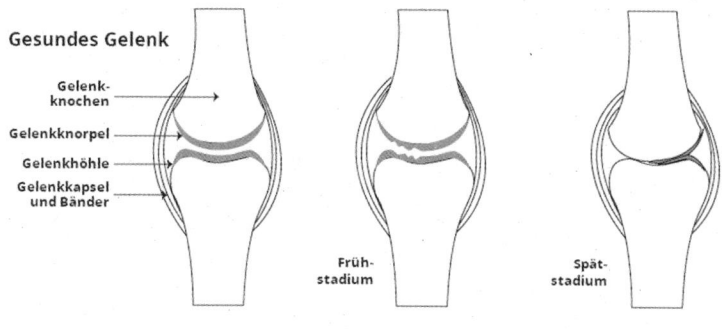

Gesundes Gelenk

Gelenk-
knochen

Gelenkknorpel

Gelenkhöhle

Gelenkkapsel
und Bänder

Früh-
stadium

Spät-
stadium

Arthrose im Früh- und Spätstadium - Infografik von Ergotopia[4]

Um zu verstehen, warum der Knorpel verschleißt, müssen wir seine Funktionsweise genauer betrachten: Um unsere Gelenke und Knorpel befinden sich die Gelenkhöhlen. Sie sind gefüllt mit Gelenkflüssigkeit, von der sich der Knorpel im Normalfall ernährt. Denn Knorpel – und auch die Bandscheiben – gehören zum sogenannten bradytrophen Gewebe.

Das bedeutet, dass der Knorpel nicht direkt an die Versorgung durch den Blutkreislauf angeschlossen ist und seine Nährstoffe durch Diffusion – also durch Ausgleich von Konzentrationsunterschieden – aus der umliegenden Flüssigkeit bezieht. Nur hierdurch ist er in der Lage, beschädigte Knorpelzellen durch Stöße, normalen Abrieb oder Verletzungen zu erneuern.

Diese Regenerationsprozesse sind aber – im Vergleich zu sonstigem Gewebe – sehr langsam. Sie sind umso langsamer, je weniger das Gelenk bewegt wird. Denn *Bewegung* sorgt dafür, dass der Knorpel beziehungsweise die Bandscheibe wie ein Schwamm ausgepresst wird und sich dann wieder vollsaugt mit „frischen" Nährstoffen. Dabei werden gleichzeitig „Abfälle" des Stoffwechsels mit hinausgepresst.

Und genau hier liegt eine Hauptursache für die steigende Anzahl an Bandscheibenproblemen und Arthrose: Der moderne Mensch bewegt sich fast nicht mehr und sitzt dafür umso mehr – meist in unergonomischen und einseitig belastenden Positionen.

Und wenn wir uns dann mal bewegen, sind es immer wieder dieselben monotonen Bewegungsradien. Kaum ein Mensch nutzt noch den vollständigen Bewegungsradius seiner Gelenke. Bildlich wird der Schwamm also nie ganz ausgedrückt, ein Teil des „Schmutzes" bleibt also immer im Gewebe und die Zufuhr von frischen Nährstoffen fehlt. Was passiert dadurch? Wir erhöhen durch unsere ungünstigen Sitzhaltungen den Druck und den Verschleiß unserer Bandscheiben und Knorpel und reduzieren gleichzeitig die für Heilungsprozesse notwendige Nährstoffversorgung durch Bewegungsmangel. Der natürliche Knorpelabbau (durch Reibung und Stöße) ist nun größer als der Knorpel-Wiederaufbau. Die Arthrose hat begonnen. Beanspruchst du dann noch die Gelenke durch überlastenden Sport, beschleunigst du den Verschleiß zusätzlich. Welche Gelenke und Gelenkwinkel nutzt du am häufigsten und welche am wenigsten?

Dieser Prozess geschieht jedoch nicht von heute auf morgen, sondern schleichend. Daher fällt es uns so schwer, den Zusammenhang zu sehen. So dauert es Jahre oder Jahrzehnte, bis kaputte Bandscheiben sich melden. Dies tun sie dann meist gehäuft in kurzen Zeiträumen. Das erklärt auch, warum überwiegend 30- bis 50-Jährige von Bandscheibenvorfällen betroffen sind.

Wenn du diesem Prozess nicht entgegenwirkst, zerstörst du nach und nach deinen Körper. Vergleichbar ist das mit einem Fahrrad, das fast nie genutzt wird – und wenn, dann immer im selben Gang. Was passiert? Es rostet, insbesondere an den Stellen, die durch die Kette nicht geschmiert werden. Betroffen sind also alle ungenutzten Kettenblätter. Ohne Pflege werden bald neue Teile notwendig.

So auch in deinem Körper. Das gefällt dem Körper nicht. Deshalb alarmiert er dich durch Schmerzen im „gefährdeten Areal".

Die Folgen des bewegungslosen Dauersitzens gehen dabei weit über die Arthrose hinaus. Mangelnde Bewegung begünstigt und verschlimmert nahezu alle Krankheiten.

Wir wollen nun nacheinander die verschiedenen Gelenke deines Körpers „schmieren", indem wir den kompletten Bewegungsradius einmal „abfahren".
Stell dich hin und hebe zuerst das rechte Bein etwas an und kreise den Fuß in dem dir größtmöglichen Bewegungsausmaß mehrmals im und gegen den Uhrzeigersinn. Anschließend hebst du das Bein weiter an und lässt dein gesamtes Bein kreisen. Mache dann eine tiefe Kniebeuge und wechsle zum anderen Bein. Danach lassen wir die Hüfte kreisen, anschließend die Arme und schließlich vorsichtig den Kopf. Zum Abschluss kannst du noch deinen Oberkörper nach links und rechts drehen sowie nach vorn und nach hinten beugen, um deine Wirbelsäule zu mobilisieren.

Beispiel Rücken- und Nackenschmerzen

Mehr als zwei Drittel der deutschen Arbeitnehmer klagen über Rücken- und Nackenschmerzen.[6] In den meisten Fällen lautet die Diagnose „unspezifisch". Das heißt, weder Bandscheibenvorfall noch Osteoporose, Entzündung oder sonstige „spezifische" Krankheiten können für den Schmerz verantwortlich gemacht werden.

Unspezifisch aber bedeutet in den meisten Fällen, dass Überreizung und Anspannung die Ursachen sind. Ob das bei dir auch der Fall ist, kannst du ganz leicht testen: Werden deine Schmerzen nach einem warmen Bad, einer Massage oder intensivem Dehnen besser? Wenn ja, dann vermutlich, weil sich deine Muskeln und Faszien entspannt haben. Ein entspannter Organismus schmerzt in der Regel nicht.

„In den überwiegenden Fällen liefern Bilder keinen konkreten Anhaltspunkt für den Grund von Rückenschmerzen. Viele Ursachen, wie Stress, Unzufriedenheit am Arbeitsplatz oder

Bewegungsmangel, lassen sich eben auf keiner Röntgen- oder MRT-Aufnahme erkennen."[7]

– Prof. Dr. med. Jean-François Chenot, Direktor der Abteilung
Allgemeinmedizin der Universitätsmedizin Greifswald

Und rührt das Verspannungsgefühl nicht vom Stress her, sind meist muskuläre Dysbalancen schuld. Dadurch gerät die gesamte „Statik" in Schieflage". So führen zum Beispiel Dysbalancen in gelenkzentrierenden Muskeln dazu, dass der Gelenkkopf nicht mehr korrekt in der Gelenkpfanne sitzt. Das verschlechtert nicht nur die Beweglichkeit, sondern sorgt eben auch für Verschleiß und kann das Schmerzgefühl verstärken.Das findet dein Körper nicht so toll und meldet Alarm. Denn schiefe Architektur verschleißt schneller. Das gilt nicht nur für Gebäude.

Solche Dysbalancen können prinzipiell in drei Ebenen auftreten, wie die folgende Grafik zeigt.[8]

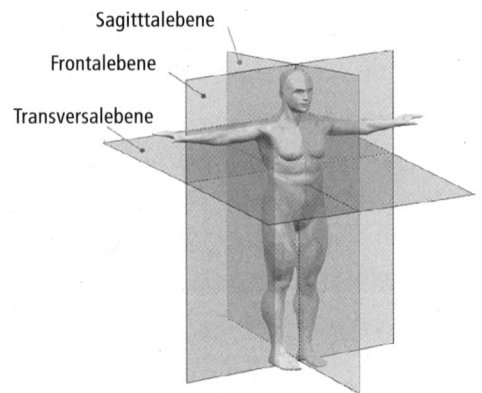

Sagitttalebene
Frontalebene
Transversalebene

1. Die Frontalebene

Die Frontalebene teilt den Körper in einen vorderen und hinteren Bereich. Eine weitverbreitete Dysbalance besteht hier zwischen Bauch- und Lendenmuskulatur, beispielsweise bei Menschen, die viel sitzen.

2. Die Sagittalebene

Die Sagittalebene teilt den Körper in eine linke und rechte Seite. Häufige muskuläre Dysbalancen entstehen hier unter anderem zwischen linkem und rechtem Arm durch einseitige Benutzung (z. B. bei Rechtshändern).

3. Die Transversalebene

Die Transversalebene teilt den Körper in obere und untere Bereiche. Hier ist das beste Beispiel wohl das „Pumper-Syndrom": mächtiger Oberkörper und kaum Beinmuskulatur.

Das häufigste Ungleichgewicht ist die sogenannte Rechts-Links-Dysbalance. Sie resultiert aus unserer Vorliebe, für Bewegungsabläufe besonders die „starke Seite" zu nutzen. So haben Rechtshänder meist nicht nur einen stärkeren rechten Arm, sondern auch ein kräftigeres linkes Bein (Standbein beim Greifen, Springen, Schießen etc.) und bei Linkshändern umgekehrt. Aber auch einseitige Belastungen im Berufsalltag, zum Beispiel bei Kassiertätigkeiten, wo die Rotationsbewegung immer nur in eine Richtung stattfindet, begünstigen Muskelungleichgewichte.

Wenn Muskeln unterschiedlich stark am Körper „ziehen", wird klar, woher Beinlängendifferenzen, Beckenschiefstände, Skoliosen und Co. meistens kommen. Natürlich sind in manchen Fällen auch strukturelle Veränderungen der Grund. Beispielsweise sorgen ungleichmäßig gewachsene Wirbel beim Morbus Scheuermann für einen Rundrücken und begünstigen somit Verspannungen. Doch auch solche Erkrankungen sind in den seltensten Fällen genetisch. Denn wenn Kinder schon ständig (krumm) sitzen müssen und sich einseitig bewegen, wie soll dann eine gesunde Wirbelsäule wachsen?

„Das Leben liebt das Gleichgewicht. "

- Deutsches Sprichwort

Welche Dysbalancen sind nun konkret bei Rückenschmerzen problematisch?

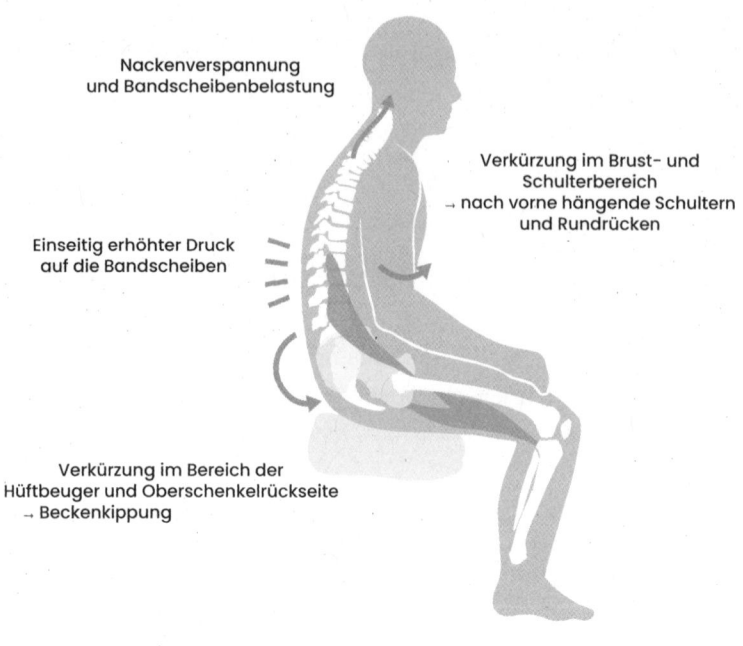

Nackenverspannung
und Bandscheibenbelastung

Verkürzung im Brust- und
Schulterbereich
→ nach vorne hängende Schultern
und Rundrücken

Einseitig erhöhter Druck
auf die Bandscheiben

Verkürzung im Bereich der
Hüftbeuger und Oberschenkelrückseite
→ Beckenkippung

Einseitige Belastungen führen zu Nacken- und Rückenschmerzen
- Infografik von Ergotopia[9]

Durch das häufige lange Sitzen erhöhen sich das Spannungsgefühl und die Steifigkeit im Bereich der Hüftbeuger: Du wirst nach vorn „gezogen" und machst einen Buckel. Und da das Sitzen meist von der Arbeit am Computer begleitet wird, sind unsere Arme und Schultern stets nach vorn gerichtet. Ist der Arbeitsplatz dann noch unergonomisch, bildet sich fast automatisch ein Rundrücken mit nach vorn gestrecktem Nacken. Die daraus resultierenden Belastungen übersteigen sehr schnell die Belastbarkeit der entsprechenden Muskeln. Auf diese Überlastung reagiert dein Gehirn mit Schmerzen.

Willst du dem entgegenwirken, musst du die Belastbarkeit deiner Muskulatur durch Training steigern und die Überbelastung (zum Beispiel übermäßiges und krummes Sitzen) reduzieren.

Die folgenden Übungen dehnen, mobilisieren und stärken die größten Schwachstellen und Problembereiche bei Rückenschmerzen, bekämpfen und beugen aber auch Schulter-, Hüft- und Knieproblemen vor. Je nach Stadium kannst du die Übung *links (Anfänger)*, die in der *Mitte (Fortgeschrittene)* oder ganz *rechts (Yogi)* machen. Ein Dehnschmerz dabei ist völlig normal, sollte aber im erträglichen Rahmen bleiben. Ebenfalls wichtig: Mache diese Übungen am besten aufgewärmt und lass sie dir erstmalig von einem Physiotherapeuten oder einem erfahrenen Trainer in einer für dich und dein Krankheitsbild sinnvollen Variante zeigen!

Nr. 1: Herabschauender Hund
Anm.: Die Bezeichnung der Übung bezieht sich hier auf das mittlere Bild.

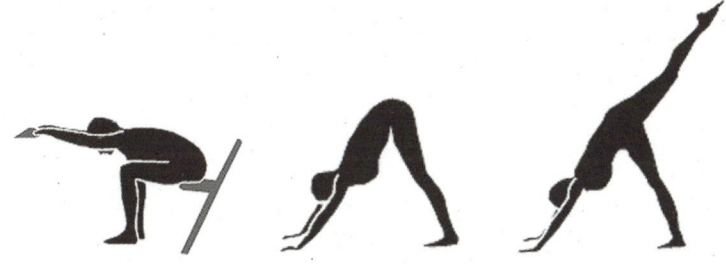

Diese Übung ist Teil des „Sonnengrußes" aus dem Yoga und sollte täglicher Bestandteil deiner Dehnroutine sein. Sie ist unglaublich befreiend und eine Wohltat für den Rücken. Beginne im Vierfüßlerstand und schiebe dein Becken nun nach hinten oben. Dabei drücken deine Hände fest in die Matte. Deine Beine sind bestenfalls gestreckt. Die Füße bleiben auf dem Boden und dehnen so die Waden. Falls deine Fersen noch vom Boden abheben, ist das aber auch in Ordnung. Ziehe deine Schultern von den Ohren weg und lasse deinen Nacken entspannt.

Nr. 2: **Die Taube**

Anm.: Die Bezeichnung der Übung bezieht sich hier auf das mittlere Bild.

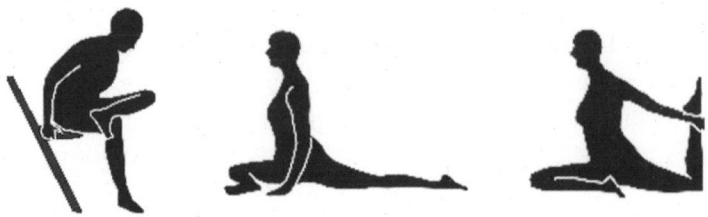

Mit der Yoga-Übung „Taube" streckst und mobilisierst du insbesondere den Hüftbeuger, das Gesäß und die Oberschenkel – allesamt häufig „steife" Bereiche mit einhergehendem Verspannungsgefühl, die zu Rücken-, Hüft- und Knieschmerzen führen können. Nimm dir eine weiche Unterlage (Yogamatte oder Decke) und schiebe ein Bein vor dich. Je weiter du dieses Bein Richtung Spagat führen kannst, desto intensiver ist die Dehnung. Kannst du das Bein nur stark angewinkelt lassen und spürst eine Dehnung, ist das ebenfalls in Ordnung. Achte darauf, dass deine Hüfte möglichst gerade ist und du nicht „schief" sitzt.

Nr. 3: **Rückwärtsstreckung**

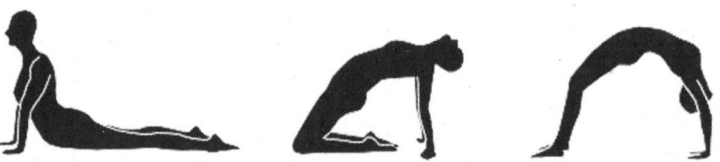

Die Rückwärtsstreckung als entgegengesetzte Bewegung zur Sitzhaltung dehnt deine komplette Körpervorderseite. Arme, Knie und Füße sollten in Hüftbreite sein. Besonders effektiv ist hier der umgekehrte Stütz (Bild ganz rechts).

Achte hierbei darauf, aktiv deine Schulterblätter zusammenzuziehen und deinen Brustkorb herauszudrücken.

Nr. 4: **Die Vorwärtsbeuge**

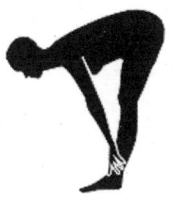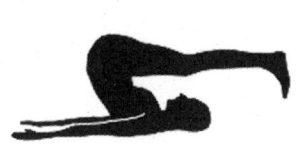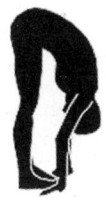

Alle Arten der Vorwärtsbeuge dehnen die komplette Körperrückseite, vom Nacken über den Rücken bis zur Wade, und mobilisieren somit viele Engpässe, lösen Verspannungen und verbessern die örtliche Zellregeneration. Achte bei dieser Übung – wie auch bei allen anderen – darauf, nicht nur passiv in die Dehnposition zu gehen, sondern auch aktiv mit Muskelanstrengung die Dehnung zu verstärken.

Nr. 5: **Liegestütz**

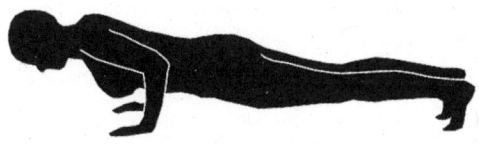

Mach lieber *5 richtige Liegestütze* als 100 „falsche". Denn richtig ausgeführt, trainiert der Liegestütz deinen ganzen Körper. Zugleich stärkt er deinen Rumpf, verbessert so deine Körperhaltung und vermindert Rückenschmerzen. Wir starten in Bauchlage, die Stirn auf dem Boden abgelegt. Stelle die Füße hüftgelenksweit auf. Nun drückst du die Kniegelenke durch, spannst Gesäß und Rumpf komplett und dauerhaft an (bildlich gesprochen: Bauchnabel einziehen).

Die Hände platzierst du so weit wie möglich hinter den Schultern und spreizt die Finger. Ziehe nun die Schulterblätter nach hinten unten und zueinander. Denke jetzt daran, alles anzuspannen, tief einzuatmen, schließlich hochzudrücken und auszuatmen. Verbinden kannst du den Liegestütz zum Beispiel mit dem herabschauenden Hund und der Kobra aus dem Yoga. So hast du eine wunderbare Komplexübung.

Nr. 6: Tiefe Kniebeuge

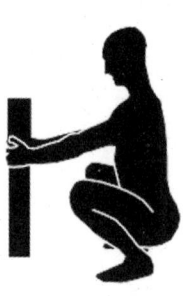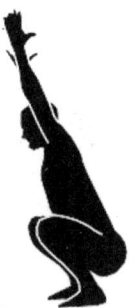

Diese hervorragende Übung beansprucht sowohl den kompletten Unter- wie auch den Oberkörper. Sie mobilisiert und kräftigt Sprunggelenk, Hüfte, Wirbelsäule und Schultern. Ziel ist es, deinen Oberkörper mit gestreckten Armen komplett gerade zu lassen und so tief wie möglich in die Hocke zu gehen.

Die Hocke ist die natürliche Ruhehaltung des Menschen. Viele Urvölker „saßen" auf diese Art und Weise und auch in ärmeren Ländern „sitzt" man so beisammen. Nur die wenigsten Deutschen sind jedoch noch dazu in der Lage. Anstatt einen Rundrücken zu machen oder die Ferse anzuheben, solltest du dann beispielsweise eine Stange zum Festhalten zu Hilfe nehmen oder ein Handtuch unter die Fersen legen. Tägliches Hocken von mindestens fünf Minuten kann dir dabei helfen, beweglich und schmerzfrei zu werden oder zu bleiben.

Nr. 7: (Ab)hängen

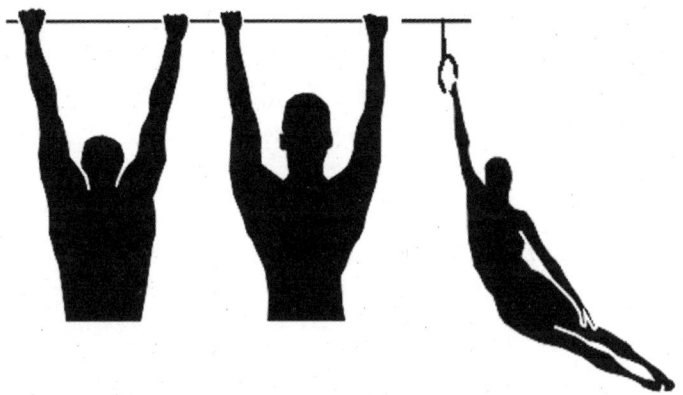

Normalerweise „quetscht" uns (beziehungsweise unsere Wirbelsäule) die Schwerkraft zusammen. Durch das „simple" Hängen an einer Stange können wir die Schwerkraft aber auch dazu nutzen, dass sich unsere Wirbelsäule streckt und somit Wirbelkörpern und Bandscheiben mehr Platz gibt. Und wenn du das Prinzip von Gelenken verstanden hast, weißt du auch, dass dadurch nun die Nährstoffversorgung und somit die Regenerationsprozesse verbessert werden. Zudem baut das Hängen die Beweglichkeit von Schulter, Ellenbogen und Handgelenk aus.

Ich empfehle dir, mehrmals täglich für mindestens 30 Sekunden zu hängen. Was du dafür brauchst, ist lediglich eine Stange oder Ringe. Hast du eher mit Steifigkeit zu kämpfen, könntest du mit passivem Hängen beginnen. Dabei spannst du nur so viele Muskeln an, wie nötig sind, um dich festhalten zu können. Gehörst du jedoch eher zur überbeweglichen „Sorte", solltest du durch aktives Hängen deine Schulterstabilität verbessern. Aktiv heißt, dass du – ohne deine Arme dabei zu beugen – deine Schulterblätter nach unten hinten zusammenziehst. Weitere Variationen sind das Schwingen von einer zu anderen Seite, das Verdrehen der Wirbelsäule oder das einarmige Hängen.

Hinweis: Zwar werden die Übungen hier für die meisten hilfreich sein, sie müssen es aber nicht zwingend auch für dich sein. Die individuelle Ursachenforschung kann dir kein Ratgeber und kein Buch abnehmen. Wenn du es allein nicht herausfindest, schau dich nach professioneller Unterstützung um. Und auch hier gilt: Hinterfrage, was du nicht verstehst, nimm nicht alles als gegeben hin, nur weil es ein „Experte" sagt. Du musst deinen Körper verstehen lernen, wenn du ihn heilen möchtest.

Um Dysbalancen zwischen Körpervorder- und rückseite auszugleichen, musst du auch deine Sitzzeit reduzieren und gesünder gestalten. **Ergonomie am Arbeitsplatz** ist dabei essenziell. Insbesondere für Büroarbeiter, die täglich acht und mehr Stunden sitzen. Bei der Optimierung deines Arbeitsplatzes solltest du nach der STA-Regel vorgehen. STA steht für Stuhl, Tisch und Arbeitsmittel, in exakt dieser Abfolge. So hat ein ergonomischer Stuhl den größtmöglichen Einfluss auf deine Gesundheit und sollte durch individuelle Einstellbarkeit von Sitzfläche, Rücken- und Armlehnen optimal auf dich abgestimmt sein und dynamisches Sitzen ermöglichen. Noch dynamischer und funktioneller sitzt du beispielsweise auf dem Paleo-Chair, einer Art funktionellem „Kasten".

Optimieren kannst du deinen Arbeitsplatz außerdem durch einen höhenverstellbaren Schreibtisch, indem du somit eine Stehsitzdynamik in deinen Arbeitsalltag integrierst. Empfohlen wird dabei die 40-15-5-Regel. Dabei sitzt du 40 Minuten dynamisch, 15 Minuten arbeitest du im Stehen und 5 Minuten bewegst du dich aktiv. Dynamisch heißt hierbei, dass du so oft wie möglich deine Sitz- beziehungsweise Stehposition veränderst, also Bewegung einbaust. Wenn du dann noch auf kleine Alltagsgewohnheiten achtest und zum Beispiel die Treppe statt des Aufzuges nutzt, für kurze Strecken das Fahrrad nimmst statt des Autos, kannst du selbst mit einem Vollzeit-Bürojob beschwerdefrei durchs Leben gehen.

Neben den Dysbalancen von Körpervorder- und Körperrückseite ist die zuvor genannte Rechts-Links-Dysbalance (Sagittaldysbalance) Ursache für viele **Beckenschiefstände, Skoliosen** und scheinbare **Beinlängendifferenzen.** Sowohl Beinlängendifferenzen als auch Wirbelsäulenverkrümmungen haben ihren Ursprung häufig in der Schieflage des Beckens.

Dabei ist anzumerken, dass die meisten Menschen gar nicht wissen, dass sie einen Beckenschiefstand haben. Denn ein schiefes Becken ist nicht zwangsläufig mit Schmerzen verbunden. Und solange die Beckenfehlstellung nur geringfügig ist, bereitet sie dem Körper auch keinerlei Probleme.

Das Gleiche trifft auf die oft diagnostizierte Beinlängendifferenz zu. Niemand hat einen perfekt symmetrischen Körper. Unterschiedlich lange Beine findet man daher sehr oft. Auch hier ist der Körper in der Lage, dieses minimale Ungleichgewicht zu kompensieren, ohne dass Schmerzen entstehen müssen.

Bei Beinlängendifferenzen von mehr als 20 Millimetern kann es jedoch häufiger zu Beschwerden kommen. Hier ist das Becken oft so stark gekippt, dass die Belastungen im Alltag, insbesondere beim Gehen, größer als die Belastbarkeit der Muskulatur sind. Häufig handelt es sich aber nur um eine vermeintliche Beinlängendifferenz. Denn ist das Becken durch muskuläre Dysbalancen schief, verändert sich somit auch der Abstand der Beine bis zum Boden. Ob auch du diese Dysbalance hast, erkennst du, wenn du einen tiefen Ausfallschritt machst. Dehnt sich die Muskulatur auf einer Seite deutlich intensiver, kannst du diese simple Übung bestenfalls in deine tägliche Übungsroutine mit einbauen.

Ein Beckenschiefstand beeinflusst häufig auch die Fußmuskulatur, wodurch es zu einem unterschiedlich stark ausgeprägten Fußgewölbe kommt, was sich wiederum auf die oberen Körperetagen auswirken kann. Die wohl einfachste und zugleich sehr effektive Methode gegen muskulär bedingte Skoliose und Beckenschiefstand besteht darin, bewusst viele Dinge und so oft wie möglich mit der schwachen Seite zu machen; und zwar von klein auf: Zähneputzen, Bedienen der Computer-Maus, Standbein bei Sportarten und so weiter.

Dieser simple „Trick" reduziert nicht nur Dysbalancen, sondern stärkt auch deine geistigen Fähigkeiten. Ähnlich wie beim Erlernen einer neuen Sportart wird dein Gehirn durch diese Trainingsreize gleichzeitig gefordert und gefördert.

Übung „Diagonalstretch"

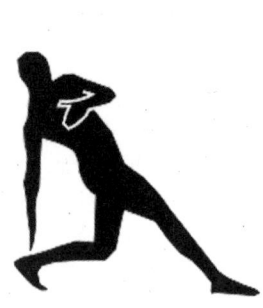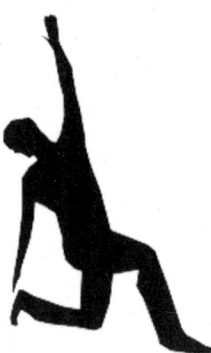

Eine hervorragende Übung bei Skoliose – und auch generell für die Beweglichkeit und zum Ausgleich nach langem Sitzen – ist der „Diagonalstretch". Diese Übung wird dir vermutlich auf einer Seite schwerer fallen. Bei Rechtshändern ist es meist die Variante mit dem rechten Bein vorn und bei Linkshändern umgekehrt. Die entsprechende Seite kannst du dann bewusst etwas mehr „bearbeiten".

Wenn du dir unsicher bist, machst du im Zweifelsfall alles richtig, indem du beide Seiten einfach *gleichmäßig* trainierst beziehungsweise dehnst. Mit der Zeit werden sich die Dysbalancen so ebenfalls reduzieren. Wichtig hierbei sind Geduld und Konsequenz: Denn es kann mehrere Dutzend Übungsstunden dauern, bis Muskeldysbalancen sich ausgleichen.

Zum Abschluss dieses Kapitels möchte ich nochmals das Thema „Laufen" aufgreifen: Im Kapitel über Fußfehlstellungen hast du bereits erfahren, dass die meisten Schuhe deine Füße eher kaputt machen, als dass sie sie schützen. Das Barfußlaufen (auch in Barfuß-/Minimalschuhen) ist daher sehr anzuraten. Doch beim **gesunden Stehen, Gehen und Laufen** gibt es ein paar Dinge zu beachten.

Betrachtet man die Gangweise von Urvölkern, wird deutlich, dass diese *nicht* ausschließlich im oft propagierten Ballengang (auch Vorfußgang genannt) gehen. Vielmehr zeigt sich auch hier, dass der Gang über die Ferse häufiger, aber nicht ausschließlich genutzt wird. Erst beim Laufen – neudeutsch: Joggen – wechseln diese Naturvölker zum Ballengang, was anatomisch und energietechnisch auch sinnvoll ist. Details kann dir ein erfahrener Barfußtrainer erläutern. Worauf du sonst noch achten solltest:

- Lieber kürzere Schritte und früher vom Gehen ins Laufen (Joggen) wechseln bei Tempo-Steigerung

- Achte auf eine breite Basis: Weit gespreizte Zehen geben mehr Halt für einen sichereren Gang

- Richtiger Fersengang: Zuerst setzt die Ferse auf, dann der Kleinzehballen und schließlich rollst du von außen nach innen zum Großzeh

- Richtiger Ballengang: Setze mit dem Kleinzehballen auf, dann mit dem Großzehballen und schließlich mit der Ferse. Mache vorbereitendes und begleitendes Fußtraining, wenn du erstmalig und nach jahrelangem Tragen von „normalen"

Schuhen auf das Barfußlaufen umsteigst. Machst du das nicht, riskierst du Verletzungen durch Überlastung und unbemerkte Fehler. Barfußtrainer (zum Beispiel www.barefoot-academy.com) können dabei helfen.

> **Kleine Zwischenübung für deine Fußgesundheit:**
>
> Ziehe deine Socken aus und stell dich aufrecht hin. Versuche nun, abwechselnd nur den großen Zeh und dann die restlichen vier Zehen anzuheben. Klappt das ganz gut, kannst du anschließend versuchen, abwechselnd deine Zehen außeinander-zuspreizen und danach in den Boden zu krallen. Beim ersten Mal fand ich diese Fußyoga-Übungen unglaublich schwierig – ein Zeichen dafür, wie wenig Gefühl man in seinen Füßen noch hat.

Krankheiten der Sinnesorgane

Sehen, Riechen, Schmecken, Hören und Fühlen: Ohne unsere *Sinne* wären wir nicht überlebensfähig. Wir würden wütende Mammuts nicht sehen, giftige Gase nicht riechen, schimmlige Lebensmittel nicht schmecken und könnten folglich auch unseren Mitmenschen nicht davon berichten, wären also nicht gesellschaftsfähig. Erst durch unsere Sinne können wir die Umwelt wahrnehmen und erfahren, können zum Mond fliegen oder Empathie lernen. Kurz gesagt: Das Funktionieren unserer Sinne ist elementar für unser Leben, fürs Über- und Zusammenleben. Zwei dieser Sinne werden seit einigen Jahrzehnten jedoch zunehmend häufiger „Opfer" von Krankheiten. Gemeint sind das Sehen und das Hören.

Insbesondere Kurzsichtigkeit breitet sich scheinbar pandemieartig aus. Besonders dramatisch ist der Anstieg in asiatischen Ländern. In Hongkong, Shanghai und Seoul sind über 95 Prozent der jungen Erwachsenen kurzsichtig. Und auch in Europa und den Vereinigten Staaten ist nur noch jedes zweite Augenpaar der jungen Generation gesund.[1]

Zwar lassen sich die meisten Fehlsichtigkeiten durch Kontaktlinsen, Brillen oder Laser-OPs (vorübergehend) beheben. Doch bleibt die eigentliche Ursache unberührt. Insbesondere die Behandlung der Hornhaut durch Laser ist kritisch zu sehen. Denn es ist ein Eingriff mit potenziellen Operationsrisiken – auch wenn diese möglicherweise gering sind. Außerdem haben einige Patienten danach mit trockenen, gereizten Augen zu kämpfen. Und wenn die Fehlsichtigkeit weiter voranschreitet, hat man dann nur wenig erreicht.

Um die Ursachen dafür ausfindig zu machen, müssen wir zuerst verstehen, wie Sehen überhaupt funktioniert.

Betrachten wir einen Gegenstand, beispielsweise einen Baum, gelangen die von diesem Baum reflektierten Lichtstrahlen auf die Hornhaut unserer Augen. Über die dahinterliegende Iris wird – wie bei einer Kamerablende – gesteuert, wie viele dieser Strahlen das Innere des Auges passieren. Deshalb ist die Pupille klein, wenn es sehr hell ist, und groß, wenn es dunkel ist.

Das einfallende Licht wird anschließend durch die Linse gebündelt und gelangt durch den Glaskörper des Auges (normalerweise) punktgenau auf die Netzhaut. Hier leiten Sehzellen unglaubliche zehn Millionen Informationen pro Sekunde an das Gehirn weiter und wir können den Baum scharf sehen – in all seinen herrlichen Farbnuancen und Details.

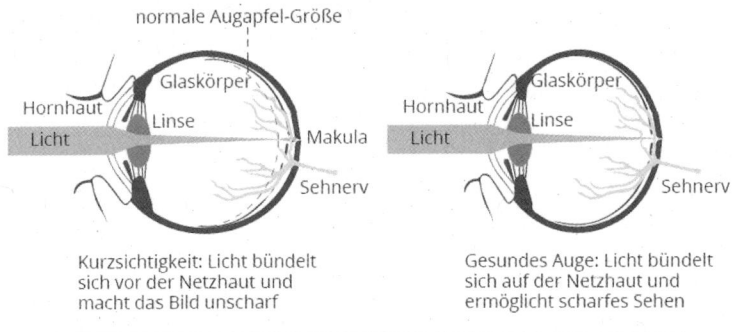

Kurzsichtigkeit im Vergleich zu Normalsichtigkeit

Wenn wir den Abstand zum Baum verändern, ändert sich durch insgesamt sechs Muskeln die Form der Linse, damit wir weiterhin scharf sehen können. Durch diese sogenannte Akkomodation wird die Linse flacher (Anspannung der Muskeln), wenn wir in der Nähe sehen, und gewölbter, wenn wir in die Ferne blicken (Entspannung der Muskeln).

Das Problem, dass bei Fehlsichtigkeit entsteht, ist, dass der Ziliarmuskel nicht mehr richtig arbeitet beziehungsweise der Augapfel zu lang gewachsen ist und damit der Brennpunkt – also der Punkt, an dem sich der Lichtstrahl bündelt und scharfes Sehen ermöglicht – nicht mehr auf der Netzhaut entsteht, sondern davor (kurzsichtig) oder dahinter (weitsichtig).

War früher der Blick in die Ferne überlebensnotwendig, um Gefahren frühzeitig zu erkennen, verbringen die meisten Menschen heute den Großteil des Tages damit, auf Computer- und Smartphone-Bildschirme zu starren. Eine – auch für mich – sehr logische Hypothese ist daher, dass die Muskeln im Auge bei Kurzsichtigkeit dauerangespannt sind. Dieses Phänomen wird als Akkomodationskrampf bezeichnet – ähnlich der verhärteten Muskulatur durch übermäßiges Sitzen.

Diese Theorie ist zwar nicht eindeutig wissenschaftlich belegt. Bewiesen aber ist, dass ständige Bildschirmarbeit die Augen austrocknet, die Muskeln verkrampft und das Übermaß an Blaulicht die Netzhaut schädigt.[2] Unbestritten ist ebenso, dass mit Zunahme der Bildschirmarbeit auch die Kurzsichtigkeit angestiegen ist.[3]

Dieser überwiegend durch Bildschirme entstandene Sehstress kann schon durch regelmäßiges Blicken in die Ferne, bewusst häufigeres Blinzeln oder durch andere kurze Augenübungen wie Palmieren, das heißt durch abwechselndes Bedecken der Augen mit der Handfläche, oder Augen-Yoga nachweislich reduziert werden und zum Beispiel Kopfschmerzen vorbeugen.[4]

Der zweite Grund für Kurzsichtigkeit ist ein zu starkes Längenwachstum des Augapfels im Wachstumsalter – also genau in dem Alter, wenn viele kaum von Handy und Computer wegzubekommen sind.

Die Folge: *„Das Auge passt sich an die neue Anforderung ständigen Nahsehens an, und zwar so, dass weniger energieaufwendige Muskel-*

arbeit dafür nötig ist", erklärt Norbert Pfeiffer, Direktor der Augen-klinik der Universitätsmedizin Mainz.[5]

Beschleunigt wird dieses Längenwachstum durch das **Fehlen von Tageslicht.**[6] Zwar ist nicht eindeutig geklärt, welche biochemischen Prozesse dazu führen, aber unzweifelhaft ist, dass Tageslicht – anders als künstliches Licht – dafür verantwortlich ist, das Längenwachstum des Augapfels im Wachstumsalter zu reduzieren.

Bedenkt man, dass wir heute häufig über 80 Prozent des Tages in Innenräumen verbringen – häufig ohne oder mit nur wenig Tageslicht-einstrahlung – und dass, wenn wir draußen sind, es bereits dunkel ist oder wird, wird das Ausmaß von Tageslichtmangel deutlich.

So herrschen an sonnigen Tagen selbst im Schatten Lichtstärken um die 10.000 Lux. Im Klassenraum oder Kinderzimmer nur um die 500 Lux. Egal, ob Bücherwurm oder Zocker: Beiden blüht dasselbe Schicksal, es sei denn, sie tun dies im Freien.

Nun ist ein wenig Kurzsichtigkeit nicht weiter schlimm, mag man sich denken. Mittlerweile weiß man aber, dass kurzsichtige Augen das Risiko für folgenreiche spätere Augenerkrankungen erhöhen, etwa grüner oder grauer Star, Ödeme oder das Ablösen der Netzhaut.

Einmal mehr zeigt sich, dass der menschliche Körper an die rapide veränderten Umweltbedingungen schlicht nicht angepasst ist. Wir Menschen sind nicht dafür gemacht, fast rund um die Uhr im dunklen Kämmerchen zu sitzen.

Begreiflich wird das umso mehr, wenn man bedenkt, dass Licht nicht nur die Funktionsfähigkeit unserer Augen, sondern über Sig-nalwege auch den Hypothalamus beeinflusst. Dieser Teil des Gehirns steuert die Körpertemparatur, das Hunger- und Durstgefühl, den Blutdruck, die Hypophyse und somit unsere Stimmung und sogar den Biorhythmus.

Konsequent weitergedacht wird klar, dass jede Störung dieses lichtsensiblen Systems – wie unzureichende Sonneneinstrahlung oder ein Übermaß an blauem Licht (durch die meisten Bildschirme und LEDs) – deinen Körper vollkommen durcheinanderbringt und so über Jahre zu Krankheiten führen kann.

Der australische Kurzsichtigkeitsforscher Ian Morgan empfiehlt daher nicht ohne Grund, dass insbesondere Kinder nach draußen gehören – und zwar täglich mindestens drei Stunden, um Kurzsichtigkeit effektiv vorzubeugen. Studien zu dem Thema zeigen, dass sich die Rate der kurzsichtigen Schüler um bis zu 30 Prozent reduziert, wenn der Unterricht zumindest zeitweise im Freien bei Tageslicht stattfindet.[7]

Und auch in einer Zwillingsstudie konnte gezeigt werden, dass Menschen, die häufiger draußen sind – also mehr Tageslicht bekommen und regelmäßig in die Ferne blicken, weniger gefährdet sind, kurzsichtig zu werden.[8] Epigenetische Untersuchungen stützen diese Ergebnisse.[9]

Benutzt du allerdings häufig eine Sonnenbrille, tritt der positive Effekt des Tageslichts – wenn überhaupt – nur bedingt ein. Ähnlich wie Sonnencreme bereits ab Lichtschutzfaktor acht verhindert, dass die UVB-Strahlung in die Haut vordringen und somit Vitamin D bilden kann, reduzieren auch getönte Brillen die Wirkung von Licht. Dabei musst du bedenken, dass wir Menschen nahezu den ganzen Tag bekleidet sind, die meiste Zeit in Büros verbringen und jede nackte Hautstelle sofort eincremen. Da wundert es nicht, dass, je nachdem, welcher Studie man glauben mag, 60 bis 90 Prozent der Bevölkerung mit einem Vitamin-D-Mangel kämpfen.[10]

Warte also 20 Minuten, bis du dich eincremst, und setze nur dann eine Sonnenbrille auf, wenn dich die Sonne unangenehm blendet oder deine Augen lange intensiver Sonnenstrahlung ausgesetzt sind.

Neben dem sehr entscheidenden Faktor „Licht", spielt auch die **Ernährung** eine wichtige Rolle bei Augenerkrankungen. Insbesondere hohe Insulin-Level beeinflussen das abnormale Längenwachstum des Augapfels und begünstigen so Kurzsichtigkeit, wie der Evolutionsbiologe Loren Cordain in Untersuchungen herausfand.[11]

Der Grund dafür liegt darin, dass hohe Insulinspiegel durch übermäßigen Verzehr kurzkettiger Kohlenhydrate (wie Weißmehl und Zucker) die Insulinresistenz erhöhen und die empfindliche Choreographie stören können, die normalerweise die Verlängerung des Augapfels und das Wachstum der Linse koordiniert.

Diese Erklärung steht auch im Einklang mit den Beobachtungen, dass man mit hoher Wahrscheinlichkeit eine Kurzsichtigkeit entwickelt, wenn man übergewichtig ist.

Abschließend zum Thema „Krankheiten der Sinnesorgane" seien noch an zweiter Stelle **Gehörprobleme** genannt. Laut dem Berufsverband der HNO-Ärzte ist etwa jeder 15. Deutsche unwiederbringlich schwerhörig.[12] Hauptursache ist dauerhafter Lärm, meist berufsbedingt, durch Verkehr, laute Musik oder Stadtlärm. Hier hilft nur die Vermeidung.

Tumore

Innerhalb von 15 Jahren nach den Anschlägen auf das *World Trade Center* im Jahr 2001 erkrankten in New York circa 4000 Menschen an Krebs, die meisten davon waren Ersthelfer.[1] Die eingesetzten Feuerwehrleute hatten während der ersten sieben Jahre nach dieser Tragödie ein 10 Prozent höheres Krebsrisiko als die sonstige Bevölkerung und sogar eine um 32 Prozent erhöhte Krebshäufigkeit im Vergleich zu nicht eingesetzten Kollegen.[2]

Feinstaubbelastung und Krebsrisiko stehen demnach in direktem Zusammenhang. Das ergibt auch Sinn, bedenkt man, dass Feinstaub nahezu ungehindert in die Bronchien der Lunge gelangt und dort genauso wie Zigarettenrauch Entzündungsreaktionen und Zellveränderungen verursacht.

Die WHO führt ein Fünftel aller Krebstode auf das Rauchen zurück. Das Gute: Selbst langjährige Kettenraucher können ihr Lungenkrebsrisiko 15 bis 20 Jahre, nachdem sie aufgehört haben mit dem Rauchen, auf das von Nichtrauchern senken.[3]

Auch ist vielen bekannt, dass übermäßige Strahlung das Krebsrisiko erhöht – ob durch Atomreaktionen, UV-Licht der Sonne, Röntgen oder das natürlich im Erdboden vorkommende Radon, das sich in schlecht belüfteten Innenräumen sammelt. Die Ursachen anderer Krebserkrankungen sind jedoch weniger offensichtlich und werden deshalb oft von vornherein ausgeschlossen oder übersehen.

Um dein Risiko für Krebs zu verringern beziehungsweise die Heilungschancen und die Lebensqualität während einer Krebsbehandlung zu verbessern, musst du aber alle möglichen Ursachen für eine Tumorbildung verstehen.

Dafür müssen wir klären, was **Krebs** überhaupt ist. Wieder einmal werfen wir zuerst einen Blick in die Vergangenheit: Die Vielfalt des Lebens ist durch Fehler bei der Reproduktion der DNA, also des Erbguts, entstanden. Denn hätte sich theoretisch ein erstes Lebewesen immerzu fehlerfrei reproduziert, dann gäbe es ausschließlich exakt identische Kopien dieses allerersten Einzellers. Zu Beginn von Krebs steht daher ein Urmechanismus des Lebens. Ein weiteres „Problem" bei uns Menschen besteht darin, dass wir Mehrzeller sind. Damit aus einer kleinen befruchteten Eizelle ein voll ausgebildeter menschlicher Körper wird, der Wunden heilen und Erkrankungen besiegen kann, müssen sich unsere Zellen vermehren, differenzieren und wandern. Eben jene Eigenschaften und Prozesse, die auch bei Krebs charakteristisch sind.

Grundsätzlich aber ist die Zellorganisation des Körpers verblüffend intelligent. So besteht dein Körper aus gewebespezifischen Zelltypen, die sich in Aufbau und Funktion entsprechend spezialisiert haben. Diese Spezialisierung ist in der DNA der jeweiligen Zelle gespeichert.

Damit bei Zellschäden neue identische Zellen entstehen können und die „kaputten" Zellen entsorgt werden, aber gleichzeitig nicht zu viele Zellen entstehen – und so jedem Gewebe eine feste Größe geben –, herrscht im Körper die sogenannte Homöostase. Durch verschiedenste biochemische und immunologische Prozesse sorgt die Homöostase für ein Gleichgewicht zwischen Zelltod und Zellvermehrung. Vereinfacht gesagt: Dein Körper sorgt zum Beispiel bei einer Schürfwunde dafür, dass nicht plötzlich doppelt so viel Haut entsteht und merkwürdig an dir „herumbaumelt" oder dass entartete Zellen von Killerzellen ausgeschaltet werden.

Bei der Entstehung von Tumoren (lateinisch für Geschwulst, Wucherung) ist dieses Gleichgewicht gestört: Es kommt zu übermäßiger Zellteilung und das immunologische Aufräumkommando

„schwächelt". Grund hierfür sind in erster Linie genetische Veränderungen in der Zelle. Dadurch mutiert diese, sodass sie nicht mehr die gewebespezifischen Aufgaben erfüllt beziehungsweise sich unkontrolliert teilt und wächst. Normalerweise werden kleinere Zellfehler vom Körper repariert oder durch programmierten Zelltod ausgeschaltet, damit sich die fehlerhafte Zelle nicht vermehren kann. Bei gravierenderen Mutationen wirken diese körpereigenen Schutzmechanismen jedoch nicht mehr und die „kaputte" Zelle teilt sich ungehindert immer weiter, bis ein Tumor entstanden ist.

Dir muss jedoch eines klar sein: Kein Kontrollmechanismus ist so perfekt, dass es bei Milliarden von Zellen nicht zu Fehlern kommen kann. Genau das passiert bei Tumoren. So entstehen bei jeder einzelnen Zellteilung mehrere Fehler bei der Kopie des menschlichen Erbguts.[4] Solche zufälligen Fehler waren und sind der Grund dafür, dass sich Leben einerseits an äußere Bedingungen anpassen kann. Sie können aber andererseits auch der Grund für Krebs sein, wenn Zellen „entarten" und nicht vom Immunsystem zerstört werden.

Krebs ist daher quasi unvermeidbar. Wäre unser Leben nicht aus anderen evolutionsbiologischen Gründen zeitlich begrenzt, würde irgendwann jeder an Krebs erkranken. Und wenn das so ist, geht es vielmehr um die Frage, wie schnell wir Krebs bekommen und wie wir diesen Prozess verlangsamen können. Wen interessiert es, wenn er theoretisch mit 110 oder 120 Jahren Krebs bekäme, er sehr wahrscheinlich aber ohnehin nicht so lange lebt?!

Zurück zum Thema „Zellentartung": Das Resultat hierbei können gutartige (benigne) Tumore und bösartige (maligne) Tumore sein. Gutartige Tumore verdrängen umliegendes Gewebe, ohne dieses „anzugreifen". Die Bezeichnung „Krebs" steht für bösartige Tumore, die in umliegendes Gewebe eindringen und es zerstören. Krebszellen können deshalb auch in Gefäßsysteme eindringen und darüber im ganzen Körper Tochtergeschwülste – sogenannte Metastasen – bilden.

Beide Tumorarten, also gutartige wie bösartige, können schädlich sein. Bösartige Krebsgeschwüre sind es jedoch immer und müssen zwingend behandelt werden. Je nach Krebsart und -stadium muss diese Behandlung jedoch nicht zwangsläufig aus Operation, Chemo-

oder Strahlentherapie bestehen. Und selbst bei bereits stark metastasierendem Krebs gibt es Fälle, die ohne diese klassische Behandlung Heilung erfahren haben.[5] In der Schulmedizin wird dies als Spontanheilung oder Spontanremission bezeichnet. Obwohl „spontan" hierbei irreführend ist, da nichts im Körper „einfach so" und ganz zufällig passiert.

Die Onkologin und New-York-Times-Bestsellerautorin Dr. Kelly A. Turner spricht deshalb stattdessen von Radikalremission. Ihre eindrucksvollen Forschungserkenntnisse und Erlebnisse zum Thema **Spontanheilungen** hat sie in ihrem Buch *9 Wege in ein krebsfreies Leben* festgehalten. Sie analysierte die Daten von über 1000 sogenannter Spontanheilungen und sprach mit über 100 dieser Menschen, die von der Schulmedizin aufgegeben wurden, über ihren Heilungsweg und untersuchte die Gemeinsamkeiten. Das Ergebnis lässt sich so zusammenfassen: Alle Krebsgeheilten übernahmen Verantwortung für ihre Gesundheit und beschäftigten sich intensiv mit förderlichen und schädlichen Fakoren. Sie stellten alle ihre Ernährung radikal auf „gesund" um und beschäftigten sich intensiv mit ihrer Psyche, ihren Bedürfnissen und entwickelten starke Gründe für das Leben.

Da jeder Mensch und jede (Krebs-)Erkrankung äußerst individuell ist, waren auch die Maßnahmen bei den untersuchten Radikalremissionen sehr individuell. Auf diese Individualität einzugehen, ist der Medizin bisher allerdings kaum gelungen. Wirft man beispielsweise einen Blick auf die Entwicklung der 5-Jahre-Überlebensrate – also den Prozentsatz an Tumorerkrankten, die 5 Jahre nach der Diagnose noch leben – seit 2007, tritt Ernüchterung ein (siehe folgende Tabelle). In den meisten Altersgruppen wurde keine oder fast keine Verbesserung mit den herkömmlichen Therapien erreicht und ein erschreckend großer Teil der Menschen ist leider gestorben. Es ist außerdem fraglich, ob bei der Berechnung der Überlebensrate die verbesserte Früherkennung, bekannt als Phänomen der sogenannten Vorlauf-Bias, miteinbezogen wurde. Zur Erklärung: Kann man durch ein besseres Verfahren oder genauere Technik denselben Tumor nun ein Jahr früher erkennen, verlängert sich vermeintlich (aber eben nicht wirklich) auch das Überleben um ein Jahr.[6] Und selbst wenn tatsächlich ein paar wenige zusätzliche Jahre beim ein oder anderen durch die Therapien erreicht wurden, erkauft man sich dieses längere Leben oftmals mit starken Nebenwirkungen und Folgeerkrankungen. Vergleiche hierzu folgende Grafik des Zentrums für Krebsregisterdaten im Robert-Koch-Institut.[7]

Jahr Alters- gruppe	weiblich					männlich				
	2007- 2008	2009- 2010	2011- 2012	2013- 2014	2015- 2016	2007- 2008	2009- 2010	2011- 2012	2013- 2014	2015- 2016
15 - 44	83	84	86	86	88	77	78	80	82	82
45 - 54	76	77	78	79	80	57	58	60	60	62
55 - 64	70	71	71	71	71	60	60	61	60	60
65 - 74	62	64	63	63	62	61	62	62	61	61

Angesichts dieser Daten gefällt mir der folgende Vergleich: Würdest du dich in ein Flugzeug setzen, das zu 20, 30 oder 40 Prozent abstürzt? Ich zumindest würde nicht einmal in einen Flieger steigen, wenn nur jeder tausendste Flug tödlich enden würde. Warum wird die Überlebensrate bei Krebs aber nicht wesentlich besser, wo doch allein in Deutschland jedes Jahr über eine Milliarde Euro in die Krebsforschung fließen?[8]

Fest steht: Die aktuelle Forschung und die vorherrschende Medizin schenken den sogenannten Wunder- beziehungsweise Spontanheilungen viel zu wenig Beachtung und tun sie als Anomalie ab. Dabei könnte man gerade durch diese Menschen und deren Therapeuten interessante Erkenntnisse gewinnen. Stattdessen werden pauschal alle Alternativbehandlungen als Scharlatanerie abgestempelt, ohne sie überhaupt mit derselben akribischen Vorgehensweise zu untersuchen. Echte Wissenschaft hingegen würde jede noch so abstruse Möglichkeit intensiv analysieren.

Ich persönlich stehe der konventionellen **Krebstherapie** im Allgemeinen deshalb kritisch gegenüber. Zudem wurde keine heute existierende Krebstherapie mit Placebos oder anderen alternativen Behandlungen verglichen. Ist sie also, wissenschaftlich gesehen, tatsächlich die beste Therapie? Das ist fraglich, da Schulmediziner das Nichtbehandeln beziehungsweise das Vergleichen mit alternativen

Behandlungen von Krebskranken aus ethischen Gründen ablehnen und es sogar verboten ist. Aber es ist ethisch korrekt, dem Menschen beispielsweise Senfgas als Bestandteil der Chemotherapie durch die Venen zu pumpen oder ihn gar zu bestrahlen (was im Übrigen selbst nachweislich krebserregend ist)?[9]

Ich möchte nicht abstreiten, dass die klassischen Therapieansätze mit Bestrahlung und Chemo das Leben Einzelner verlängern können – zum Beispiel das meiner Großmutter – und je nach Krebsart und -stadium hilfreich sein können, wenn der Betroffene die persönliche Ursache nicht ausfindig machen kann, er die Heilung nicht aus eigener Kraft schafft oder der Tumor stark fortgeschritten ist. Aber aufgrund der enormen Nebenwirkungen und der Tatsache, dass viele der klassischen Behandlungen die 5-Jahres-Überlebenszeit nicht verbessern, ist es aus meiner Sicht zwingend notwendig, sich als Betroffener selbst intensivst mit seiner Erkrankung und möglichen Behandlungen und Maßnahmen im eigenen Einflussbereich auseinanderzusetzen.[10]

Natürlich ist Krebs kein harmloser Schnupfen. Prävention und Behandlung mögen hier gut durchdacht sein. Krebs entsteht allerdings nicht von heute auf morgen, sondern fast immer über einen längeren Zeitraum. In der Regel sind ein bis zwei Wochen Bedenkzeit bei der Entscheidung für die richtige Behandlung nicht entscheidend für den Behandlungserfolg. Ausnahmen bestätigen die Regel, sodass teilweise sofort gehandelt werden sollte. Im Zweifel hole dir immer eine ärztliche Zweitmeinung ein.

Solltest du selbst oder Angehörige betroffen sein, empfehle ich dir, für die Bewertung der Therapiemöglichkeiten in der Datenbank für medizinische Leitlinien (https://www.awmf.org/leitlinien/leitlinien-suche.html) nach der entsprechenden Krebsart zu suchen. Die „Entwicklungsstufe" (entspricht dem wissenschaftlichen Evidenzgrad) sollte mindestens „S2e" oder besser „S3" sein. Ergänzend oder alternativ rate ich dazu, die Datenbank der *Cochrane Library* (https://www.cochranelibrary.com/search) mit der englischen Übersetzung der Krebsart zu durchforsten. *Cochrane* fördert die evidenzbasierte Entscheidungsfindung in Gesundheitsfragen durch die Erstellung und Verbreitung hochwertiger systematischer Übersichtsarbeiten und Metaanalysen.[11] Weiterhin empfehle ich dir, auch alternative Erklärungsmodelle intensiv zu studieren. Die Entscheidung, welche Therapie letztlich die für dich richtige ist, kann dir kein (Alternativ-) Arzt abnehmen.

Lass uns nun einen Blick auf die **Ursachen** werfen: Die Häufungen bestimmter Krebsarten wie Brust- oder Prostatakrebs könnten darauf schließen lassen, dass manche Körperteile fehleranfälliger „programmiert" sind und somit Krebszellen begünstigen.

Wie hoch dieses Fehlerrisiko ist, soll angeblich an den Genen abzulesen sein. Sogenannte **Risiko-Gene** sollen Aufschluss über die Wahrscheinlichkeit für diverse Krebsarten geben. Bei der Schauspielerin Angelina Jolie war laut eines Gentests das Risiko für Brustkrebs wohl besonders erhöht. Sie ließ sich beide Brüste *vorsorglich* entfernen und löste durch ihre Bekanntheit damit einen Ansturm auch auf deutsche Kliniken und Brustzentren aus.

Dabei ist es nicht einmal „in Stein gemeißelt", dass Menschen mit sogenannten Risikogenen die Krankheit auch tatsächlich entwickeln. Selbst Personen ohne Risikogene können Brustkrebs bekommen, bestätigen Forscher des Krebsforschungszentrums Heidelberg mit der weltweit größten Datenbank zur Vererbung von Krebserkrankungen.[12]

Angelina Jolie ließ sich also gesundes Gewebe – unter Inkaufnahme von Operationsrisiken – aufgrund eines nicht gesicherten Zusammenhangs entfernen.[13] Zudem gibt es keinerlei Langzeituntersuchungen, welche Auswirkungen die Brustentfernung überhaupt auf den Körper und die Gesundheit hat. Ein gutes Beispiel ist der Blinddarm. Lange Zeit galt er als nutzloses Überbleibsel der Evolution. Heute weiß man, dass er ein wichtiger Rückzugsort für Darmbakterien ist und bei Krankheit die Wiederbesiedlung des Darms mit für die Verdauung und Immunabwehr wichtigen Mikroorganismen beschleunigt. So könnte auch die Brust in einer bisher unbekannten Wechselwirkung stehen.

Das sind natürlich Mutmaßungen; genauso wie die vorsorgliche Entfernung von Brüsten für mutmaßlich entstehenden Brustkrebs. Jeder möge selbst entscheiden, ob diese Form der Prävention sinnvoll ist.

Aber auch andere Früherkennungsuntersuchungen bergen Probleme und führen nicht selten zu sogenannten falsch-positiven Befunden: Obwohl eigentlich kein Tumor vorhanden ist, wurde fälschlicherweise einer diagnostiziert. Bei der Brustkrebsfrüherkennung mittels Mammographie haben 60 Prozent der Frauen innerhalb von zehn Jahren solch eine Falschdiagnose erhalten.[14] Zwar wird diese in Folgeuntersuchungen oftmals (nicht immer!) richtiggestellt, doch muss die Betroffene teils über Wochen hinweg erst einmal mit der (Todes-)Angst vor Krebs leben. Im Hinblick darauf, dass dieser gewaltige Nocebo immensen Stress auslöst, verwundert es nicht, dass diese falsch diagnostizierten Menschen im Anschluss tatsächlich mit bis zu vierfacher Häufigkeit an Brustkrebs erkranken.[15] Das liegt vermutlich auch daran, dass die Mammographie-Untersuchung selbst durch „gering-dosierte" Strahlung Fehler im Erbgut der Brust auslösen kann.[16] Schädlicher aber ist vermutlich die Angst. Denn Stress – insbesondere chronischer – reduziert die Anzahl an Killerzellen im Blut und erhöht damit die Wahrscheinlichkeit, dass entartete Zellen vom Immunsystem nicht beseitigt werden.

Verständlicherweise sind die Ängste vor Krebs sehr groß. Die hohe Tödlichkeit von Tumoren sorgt in einer Gesellschaft, die den Tod quasi tabuisiert hat, für Panik. Mit allen Mitteln möchte man der mysteriösen Erkrankung entrinnen. Und obwohl immer häufiger „Krebsgene" Schlagzeilen machen, erkrankt fast eine halbe Million Deutscher pro Jahr neu an Krebs. Prostata-, Brust-, Darm- und Lungenkrebs sind die häufigsten Formen.[17]

Nicht grundlos fürchten sich viele vor der oft lebensverkürzenden Krankheit. Denn die Rate an Krebsneuerkrankungen bei Menschen zwischen 0–49 Jahren ist zwischen 1999 bis 2014 um über 18 Prozent gestiegen, von 175,8 auf 209,4 Menschen pro 100.000 Einwohner. Besonders betroffen sind Menschen zwischen 10 und 39 Jahren mit Erkrankungszuwächsen von teilweise bis zu 34 Prozent![18]

Zwar erkranken in den jüngeren Jahren zahlenmäßig erheblich weniger als im Alter, da mit jedem Jahr aufgrund schlechter werdender Selbstheilungsmechanismen das Risiko für Zellentartungen steigt. Dennoch kann Krebs keineswegs mehr als reine Alterskrankheit gelten

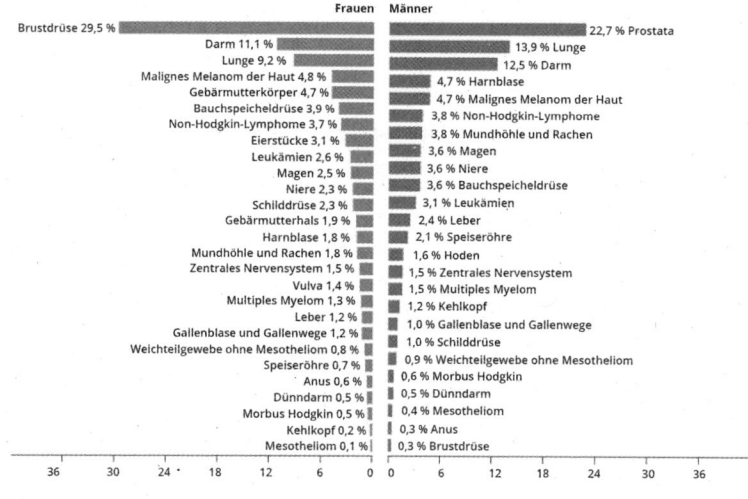

Frauen	Männer
Brustdrüse 29,5 %	22,7 % Prostata
Darm 11,1 %	13,9 % Lunge
Lunge 9,2 %	12,5 % Darm
Malignes Melanom der Haut 4,8 %	4,7 % Harnblase
Gebärmutterkörper 4,7 %	4,7 % Malignes Melanom der Haut
Bauchspeicheldrüse 3,9 %	3,8 % Non-Hodgkin-Lymphome
Non-Hodgkin-Lymphome 3,7 %	3,8 % Mundhöhle und Rachen
Eierstücke 3,1 %	3,6 % Magen
Leukämien 2,6 %	3,6 % Niere
Magen 2,5 %	3,6 % Bauchspeicheldrüse
Niere 2,3 %	3,1 % Leukämien
Schilddrüse 2,3 %	2,4 % Leber
Gebärmutterhals 1,9 %	2,1 % Speiseröhre
Harnblase 1,8 %	1,6 % Hoden
Mundhöhle und Rachen 1,8 %	1,5 % Zentrales Nervensystem
Zentrales Nervensystem 1,5 %	1,5 % Multiples Myelom
Vulva 1,4 %	1,2 % Kehlkopf
Multiples Myelom 1,3 %	1,0 % Gallenblase und Gallenwege
Leber 1,2 %	1,0 % Schilddrüse
Gallenblase und Gallenwege 1,2 %	0,9 % Weichteilgewebe ohne Mesotheliom
Weichteilgewebe ohne Mesotheliom 0,8 %	0,6 % Morbus Hodgkin
Speiseröhre 0,7 %	0,5 % Dünndarm
Anus 0,6 %	0,4 % Mesotheliom
Dünndarm 0,5 %	0,3 % Anus
Morbus Hodgkin 0,5 %	0,3 % Brustdrüse
Kehlkopf 0,2 %	
Mesotheliom 0,1 %	

36   30   24   18   12   6   0   0   6   12   18   24   30   36

Prozentualer Anteil der häufigsten Tumorlokalisationen an allen
Krebsneuerkrankungen in Deutschland 2016
(ohne nicht-melanotischen Hautkrebs)[17]

und auf die insgesamt gestiegene Lebenserwartung geschoben werden. Den enormen Anstieg an Krebsneuerkrankungen in jüngeren Jahren erklärt das nämlich nicht. Auch die menschlichen Gene können sich in so kurzer Zeit nicht verändert haben.

Anhand dieser statistischen Zahlen liegt die Vermutung nahe, dass auch hier Faktoren wie Lebensstil, Psyche und Umwelt maßgeblicher an der **Tumorentstehung** beteiligt sind. Denn diese Faktoren haben sich tatsächlich drastisch verändert. Die Vermutung erhärtet sich, betrachtet man das schnell wachsende Risiko für bestimmte Krebsarten bei Migranten, die innerhalb weniger Generationen auf das Level der Einheimischen ansteigt.[19] Bestärkt wird dieser Verdacht durch eine Studie des *National Museum of Natural History*, die lediglich einen einzigen Krebsfall unter 2000 amerikanischen Indianern im Untersuchungszeitraum von 15 Jahren feststellen konnte.[20]

Definitiv sinnvoller als die Entfernung von potenziell krebsgefährdetem Gewebe wäre es daher, an den epigenetischen Risikofaktoren zu schrauben. Denn ob Krebs – egal, ob im Darm, in der Prostata oder im Gehirn – entsteht, hängt maßgeblich vom Verhältnis der Aktivität krebsfördernder Gene (Onkogene) und krebshemmender Gene (Tumorsuppressorgene) ab.

Herrscht hier ein Ungleichgewicht zugunsten der Onkogene, kommt es zu ungehemmter Zellteilung und somit zur Tumorbildung. Diese Dysbalance entsteht entweder dann, wenn das Erbmaterial beschädigt wurde (z. B. durch Viren, Gifte oder Strahlung) oder wenn die Genaktivität durch epigenetische Prozesse (z. B. psychische Leiden, ungesunde Ernährung, Bewegungsmangel) verändert wurde.

Die meisten Tumore entstehen durch eine Kombination von beidem.[21] Vermutlich auch deshalb, weil epigenetische Phänomene selbst ebenfalls Mutationen auslösen können. So gilt für Tumore wie auch für alle anderen Zivilisationserkrankungen: Wer weitestgehend gesund und zufrieden, also, evolutionsbiologisch gesehen, naturnah lebt, betreibt die beste Krebsprävention, die möglich ist.

So ist es nicht verwunderlich, dass die **Über- und Fehlernährung** des modernen Menschen nicht nur dick macht, sondern auch das Krebsrisiko steigert. Verstärkt wird dieses Risiko durch stark zucker- beziehungsweise kohlenhydratlastige Ernährung bei gleichzeitigem Bewegungsmangel.[22] Denn Krebszellen benötigen im Vergleich zu gesunden Zellen die 10- bis 50-fache Menge an Glukose (Blutzucker). Diese Erkenntnis ist auch als Warburg-Effekt bekannt – benannt nach seinem Entdecker Otto Warburg, der hierfür den Nobelpreis erhielt.[23]

Zusätzlich scheint der Mangel an Gemüse(-vielfalt) auch von großer Bedeutung zu sein. Zumindest aber vermögen viele Gemüse wie Brokkoli, Blumenkohl, Weißkohl, Zwiebeln, Knoblauch, Schalotten und andere bei der Krebsbekämpfung unterstützend zu wirken.[24]

Dem gegenüber steht der maßlose Konsum von Tierprodukten, insbesondere solcher der Massentierhaltung, die ebenfalls eine Rolle zu spielen scheinen. Denn der Körper verfügt über ein Hormon namens IGF-1. Es regelt vor allem den Prozess der Entstehung neuer und der Entsorgung alter oder fehlerhafter Zellen.

Tierisches Eiweiß erhöht jedoch die Konzentration des IGF-1 und sorgt so für einen unnatürlichen Hormonhaushalt. Das wiederum verstärkt die Teilungsgeschwindigkeit von Zellen und behindert die zelluläre Müllabfuhr.[25] So wurde in der *China Study* festgestellt, dass ein erhöhter Wert von IGF-1 beispielsweise das Risiko für Prostatakrebs um über das 5-Fache steigert.[26] Auch Dickdarmkrebs steht in starkem Zusammenhang mit erhöhtem Konsum an Fleisch sowie Auszugsmehlen (Weißmehl), wie die Forscher Doll und Armstrong bereits 1975 aufzeigen konnten.

Dabei verglichen sie die Daten von 23 Ländern. Bemerkenswert dabei ist vor allem die Tatsache, dass lediglich eine von 100.000 Frauen in Nigeria an Dickdarmkrebs erkrankte, die durchschnittlich nur 20 Gramm Fleisch pro Tag zu sich nahmen. Bei den Neuseeländerinnen erkrankten 40-mal mehr Frauen – ihr täglicher Fleischkonsum betrug 320 Gramm.[27] Andere Faktoren werden sicherlich auch eine Rolle gespielt haben.

Heute – über 40 Jahre später – häufen sich jedoch die Studien, die zeigen, dass tierische Nahrung im Übermaß das Krebswachstum fördert und pflanzliche Nahrung das Krebsrisiko reduziert.[28]

Auch der Mangel an *Ballaststoffen* in „moderner" Ernährung wirkt sich negativ auf die Zellentartung aus. Ein zusätzlicher Verzehr von 10 Gramm Ballaststoffen täglich zum Durchschnittskonsum könnte das allgemeine Darmkrebsrisiko um ein Drittel senken, so die Ergebnisse der *China Study*.[29] Denn Ballaststoffe binden krebserregende Proteine und andere Moleküle an sich und befördern diese mit dem täglichen Toilettengang hinaus; das bestätigen Forscher in der großangelegten Studie *European Prospective Investigation of Cancer* (EPIC) mit über 521.000 Teilnehmern.[30]

Die genannte EPIC-Studie konnte an fast 30.000 Deutschen zeigen, dass insbesondere folgende Risikofaktoren Auslöser für die meisten Zivilisationsleiden sind: Übergewicht, ungesunde Ernährung, Bewegungsmangel und Rauchen. Lediglich 9 Prozent der Deutschen weisen keinen dieser Risikofaktoren auf. Ihr Risiko für Diabetes 1 ist dadurch 90 Prozent geringer, das für einen Herzinfarkt ist um 82 Prozent reduziert und das allgemeine Risiko für andere chronische Erkrankungen ist um 78 Prozent kleiner verglichen zum Durchschnitt.

Ein ebenfalls leicht umzusetzendes Mittel zur Vorbeugung von Darmkrebs ist mehr Bewegung im Alltag. Denn bei intensiverer Atmung massiert das Zwerchfell den Darm und reduziert so auf natürliche Weise die Gefahr für Verstopfungen.

Beschleunigte Hautalterung und **Hautkrebs** ist insbesondere deshalb heute so häufig, weil die Mobilität der Menschen enorm zugenommen hat. Viele leben nicht mehr in den Regionen, an die sie mit ihrer Hautfarbe genetisch angepasst sind. Hinzu kommt das häufige Verreisen in tropische Länder, was vor wenigen Generationen noch undenkbar war.

Die Folge: Hellhäutige Menschen sind für ihren Hauttyp zu viel der Sonne ausgesetzt. Daher bekommen Australier häufiger Hautkrebs. Denn sie sind eigentlich Mitteleuropäer gewesen. Die „richtigen" Australier, die Aboriginies, sind dunkelhäutig.[31] Dunkle Haut schützt vor UV-Strahlung.

Zwar ist UV-Strahlung auch wichtig – beispielsweise für die Herstellung von Vitamin D –, in zu großen Mengen aber krebserregend. Daher sind die Menschen in Äquatornähe dunkelhäutig. Durch die Globalisierung leben einige von ihnen aber auch in weniger sonnenreichen Regionen, was bei ihnen zu *Vitamin-D-Mangel* führt. Das wiederum begünstigt auch die Tumorentstehung.[32]

So konnte Professor Pamela Goodwin aus Toronto erfolgreich nachweisen, wie eine Vitamin-D-Behandlung bei Mangel die Überlebensrate der Patienten steigert und die Metastasen-Wahrscheinlichkeit reduziert.[33] Wieder einmal macht die Dosis das Gift.

Hast du bis hierher aufmerksam gelesen, wird dir verständlich, dass Darmkrebs stark begünstigt wird durch schlechte Ernährung und Bewegungsmangel, Lungenkrebs in starkem Zusammenhang mit Belastungen der Luft steht und sich Hautkrebs meist durch ein Übermaß an UV-Strahlung bildet.

Warum aber ist **Brustkrebs** bei Frauen und **Prostatakrebs** bei Männern so häufig? Die Ursachenforschung ist hier noch nicht evidenzbasiert. Evolutionsmediziner, darunter Mel Greaves vom *Institute for Cancer Research* in London, erklären dies jedoch recht schlüssig wie folgt: Durch den heutigen Wohlstand, die längere Lebenserwartung, den Eingriff in den *Hormonhaushalt* (z. B. mithilfe der Pille) und weitere Faktoren haben „*wir eine reproduktive Lebensweise angenommen, an die wir aus historischer und genetischer Sicht schlecht angepasst sind*"[34]. So war die steinzeitliche Frau die meiste Zeit entweder schwanger, hat gestillt oder war körperlich sehr verausgabt beziehungsweise befand sich in einer Hungerzeit. All diese Faktoren führten zu einer geringeren Produktion von Geschlechtshormonen im Vergleich zur heutigen Frau und verhinderten somit häufiger den Eisprung.

Durch diesen biologischen Mechanismus war gewährleistet, dass Kinder nicht in Zeiten des Mangels zur Welt kamen. Auch Leistungssportlerinnen kennen dieses Phänomen: Ihre Blutung kann schon einmal ausbleiben. Kam die prähistorische Frau auf durchschnittlich 160 Regelblutungen, können es heutzutage über 450 werden.

Denn die moderne Frau wird seltener schwanger, stillt früher ab und schluckt oftmals zusätzlich Hormone durch die Pille. Bis zur

Menopause hat sie ein fast durchgehend unnatürlich hohes Östrogenlevel – und das erhöht das Krebsrisiko in der weiblichen Brust.

So befeuert das weibliche Geschlechtshormon das Wachstum der Drüsenzellen in der Pubertät und während der Schwangerschaft. Ebenso kann es aber auch „versehentlich" das Wachstum von Krebszellen anregen, die sonst durch programmierten Zelltod beseitigt worden wären.[35]

Hinzu kommt, dass junge Mädchen durch Bewegungsmangel und kohlenhydratreiche (Über-)Ernährung immer häufiger übergewichtig sind. Übergewicht aber signalisiert dem Körper, dass es sich um eine günstige Zeit für die Reproduktion, also für Schwangerschaften, handelt. Das hat zur Folge, dass Mädchen immer früher geschlechtsreif werden, weil sie früher mit vermehrter Östrogenproduktion beginnen. Abgesehen von Teenagerschwangerschaften steigt dadurch auch die Wahrscheinlichkeit, an Brust- oder Gebärmutterhalskrebs zu erkranken.

Vor diesem Hintergrund ist die Hormonersatztherapie gegen Wechseljahresbeschwerden mehr als fraglich. Natürlich ist das chronisch höhere Östrogenlevel nicht der einzige Risikofaktor, aber möglicherweise doch sehr ausschlaggebend. Denn weder bei Tieren noch in menschlichen Fossilien oder Mumien konnte eine auch nur annähernd gleich hohe Prozentzahl an Tumoren gefunden werden.[36]

Und auch beim Mann ist das Geschlechtshormon ein maßgeblicher Grund für das Entstehen von Prostatakrebs. So erkranken Männer mit Hodenverlust extrem selten an Prostatakrebs. Evolutionsmediziner vermuten, dass der Sexismus der Gesellschaft (alles wird mit Bildern von halbnackten Frauen verkauft) sowie Geschlechtsverkehr über das evolutionsbiologische Ende des Fortpflanzungsalters hinaus die Testosteronproduktion im Hoden unnatürlich hochtreibt.

Ob nun daraus schlussfolgernd Keuschheit beim Mann oder viele Schwangerschaften bei Frauen tatsächlich das Mittel der Wahl zur **Krebsprävention** sein sollte, ist allerdings fraglich. Glücklicherweise gibt es andere Methoden, mit denen sich Krebs vorbeugen beziehungsweise der Verlauf verbessern sowie Nebenwirkungen der „klassischen" Behandlungen reduzieren lassen.

Eine dieser Möglichkeiten untersuchte Melinda Irwin von der *Yale School of Medicine*. Sie analysierte die Krankengeschichte von 933 an Brustkrebs erkrankten Frauen in einem Zeitraum von zehn Jahren. Das Ergebnis: Wer sich nach der Krebsdiagnose mehr bewegte, lebte deutlich länger als die Bewegungsmuffel.[37]

Aufgrund mehrerer Studien mit dem gleichen Ergebnis bei verschiedenen Krebserkrankungen besteht die begründete Vermutung, dass Bewegung generell hilfreich bei Krebserkrankungen ist.[38] So reduziert Sport beispielsweise die Nebenwirkungen der klassischen Tumortherapie und schwächt die Symptome des oft damit einhergehenden und lange nachwirkenden Fatigue-Syndroms ab.[39] Auch hier geht es nicht um komplette körperliche Verausgabung, sondern um adäquate, dem eigenen Gesundheitszustand entsprechende Bewegung. Dabei zählt jeder Schritt!

Neben der Bewegung ist auch die Ernährung ein Schlüsselfaktor, um den *Verlauf* von Krebserkrankungen positiv zu beeinflussen. Eine Studie des *Dana-Farber Cancer Institute* in Boston untersuchte hierzu über 1000 Patienten mit Dickdarmkrebs, die konservativ mit Chemotherapie oder chirurgisch behandelt wurden, auf ihre Essgewohnheiten.[40]

Die Patienten, die wenig Obst und Gemüse, dafür viel rotes Fleisch, Süßigkeiten, raffiniertes Getreide und frittierte Kartoffeln aßen – sich also typisch westlich ernährten –, hatten eine dreieinhalb Mal höhere Rückfallrate ihres Krebses als Patienten, die überwiegend Obst, Gemüse, Geflügel und Fisch aßen.

Noch eindrücklicher wird die Bedeutung gesunder Ernährung bei Krebs durch die Ergebnisse einer Studie der *University of California* in San Francisco. Es wurden 30 Männer mit Prostatakrebs im *Frühstadium* untersucht, die auf die klassisch schulmedizinische Behandlung mit Chemo und Operation verzichteten.[41]

Die Ärzte verordneten ihnen täglich 30 Minuten Spaziergang, Meditation und eine gesunde, überwiegend pflanzliche Mischkost. Nach drei Monaten verglichen sie die Gewebeproben mit den Erstproben: Über 500 Genaktivitäten hatten sich geändert. Gene, deren Aktivität mit Entzündungen, Krebs und Herzkrankheiten in Verbindung stehen, wurden ausgeschaltet oder nach unten reguliert. Die Aktivität gesundheitsförderlicher Gene war gestärkt.

Diese Daten beweisen, dass ein allgemein gesunder Lebensstil äußerst förderlich bei der Krebstherapie ist. Umgekehrt besteht ein begründeter Verdacht, dass Tabakrauch, Alkohol und andere Drogen, Bewegungsmangel, Stress und psychische Leiden sowie ungesunde Ernährung die Tumorbildung ganz wesentlich beeinflussen. Das bestätigen auch die *Weltgesundheitsorganisation* und die *Harvard Medical School*. Daneben spielen häufig Umweltgifte und Viren wie beispielsweise die für Hepatitis und der Papillomavirus eine Rolle.[42]

Letztlich ist es die Kombination vieler Faktoren, die Zellen entarten und Krebs entstehen lässt. Und ist dieser erst einmal stärker fortgeschritten, sollte man schulmedizinische **Behandlungen** nicht stur ablehnen. Denn bei vielen Krebsarten wie Brust- oder Hautkrebs sind die Heilungschancen durch eine operative Entfernung des betroffenen Gewebes gut. Wo dies nicht ausreicht, kann auch die lokale Strahlenbehandlung oder die systemische Chemotherapie sinnvoll sein. Da beide Methoden mit starken Nebenwirkungen einhergehen und häufig dennoch nur niedrige Heilungschancen aufweisen, sind viele Betroffene offen für *alternative Behandlungen* und greifen daher verständlicherweise nach jedem Strohhalm.

Das Problem dabei: Viele werden so Opfer von wirklosen alternativen Behandlungsformen. Genannt sei an dieser Stelle nur die Ozontherapie. Hellhörig solltest du daher immer werden, wenn beispielsweise hohe Summen verlangt werden, in bar bezahlt werden soll oder Heilsversprechen gegeben werden – denn genau das können die meisten dieser Therapien nicht, was allerdings auch oft für die schulmedizinischen Therapien gilt.

Einige dieser alternativen Behandlungen können aber auch durchaus sinnvoll sein wie die Selen- oder Enzymtherapie, wie das *Institut zur wissenschaftlichen Evaluation naturheilkundlicher Verfahren* zu Köln bestätigt. Es rät allerdings, diese nur *begleitend* zu konservativen Therapien zu machen. Denn sie können den Verlauf zwar nachweislich positiv beeinflussen, vermögen in der Regel alleinig aber nicht zu heilen.[43]

Ratsuchenden empfehle ich die Publikation *Komplementäre Behandlungsmethoden bei Krebserkrankungen* von Prof. Dr. med. Josef Beuth.[44] Die Kliniken Essen-Mitte (KEM) zeigen, wie sich Schulmedizin und alternative Medizin effektiv ergänzen können. Sie kombinieren erfolgreich konservative Therapien mit alternativen Praktiken wie zum Beispiel Yoga, Qigong und Achtsamkeitsübungen und reduzieren so Nebenwirkungen und verbessern den Behandlungserfolg.

Dennoch gilt: Wer durch die schulmedizinische Behandlung seinen Krebs besiegt, aber nicht die *Ursachen* für die Erkrankung ausfindig macht und sein Leben dementsprechend verändert, riskiert einen Rückfall – und der ist meist noch schlimmer.

Eine weitere interessante Möglichkeit zur Prävention oder als begleitende Behandlung bei Krebs bietet das **Fasten**. Denn evolutionsbiologisch betrachtet, war der Mensch ständig Hungerperioden ausgesetzt. Erst mit Beginn des Ackerbaus und besonders der Industrialisierung entstand die heutige Überflussgesellschaft in den Industriestaaten.

Wirklichen Hunger verspüren nur die wenigsten von uns und nur sehr selten. Das ist problematisch, denn unser Körper ist noch immer auf die regelmäßige, zeitlich begrenzte Kalorienrestriktion eingrichtet und hat intelligente und für die Gesundheit vorteilhafte Prozesse entwickelt, damit umzugehen und diese Phasen zu überstehen.[45]

So schaltet der „hungrige Körper" in die bereits erwähnte Autophagie – eine Art Selbstverdauung – in Phasen des Mangels. Dabei handelt es sich um ein Recyclingprogramm, das kaputte Zellbestandteile und anderen „molekularen Müll" als Energiequelle nutzt und wiederverwertet – und somit „aufräumt". Auf diese Art und Weise werden auch (potenziell) krank machende Bakterien und Viren entsorgt. Dadurch verringert sich desgleichen das Risiko zahlreicher Krankheiten.[46]

Neben Kalorienrestriktion kann auch starke körperliche Ertüchtigung die Autophagie ankurbeln. Der moderne Mensch muss jedoch nur noch mit dem Finger über sein Handy wischen und kann sich so viele Pizzen bestellen, wie sein Konto hergibt, ohne sich auch nur ein Stück bewegen zu müssen. Die Folge: Der Aufräumtrupp arbeitet nur sehr selten und die Wahrscheinlichkeit, dass Zellfehler zu Tumoren führen, erhöht sich.[47]

Aus ersten Pilotstudien gibt es vielversprechende Hinweise, dass kurzfristiges Fasten begleitend zur Chemotherapie normale Zellen schützen und Tumorzellen anfälliger für die Behandlung machen kann.[48]

Denn beim Fasten schalten gesunde Zellen in einen Energiesparmodus um und verlangsamen die Zellteilung. Tumorzellen hingegen können ihren Stoffwechsel beim Fasten nicht anpassen und teilen sich im Vergleich zu den gesunden Zellen um ein Vielfaches schneller. Chemotherapie greift jedoch nur bei Zellteilung und trifft somit weniger gesunde Zellen. Die Nebenwirkungen scheinen dadurch häufig geringer zu sein.

Weitere Forschung ist allerdings nötig, insbesondere um Aussagen zu den unterschiedlichen Krebsarten und Behandlungen treffen zu können. Außerdem wird ausdrücklich davor gewarnt, in Eigenregie und ohne Aufsicht als Krebspatient zu fasten. So sind beispielsweise unterernährte Menschen meistens nicht dafür geeignet, da sie ohnehin wenig Reserven und einen geschwächten Stoffwechsel haben. Ebenfalls ungeeignet ist Fasten bei Schilddrüsenüberfunktion, bestimmten Krebsarten, ungeklärten Herzrhythmusstörungen, Geisteskrankheiten und bei Schwangerschaft beziehungsweise während der Stillzeit. Wenn dir das Fasten jedoch zusagt, könntest du beispielsweise mit einer eintägigen Kur pro Monat starten und alle sechs Stunden Gemüsesäfte mit Flohsamen zu dir nehmen. Aber auch das besprich bitte mit einem (Fasten-)Arzt.

Zu guter Letzt möchte ich noch den Wert von **sozialen Kontakten und Lebensfreude** hervorheben. Denn es ist nicht nur so, dass Einsamkeit zur Ausschüttung von Stresshormonen führt und somit indirekt Krankheiten wie Krebs befeuert. Durch das Fehlen von sozialem Austausch und Lebensfreude kommt es auch nur zu einer reduzierten Ausschüttung des Tumor-Nekrose-Faktors Alpha, der zur Krebsabwehr des Körpers gehört. So vermögen starke soziale Bindungen, die Überlebenszeit bei Krebs deutlich zu verlängern.[49]

Eine Studie an Brustkrebserkrankten konnte sogar zeigen, dass diese, wenn es ihnen gelang, ihre sozialen Bindungen während der Erkrankung zu verbessern, eine um bis zu 70 Prozent höhere Überlebenswahrscheinlichkeit hatten.[50] Der Grund dafür ist vermutlich, dass Liebe, soziale Unterstützung und körperlich angenehme Berührungen die Hormonausschüttung von Dopamin, Oxytocin, Serotonin und Endorphin signifikant erhöhen.[51] Diese Hormone wirken unterstützend auf dein Immunsystem, reduzieren Entzündungen und erhöhen die Produktion von T-Helfer- und T-Killerzellen im Blut.[52]

Deshalb: Begib dich nach draußen, unternimm Dinge, lerne Neues und genieße jeden Atemzug und rate das auch deinen erkrankten Angehörigen!

Egal, ob du bereits Krebs hast oder dich effektiv davor schützen willst, es gilt, die Grundprinzipien eines gesunden Lebensstils zu pflegen. Doch sei dir dabei bewusst, dass selbst das Vermeiden jeglichen Risikos nicht zu 100 Prozent vor der Krankheit schützt. So sollten deine Erkenntnisse aus diesem Buch keinesfalls in Askese münden. Denn was nützt alle „gesunde" Einschränkung, wenn du dabei Stress empfindest. Du musst selbst entscheiden, welche Maßnahmen in deinem Leben sinnvoll sein könnten und welche Lebensänderungen du zu tragen bereit bist.

Psychische Leiden

„Das ist der größte Fehler bei der Behandlung von Krankheiten: dass es Ärzte für den Körper und Ärzte für die Psyche gibt, wo beides doch nicht voneinander getrennt werden kann."
– Platon, griechischer Philosoph

Ich bin kein Psychologe und auch kein Psychotherapeut. Aber mich interessiert, was und warum sich manches in meinem Inneren, in meiner Seele genau so abspielt, warum sich andere Menschen so und nicht anders verhalten, was meine Freunde und Angehörigen bedrückt und vieles mehr. Ich habe selbst schwere, konfliktreiche Zeiten hinter mir; mein Selbstbewusstsein, mein Selbstwertgefühl hatten lange darunter gelitten. Diese Lebensphase habe ich allerdings überwunden.

Eine für mich äußerst wichtige „Methode" war – und ist es auch jetzt noch – die Aneignung von Wissen nicht nur über gesunde Ernährung, Bedeutung von täglicher Bewegung, über Wesen und Hintergründe bestimmter Zivilisationskrankheiten, sondern auch über Ursachen, Zusammenhänge und Wirkungen meiner Gefühle, Gedanken und Verhaltensweisen. Denn letztlich ist alles gesundheitsförderliche oder -schädliche Verhalten das Ergebnis der eigenen Gedanken. Aber lass uns zuerst einmal den Ist-Zustand betrachten.

Laut der *Deutschen Gesellschaft für Psychiatrie und Psychotherapie, Psychosomatik und Nervenheilkunde* ist mehr als jeder vierte Deutsche einmal im Jahr psychisch krank. Angststörungen, Depressionen und Burn-out sind dabei die Spitzenreiter in der Rangliste der psychischen Leiden. Sie sind nicht nur zweithäufigste Ursache für Krankheitstage, sondern sogar die Hauptursache für Frühverrentungen – mit jährlich steigenden Zahlen.[1]

So hat sich der Absatz von Antidepressiva laut dem Gesundheitsbericht der *Techniker Krankenkasse* zwischen 2007 und 2017 und einem Bericht der OECD verdoppelt.[2] Aber selbst derjenige, der lediglich traurig ist, Kummer oder Sorgen hat, greift immer häufiger zu Psychopharmaka beziehungsweise bekommt sie verordnet – entweder aus Angst, sich seinen Problemen zu stellen, oder weil er tatsächlich glaubt, psychischer Schmerz sei eine behandlungsbedürftige Krankheit.

Das zumindest will uns das Krankensystem weismachen und hat für jede noch so natürliche Stimmungsschwankung einen Krankheitsnamen erfunden – natürlich mit passenden Medikamenten zur Behandlung. Studien, die jedoch zeigen, dass manche Antidepressiva bei 90 Prozent der Patienten nicht besser wirken als Placebos, erreichen kaum die öffentliche Aufmerksamkeit.[3]

Die verblüffende Placebo-Wirkung wird auch an diesem Beispiel deutlich: In einer Studie haben Ärzte schwangeren Frauen erzählt, sie bekämen ein wirksames Mittel gegen ihre Übelkeit. Die Wirkung wurde als sehr gut bewertet. Tatsächlich aber erhielten sie ein

Brechmittel. Die pharmakologische Wirkung wurde allein durch die Kraft der Überzeugung und der Gedanken somit sogar ins Gegenteil verkehrt. In der Placebo-Forschung findet man mittlerweile einige Beispiele wie diese.[4]

> *„Es ist der Geist, der sich den Körper baut."*
> – Friedrich Schiller, deutscher Arzt und Dichter

Zwar vermag manche Medizin tatsächlich kurzzeitig die Stimmung zu heben. Das zugrunde liegende Problem aber bleibt selbstverständlich davon unberührt und schmerzt nach Abklingen der medizinischen Betäubung umso mehr. Denn Tabletten verbessern weder das Herbstwetter, noch machen sie geliebte Menschen wieder lebendig oder lösen Beziehungsprobleme.

Eine gesunde Psyche kann einerseits mit diesen Schwierigkeiten des Lebens umgehen, kann andererseits aber auch intensiv genießen, ebenso wie vorübergehend trauern. Schmerz – ob körperlich oder seelisch – ist nicht per se eine Krankheit, sondern gehört zum Leben dazu.

Leider aber klagen zunehmend mehr Erwachsene und selbst viele Schüler über Leistungsdruck, chronische Erschöpfung, Motivationslosigkeit und depressive Verstimmung.

> *„Kinder bekommen Depressionen und können nicht mehr rückwärtslaufen. Wo endet das? Mit dem Fötus, der Nägel kaut?"*
> – Hagen Rether, deutscher Kabarettist

Wer aus diesen extremen Stimmungslagen nicht selbst herausfindet, riskiert tatsächlich, irgendwann psychisch krank zu werden, und ihm ist gut geraten, sich um externe Hilfe zu bemühen. **Doch was passiert dabei eigentlich im Gehirn?** Hierzu hilft uns wieder einmal der Blick in die Menschheitswerdung.

Über 650 Millionen Jahre benötigte die Evolution, um aus einfachen Nervensystemen – wie beispielsweise bei Quallen – unser menschliches Gehirn zu entwickeln. Zuerst entstand dabei das sogenannte Urgehirn (auch limbisches System genannt), das uns und allen

Säugetieren gemeinsam ist. Es ist wesentlich simpler strukturiert als das restliche Gehirn und kann dadurch Informationen schneller verarbeiten. Genau das nämlich war und ist seine überlebenswichtige Funktion – sowohl bei einem Bärenangriff als auch bei einem viel zu schnellen Fahrzeug, das auf einen zukommt: Das limbische System erkennt die potenzielle Gefahr und löst eine Stressreaktion im Körper aus.

Noch bevor wir realisiert haben, was uns bedroht, schlägt unser Herz schneller, sind unsere Muskeln stark durchblutet, unsere Pupillen geweitet, unsere Aufmerksamkeit auf die Gefahr gerichtet und unser Atem beschleunigt. Erst verzögert hat der Neokortex – die evolutionär gesehen jüngere Hirnschicht – den äußeren Reiz bewertet und ein spürbares Gefühl im Bewusstsein erzeugt: zum Beispiel Angst, Trauer, aber auch Freude, Lust und alle weiteren Emotionen.

Das limbische System ermöglicht unter anderem also reflexartige, unbewusste Reaktionen im Körper zum Schutz vor äußeren Gefahren. Durch seine schnelle Informationsverarbeitung kann es aber auch passieren, dass es ein Stück Holz am Waldrand mit einer Schlange verwechselt und „fehlerhaft" Alarm schlägt. Deshalb meldet der Neokortex seine darauffolgende Bewertung zurück und kann damit die Stressreaktion wieder abschalten (puh, doch nur ein Stück Holz!) oder aber beibehalten beziehungsweise verstärken (oh nein, eine hungrige Riesenpython!).

Problematisch wird es, wenn der Neokortex keine Entwarnung gibt oder geben kann und unser Körper somit im Dauerstress ist. Neben äußeren Reizen – wie hohes Arbeitspensum, ein wild gewordenes Mammut oder ein schreiendes Kind – sind vor allem unbefriedigte psychologische Bedürfnisse und ein unzureichend trainierter Verstand der Grund für eine Übererregung des Neokortex, der daraufhin ständig Alarmsignale sendet.[5] Denn dann drohen früher oder später all die negativen Folgen wie chronische Verspannungen, Bluthochdruck, Stoffwechselstörungen bis hin zum Burn-out, Organversagen und Tod.

Doch wie kann all das überhaupt sein in einem Land wie Deutschland? Einem Land mit solidarischen Sozialversicherungen, billigen Gütern im Überfluss und über 13.000 Psychiatern? Der Gund dafür ist, dass unsere Gesellschaft sich viel zu oft auf das Problem fokussiert – den psychisch Leidenden – und an den falschen Stellen herumdoktert.

Wodurch zeichnet sich ein psychisch Gesunder eigentlich aus? Die simple Antwort lautet: Er hat noch all die Gestaltungslust, Zuversicht, Offenheit, Beziehungsfähigkeit, Entdecker- und Lebensfreude und all das tiefe Vertrauen in das Leben, mit dem das Kleinkind die Welt erforscht und sich für sie begeistert. Er ist in Harmonie, in Kohärenz mit sich selbst, der Natur und der Welt. Die Psychologin Stefanie Stahl bezeichnet die stabile Fähigkeit, mit der Welt und all ihren Hürden klarzukommen, in ihrem sehr zu empfehlenden Bestseller *Das Kind in dir muss Heimat finden* als festes *Urvertrauen* in sich und die Welt.

Die Frage muss also lauten: Was hat diese anfängliche Begeisterung, dieses Urvertrauen geraubt? Warum sind das Lachen und das Funkeln in den Augen verschwunden? Die Hirnfoschung weiß heute, dass es im Allgemeinen nicht an den Genen oder etwa am Gehirn liegt. Denn dieses ist bis ins höchste Alter unglaublich anpassungsfähig, sodass selbst ein Greis, wenn er sich in eine hübsche Chinesin verliebt, noch Chinesisch lernen und seine Lebensfreude und Gestaltungslust wiedergewinnen kann.[6] Erst die Begeisterung für etwas veranlasst das Gehirn zu erstaunlichen Umstrukturierungsprozessen.

Ihren Beginn hat diese Strukturierung bereits ganz am Anfang des Lebens – im Mutterleib. Sobald die Organe die ersten Impulse senden oder die Gliedmaßen zu zucken anfangen, lernt das Hirn seinen eigenen Körper kennen. Es lernt, ihn zu steuern und dafür zu sorgen, dass er ordnungsgemäß funktioniert und dass es einem gut geht.[7] Nach der Geburt entwickeln sich die Gehirnstrukturen dann nicht mehr vordergründig aus der Beziehung zum eigenen Körper, sondern durch die Beziehungen in der Außenwelt mit für einen selbst wichtigen Bezugspersonen und Phänomenen, die erlebt, gestaltet oder auch ertragen werden müssen.

Und jedes Mal, wenn wir uns dabei für etwas begeistern – sei es, wir begreifen, dass man mit dem Arm etwas anfassen kann, die Mutti uns anlächelt oder uns etwas gelingt –, wird das emotionale Zentrum im Gehirn aktiviert. Daraufhin schüttet es neuroplastische Botenstoffe aus, die wie Dünger die Verbindungen in unserem Gehirn, die Synapsen, bilden und verstärken, wie der Hirnforscher Professor Gerald Hüther es trefflich bezeichnet.[8]

Deshalb erinnert man sich an den Namen seiner ersten großen Liebe, aber eher nicht an die binomische Formel – außer man war in die Mathelehrerin verknallt. Denn diese Botenstoffe werden nur ausgeschüttet, wenn einem „was unter die Haut geht", besonders dann, wenn man sich für etwas begeistert.

Lernprozesse funktionieren deshalb eher schlecht, wenn dir jemand erzählt, wie etwas geht, aber besser, wenn du selbst eine neue Erfahrung machst und dabei Begeisterung empfindest. Was dich allerdings nicht berührt, also emotional nicht aktiviert, das führt auch nur schlecht zu neuen Verbindungen in deinem Gehirn und wird deshalb auch schnell wieder vergessen.

Kleine Zwischenübung für deine psychische Gesundheit:

Denke über folgende Frage nach: Welche Personen haben dein Leben maßgeblich positiv beeinflusst? Bei mir war es ein Klassenkamerad in der Grundschule, der mich beim Fußballspielen in der Pause darin bestärkte, dass ich mit zum Vereinstraining kommen sollte. Seitdem ging es mit meinem Selbstbewusstsein stetig bergauf. Wer war es bei dir? Vielleicht fallen dir auch mehrere Personen ein. Such dir mindestens eine Person heraus und ruf sie an und bedanke dich. Wenn dir das unangenehm ist, kannst du ihr auch einen Brief schreiben und deine Dankbarkeit auf diesem Wege ausdrücken. Du wirst erstaunt sein, welch positive Wirkung das auf die andere Person und auf dich selbst haben wird. Eine ähnliche Wirkung stellt sich ein, wenn du dich bei einer Person entschuldigst, der du einmal Unrecht getan hast.

Die beiden prägendsten Erfahrungen machen wir bereits im Mutterleib. Sie begleiten uns unser Leben lang und sind als **psychologische Grundbedürfnisse** essenziell für unsere mentale Gesundheit.[9]

Die eine Erfahrung ist, dass wir innig mit einem anderen Menschen sowohl emotional als auch physisch verbunden sind (mit der Mutter). Diese tiefe *Verbundenheit*serfahrung entwickelt sich dann zu einer Erwartungshaltung, die sich bereits im Mutterleib im Gehirn festschreibt. Deshalb wird ein jeder mit einem Urvertrauen und dem Bedürfnis geboren dazuzugehören, sich mit anderen Menschen verbunden zu fühlen und Geborgenheit zu erfahren.

> *„Früchte reifen durch die Sonne, Menschen reifen durch die Liebe."*
>
> – Julius Langbehn, deutscher Schriftsteller, Kulturkritiker und Philosoph

Liebe und Zuwendung sind deshalb vor allem in den ersten Lebensjahren entscheidende Faktoren für die psychische Gesundheit eines Menschen. Das ist übrigens bei den meisten Säugetieren so. Und je länger ein Lebewesen abhängig von elterlicher Fürsorge ist, desto anfälliger ist es für Störungen in dieser Beziehung.

Da verwundert es nicht, dass entspannte Mütter deutlich weniger Frühgeburten erfahren und kräftigere Kinder zur Welt bringen als solche, die gestresst waren während der Schwangerschaft.[10] Dass Zuwendung aber auch in der späteren Kindheitsentwicklung wichtig ist, zeigt eine Studie, die feststellte, dass die Dauer des Fernsehkonsums im Kindesalter mit dem Risiko, als Erwachsener kriminell zu werden, steigt.[11]

Seit Beginn der menschlichen Entwicklung sind Verbundenheit und Zusammenhalt essenziell für die erfolgreiche Reproduktion. Erst die Kooperation machte uns zur mächtigsten Spezies des Planeten. Genau hier liegen die wahren Kosten unseres großen Gehirnvolumens: Wir sind als Menschen zum Miteinander gezwungen, um zu überleben. Deshalb haben sich Sprache und Empathie entwickelt, um eben diese Kooperation zu ermöglichen. Und deshalb sind Kooperation und

Verbundenheit ein archaisches Grundbedürfnis. Niemand kann allein überleben.

Die zweite vorgeburtliche Erfahrung ist das *Wachstum*. Mit der Entstehung als Embryo ist dieser jeden Tag – sowohl körperlich als auch mental – etwas (über sich hinaus) gewachsen. Schritt für Schritt hat der Heranwachsende, erst als Baby und später als Kleindkind und Jugendlicher, sich Kompetenzen angeeignet und wurde autonomer, also frei.

Die zwei psychologischen Grundbedürfnisse sind demnach Verbundenheit und Wachstum. Das sind Grundbedürfnisse, die – wie jeder schon erlebt hat – leider sehr oft nicht erfüllt werden können, vor allem in unserer heutigen Welt.

Wenn der Einzelne von den Eltern, den Lehrern oder dem Chef ständig belehrt wird – er also nicht frei in seinem persönlichen Wachstum ist – oder er von Mitschülern gemobbt wird, von der ersten Liebe enttäuscht ist oder von Freunden im Stich gelassen wird, werden diese Grundbedürfnisse zutiefst erschüttert. Dadurch wird das Frontalhirn übererregt und blockiert jeden klaren Gedanken, jedes erworbene handlungsleitende Denken und Fühlen.

Je häufiger oder extremer solche emotional erschütternden Erfahrungen sind, desto übererregter wird dieser Bereich im Gehirn und überträgt sich auch auf tiefer liegende Strukturen, wodurch nun auch die Regulation der Körperfunktionen gestört wird.[12]

Das nennen Mediziner dann Psychosomatik: Wenn psychisches Leid zu körperlichen Beschwerden führt – wie beispielsweise Bluthochdruck, Herzrasen, Angstattacken mit Schweißausbrüchen, Stoffwechselstörungen, Darmbeschwerden etc.

Es sind die in der frühen Kindheit durch die Bezugspersonen gebildeten **Glaubenssätze und Wertvorstellungen**, die unser ganzes späteres Leben prägen. Sind sie eher positiv, wie zum Beispiel „Ich bin gut so, wie ich bin" oder „Ich darf Fehler machen", dann bleibt unser Urvertrauen erhalten und wir können besser mit schwierigen Situationen umgehen. Sind sie jedoch eher negativ, im Sinne von „ich darf keine Fehler machen" oder „du musst dich anpassen", fällt es Menschen wesentlich schwerer, ein psychisch stabiles Leben zu führen.

Aus diesem Grund sind psychische Kindheitsleiden die Haupt-verursacher für einen ungesunden Lebensstil und für ein auffälliges Verhalten. Besonders eindrucksvoll belegt das die *Adverse Childhood Experience Study* (ACE) von 2015. Die Forscher befragten 17.500 Erwachsene bezüglich schlechter Kindheitserfahrungen. Darunter fallen körperlicher, emotionaler oder sexueller Missbrauch, körperliche oder seelische Vernachlässigung, psychische Störungen, Substanz-missbrauch oder Inhaftierung der Eltern, Trennung oder Scheidung der Eltern sowie häusliche Gewalt.

Jeder zutreffende Faktor ergibt einen Punkt im sogenannten ACE-Wert. Das Ergebnis: Unfassbare 67 Prozent der Bevölkerung erlebten wenigstens ein traumatisches Ereignis in ihrer Kindheit. Jeder Achte hatte sogar vier oder mehr dieser Erfahrungen. Anschließend vergli-chen die Wissenschaftler diesen Wert mit dem Gesundheitszustand. So ist die Wahrscheinlichkeit für chronische Lungenerkrankungen bei Per-sonen mit einem ACE-Wert von vier 2,5-mal größer als bei jemandem mit einem ACE-Wert von null. Das Risiko für Hepatitis ist ebenfalls 2,5-mal höher, jenes für Depressionen ist sogar 4,5-mal wahrscheinlicher. Das Selbstmordrisiko ist erschreckende 12-mal größer.[13]

Nun könnte man denken, es sei logisch, dass man mit einer schlechten Kindheit eher zu ungesundem Verhalten neigt, raucht und trinkt oder Ähnliches. Genau das ist auch der Punkt: Traumatische Kindheitserlebnisse sind *der* Grund, warum Menschen sich selbst und anderen mit ihrem Verhalten schaden, und ich behaupte sogar der Hauptgrund für die meisten Auseinandersetzungen und Kriege.

So weiß die Wissenschaft heute, wie solche negativen Erfahrun-gen den Nucleus accumbens beeinflussen – das Belohnungszentrum, das für die Entstehung von Süchten verantwortlich ist. Außerdem hemmen die einschneidenden Erlebnisse den Präfrontalen Cortex, der für Impulskontrolle und Lernfähigkeit wichtig ist. In MRT-Bildern konnte man außerdem messbare Unterschiede in der Amygdala – einer Art Angstzentrum im Gehirn – sehen.

Insbesondere Kinderhirne reagieren noch besonders sensibel auf Stress, weshalb Traumata die Hypothalamus-Hypophysen-Nebennie-ren-Achse dauerhaft sensibilisieren. Dadurch sind solche Menschen ihr Leben lang anfälliger für Stress und haben ein geschwächtes Immunsystem, sind also anfälliger für Stoffwechselstörungen, Allergien, Autoimmunerkrankungen und Krebs. Auch Potenzialentfaltung ist so nur noch erschwert möglich.

Frühkindlich entwickelte negative Glaubenssätze sorgen aber nicht nur für spätere körperliche Leiden, sondern sind auch die Ursache fast aller gestörten zwischenmenschlichen Beziehungen. Die renommierte Psychologin Stefanie Stahl spricht dabei von unserem Schattenkind, das uns daran hindert, Situationen und Gefühle aus der objektiven Erwachsenensicht, also uns selbst von außen, zu betrachten.

Mussten wir als kleines Kind zum Beispiel immer artig, lieb, tapfer und gefolgsam sein und durften keine Fehler machen, um Liebe und Anerkennung zu erhalten, werden sich diese Erfahrungen als negative Glaubenssätze im Sinne von „Ich muss mich anpassen", „Ich muss alles perfekt machen" oder „Ich darf keine Gefühle zeigen" im Gehirn tief verwurzeln. Mit solchen Prägungen wird es einem schwerfallen, sich selbst zu genügen und zufrieden zu sein, sich oder andere zu loben. Man neigt vermutlich zu Kontrollzwang, verausgabt sich unnötig und versucht ständig, nur die – teils vermeintlichen – Erwartungen anderer zu erfüllen, statt sich selbst zu entdecken und nach den eigenen tatsächlichen Werten zu leben. Man ist also nicht authentisch und schlüpft in Masken, um Anerkennung zu erhalten.

Das Resultat von solchen traumatischen Kindheitserfahrungen ist – sofern man nicht gelernt hat, damit umzugehen –, dass man auf alte, tief verwurzelte Muster statt auf kreative Lösungswege zurückgreift: Türen knallen, Schreien, Weinen oder was sonst noch so aus der Kindheit wachgerufen wird. Denn psychisches Leid erregt dieselben(!) Hirnareale wie physischer Schmerz.[14]

Diese psychischen Grundbedürfnisse sind genauso existenziell für uns wie Luft und Nahrung. Deshalb tut es weh, wenn man ausgeschlossen wird. Mobbing oder Erniedrigung fühlen sich daher genauso an wie eine Tracht Prügel – nur mit weinendem statt blauem Auge. Und deshalb muss man sich auch nicht wundern, wenn solch ein Mensch dann irgendwann einmal zurückschlägt – vermutlich nicht mit Worten.

Genauso schmerzhaft ist es beispielsweise auch schon für Kinder, wenn sie etwas bauen, entdecken, gestalten oder zeigen wollen, aber nicht beachtet oder nicht gewertschätzt werden, oder dies und jenes nicht machen sollen. Und die einzige Lösung, die Kinder dann haben, ist, dass sie aufhören mit dem Bauen, Entdecken, mit der Begeisterung für die Welt und dergestalt zu *leidenschaftslosen Pflichterfüllern* werden, wie es der Hirnforscher Gerald Hüther treffend formuliert. Wenn du dich tiefer gehend mit dem Zusammenhang von Erziehung und Beziehung zum eigenen Kind beschäftigen möchtest, empfehle ich dir das Buch *Das gewünschteste Wunschkind aller Zeiten treibt mich in den Wahnsinn: Der entspannte Weg durch Trotzphasen* von Danielle Graf und Katja Seide.

Und tut man nichts dafür, dass diese emotionalen Grundbedürfnisse – zumindest teilweise – wieder erfüllt werden, zieht der Körper irgendwann, spätestens nach einigen Jahrzehnten, die Notbremse. Denn sonst würden wir durch den Dauerstress im Körper an Bluthochdruck und Co. sterben.

Diese Schutzreaktion des Körpers nennen wir dann Depression und Burn-out. Dann geht nichts mehr. Dann zwingt uns der Körper, Dinge anders zu machen, anders zu denken, anders zu leben, anders mit sich und der Umwelt umzugehen. Psychische Leiden sind daher keine bösen Krankheiten, sondern wichtige Alarmhinweise für einen selbst, dass man sein Leben und insbesondere seine Gedanken positiv verändern muss – sonst „beißt man ins Gras".

Bei vielen Menschen kommt es vorher jedoch noch zu einem Zwischenschritt. Wenn einem lange genug jemand vermittelt oder direkt sagt, man sei zu blöd, zu hässlich, zu unfähig, nicht liebenswert, böse oder sonst etwas, dann kann man seine Erwartung an die Außenwelt so ändern, dass man von sich genau das denkt, nämlich zu blöd, zu hässlich und so weiter zu sein.

Das ist dann zwar immer noch nicht schön, aber eben nicht mehr irritierend für das Gehirn. Dann stimmen Erwartung (ich bin blöd) und Umwelt (du bist blöd) überein und das brennt sich regelrecht ins Hirn ein. Oder aber man behandelt seine Mitmenschen ebenso entwürdigend – für ein kleines bisschen Erhabenheits- oder

Machtgefühl. Die eigentlichen Bedürfnisse werden jedoch so oder so nicht gestillt.

Wenn man aber diese Glückseligkeit, dieses Wohlbefinden – wenn etwas gelingt, man dazugehört, man geliebt wird – nicht empfindet, sucht man sich **Ersatzbefriedigungen**: Einkaufen, Fernsehen, Alkohol, Drogen, große Häuser, dicke Autos ... oder andere der unzählig vielen meist materiellen Ersatzbefriedigungen. Nur sind diese Glücksempfindungen zwangsweise von sehr kurzer Dauer. Deshalb konsumieren wir so viele eigentlich unnötige Dinge. Die Ersatzbefriedigung wird regelrecht zur Sucht.

> *„Viele Menschen kaufen Dinge, die sie nicht brauchen, um Leute zu beeindrucken, die sie nicht mögen, mit Geld, das sie nicht haben."*
>
> – In Anlehnung an Walter Slezak

Wie Forschungen zeigen, machen aber weder das Kaufen von Sachen noch das Konsumieren von Drogen süchtig. Natürlich sind in klassischen Drogen suchtfördernde Stoffe enthalten. Sind die psychologischen Grundbedürfnisse jedoch weitestgehend erfüllt, ist unser Gehirn für diese Suchtstoffe nicht empfänglich.

Der kanadische Psychologe Bruce K. Alexander verglich hierzu den freiwilligen Drogenkonsum von isolierten, unglücklichen Ratten in Käfigen mit Ratten, die vergleichsweise in einem Rattenparadies lebten – mit bunten Bällen, Tunneln und vielen Freunden, mit denen sie spielen oder Sex haben konnten. Beiden Rattengruppen standen Leitungswasser und mit Morphin versetztes Wasser zur Auswahl.

Das Ergebnis: Die Rattenmännchen unter den schlechten Bedingungen nahmen 19 Mal mehr Morphin-Wasser zu sich als ihre Artgenossen im „Rattenparadies".[15] Untersuchungen an Menschen bestätigen, dass nicht die Droge alleinig, sondern nur in Kombination mit schlechten Lebensbedingungen zu Sucht führt.[16]

Eindrucksvoll war das an den US-Soldaten im Vietnam-Krieg 1971 zu beobachten. Unglaubliche 20 Prozent waren unter den jahrelangen und traumatisierenden Kriegseinsätzen heroinsüchtig geworden.[17] Man befürchtete einen dramatischen Anstieg an Drogensüchtigen bei ihrer Rückkehr. Verblüffenderweise jedoch besiegten neun von zehn Soldaten ihre Drogensucht quasi über Nacht – vermutlich weil ihre psychischen Grundbedürfnisse (zumindest teilweise) wieder erfüllt waren.[18]

Große Teile der Wirtschaft würden zusammenbrechen, wenn die Mehrheit der Menschen von innen heraus glücklich wäre, wenn also ihre psychischen Grundbedürfnisse vollends oder zumindest größtenteils befriedigt wären. Dann bräuchte der Mensch nicht mehr so viel, sondern nur noch das, was sein Leben bereichert.

Und weil der ganze Rest eben nur aus *Ersatz*befriedigungen besteht – weil man das, was man eigentlich braucht, nicht bekommt –, wird man von diesem Ersatz auch nicht satt. Man braucht also immer wieder das neueste Smartphone, die neueste Mode, noch ein Schnäppchen (um zu sparen?) und „wirft sein Geld zum Fenster raus".

Was sich dabei fast niemand fragt: *„Bin ich bereit, für dieses oder jenes Produkt so und so lange zu arbeiten?"* Wäre es nicht viel schöner, du müsstest weniger (für Geld) arbeiten und hättest so mehr Zeit, für das, was du eigentlich brauchst: nämlich gemeinsame Momente und Erfahrungen mit liebenswerten Menschen (Verbundenheit) und Beschäftigung mit deinen persönlichen Interessen (Wachstum)?

Genau solche Fragen stellen sich aber *die* Menschen, die trotz derselben (teilweise schrecklichen) Umwelt psychisch gesund sind, sich nicht unterkriegen lassen und resilient sind. Diese Menschen ziehen ihre Widerstandskraft gegen noch so große Schwierigkeiten des Lebens aus der Erfahrung, dass es ihnen immer wieder gelungen ist, Verbindungen zu Menschen oder Gruppen aufzubauen oder sie selbst an Aufgaben gewachsen sind. Sie konnten also einen Großteil ihrer psychischen Grundbedürfnisse befriedigen.

Ihnen ist es gelungen, trotz aller Gegenwinde in dieser oftmals kaputten und sinnlos erscheinenden Welt ihre Gestaltungslust und Begeisterung zu bewahren und ein Gefühl der Sinnhaftigkeit und der Bedeutsamkeit ihrer selbst zu entwickeln.

Der Grund, warum Menschen also psychisch krank werden, besteht nicht darin, dass ihr Gehirn fehlerhaft arbeitet. Sie werden krank, weil wir in einer Welt leben, wo wir alle wissen, wie diese sein sollte, es vielen aufgrund ihrer Erfahrungen und Glaubenssätze aber unendlich schwerfällt, in lebendigen Beziehungen zu anderen Menschen genau so zu sein, wie sie sich es selbst wünschen würden.

Wenn wir diesen seelischen Leiden als Gesellschaft effektiv vorbeugen wollten, bräuchten wir demnach nicht noch mehr Psychopharmaka oder psychiatrische Kliniken. Wir bräuchten eine andere *Beziehungskultur*: eine Kultur, die nicht die Ellenbogenmentalität fördert und nicht den mit den stärksten Ellenbogen gewinnen lässt. Notwendig wäre eine Kultur, die eben diese beiden psychischen Grundbedürfnisse von Verbundenheit (Liebe, Zugehörigkeit, Vertrauen, Unterstützung) und Wachstum (Freiheit, Potenzialentfaltung, Autonomie) begünstigt.

Doch dafür wäre ein radikaler gesellschaftlicher Wandel vonnöten, der sicherlich noch einige Jahre, Jahrzehnte oder gar Jahrhunderte auf sich warten lassen wird. **Was also tun**, wenn man sich selbst oder Angehörige in einer tiefen Abwärtsspirale vorfindet und keinen Halt mehr in dieser Welt verspürt – wenn man also psychisch stark leidet?

So logisch und einfach die Antwort darauf auch ist: Für Betroffene sind die folgenden Schritte schwer zu gehen: Man muss sich *erstens* mit sich selbst und seiner Vergangenheit beschäftigen, sich fragen, welche Erfahrungen und Glaubenssätze einen immer wieder in ähnlicher Art und Weise auf alltägliche Hürden reagieren lassen.

Zweitens muss man gemeinsam mit anderen etwas verfolgen, etwas angehen, etwas gemeinsam erfahren. Erfahren, wie es ist, wieder verbunden zu sein und gleichzeitig zu wachsen – zum Beispiel in Vereinen, Kursen, Veranstaltungen oder Gruppen. Wichtig ist, dass man Freude und Begeisterung empfindet oder wieder lernt zu empfinden und Gemeinschaft nur in dem Maße sucht, wie es einem guttut. Man sollte sich dabei zwar grundsätzlich zu nichts zwingen, gelegentlich aber einen Ruck geben, etwas Neues auszuprobieren. Das kann nicht schaden – insbesondere mit dem Hintergedanken, dass man es jederzeit wieder beenden kann.

Damit du verstehst, warum das so wichtig ist, hilft wieder einmal der Blick in die Vergangenheit. Denn dieses *gemeinsame* Tun, Erleben und Erfahren ist erst seit wenigen Jahrzehnten in den Hintergrund geraten. Noch vor einer Generation war es für die meisten Menschen von existenzieller Bedeutung, beispielsweise gemeinsam das Feld zu bestellen oder Holz zu beschaffen. Sonst wäre man schlicht und ergreifend verhungert und erfroren.

In einer Welt, in der ein Fingerwisch für das Bestellen einer Familienpizza ausreicht und in der lieber gechattet oder online gespielt wird, statt in der Realität Zeit miteinander zu verbringen, ist diese Verbundenheit zwar nicht mehr existenziell auf physischer Ebene, aber eben noch immer auf psychischer. Doch statt einladend, ermutigend und kooperativ zu sein, sind viele Menschen heute abwertend, abweisend und egoistisch. Dies sind sie aber nicht etwa aufgrund ihres – scheinbar angeborenen – Charakters, sondern weil sie selbst schmerzliche Erfahrungen machen mussten. Denn diese haben sich im Frontalhirn fest verankert und die Betroffenen zu dem werden lassen, was sie heute sind – meist aus Schutz vor noch mehr eigener Enttäuschung.

Und dann wird auch klar, dass, wenn jemand sagt „Du bist doof", er eigentlich meint „Ich wurde doof behandelt". Menschen, deren psychologische Grundbedürfnisse erfüllt sind, werden dich psychisch auch nicht verletzen. Denn diese Menschen sind empathisch, einladend und ermutigend und sie werden dir nicht ihre Meinung aufzwängen.

Anstatt sich mit genau diesen Ursachen zu beschäftigen – und den Betroffenen dabei zu helfen, ihre Grundbedürfnisse zu erfüllen und die negativ verankerten Erfahrungen mit positiven zu überlagern –, diagnostiziert man bei ihnen eine vermeintlich psychische Erkrankung und verschreibt ihnen entsprechende Medikamente.

Zwar vermögen einige von diesen Medikamenten tatsächlich die Stimmung zeitweise durch biochemische Tricks künstlich zu heben, doch bekämpfen sie die Ursache nicht. Genau das müsste man aber tun, nachdem man – genialerweise – mit der Abkürzung in Gestalt der Tablette den Menschen wieder in einen Zustand versetzt hat, in dem er überhaupt in der Lage ist, neue Erfahrungen zu machen und zuzulassen.

Leider jedoch passiert das nur sehr selten. Daher möchte ich im Folgenden darauf eingehen, was du für dich tun kannst, um aus einer Phase psychischen Leidens wieder herauszukommen beziehungsweise ihr vorzubeugen – also wie du deine emotionale Widerstandskraft (Resilienz) stärken kannst. Dafür werden wir genauer auf dein Innen- und Außenleben eingehen.

> ### Eine Zwischenübung für deine psychische Gesundheit:
>
> Was ist im Moment deine größte Sorge? Stell dir vor, es wäre nicht deine Sorge, sondern die deines besten Freundes. Was würdest du ihm raten?
>
> Dieser gedankliche Rollentausch kann dir bei großen Sorgen helfen, Dinge objektiver zu betrachten und in Möglichkeiten anstatt in Problemen zu denken.

Wie Ernährung deine Psyche beeinflusst

Deine Ernährungsweise entscheidet nicht einfach nur über dein Gewicht. Sie beeinflusst dein Hautbild, deine Herz-Kreislauf-Gesundheit, deinen Stoffwechsel und sogar deine Stimmung. Die Ernährung ist eine solch wichtige und gleichzeitig komplexe Komponente für die psychische Gesundheit, dass es mittlerweile sogar ein eigenes Gebiet in der Medizin dafür gibt. Besondere Aufmerksamkeit genießt der Darm, besser gesagt seine „Bewohner".

Denn die Darmwand ist – neben der Hautoberfläche des Körpers – unsere Grenze zur Außenwelt und ermöglicht somit potenziell schädlichen Stoffen oder Erregern den Zugang in unseren Blutkreislauf. Angesichts der Funktionen unseres Darms ist es sinnvoll, dass sich die meisten unserer Immunzellen im Darm befinden.[19]

Außerdem ist er Lebensraum für Billionen von Bakterien, die sich im Laufe der Evolution als unverzichtbare Helfer mit uns entwickelt haben und perfekt an diesen Lebensraum angepasst sind. Das bedeutet aber auch, dass je nach Nahrungsgrundlage (also Veränderung ihrer Umwelt) bestimmte Bakterienstämme besser gedeihen können als andere.[20]

Ohne unsere Darmmitbewohner könnten wir nicht überleben. Denn sie helfen uns beispielsweise, schädliche Eindringlinge abzuwehren und unverdauliche Nahrungsbestandteile aufzuspalten und in Vitamine umzuwandeln – Aufgaben, die unser Körper nicht allein bewerkstelligen könnte.

Denn verglichen zu Weidetieren wie etwa Rehen oder Schafen ist unser Verdauungstrakt deutlich kürzer und nicht in der Lage, alle essenziellen Bestandteile der Nahrung selbst zu extrahieren. Diese Arbeit übernehmen die insgesamt rund zwei Kilogramm schweren Bakterien in unserem Darm. Sie sind – noch vor unseren Immunzellen – auch die erste Hürde für eintreffende Gefahren, etwa in Form von Giftstoffen oder schädlichen Bakterien.

Wird nun im Darm eine Bedrohung festgestellt, wird als Schutzmaßnahme eine weitreichende Entzündung initiiert, die sogar bis ins Gehirn wandern kann.[21] Verantwortlich dafür ist der Vagusnerv, der vom Gehirn zum Darm verläuft und Informationen in *beide* Richtungen versenden kann.[22] Eben diese Verbindung ist es, die bei Stress zu Darmbeschwerden führen[23] und bei ungünstiger Ernährung sich negativ auf deine Psyche auswirken kann.

„Ein Ernährungsmuster, das durch eine hohe Aufnahme von Obst, Gemüse, Vollkornprodukten, Fisch, Olivenöl, fettarmen Milchprodukten und Antioxidantien sowie durch eine geringe Zufuhr von tierischen Nahrungsmitteln gekennzeichnet war, war offenbar mit einem verringerten Risiko für Depressionen verbunden. Ein Ernährungsmuster, das durch einen hohen Verzehr von rotem und/oder verarbeitetem Fleisch, raffiniertem Getreide, Süßigkeiten, fettreichen Milchprodukten, Butter, Kartoffeln und fettreicher Soße sowie durch eine geringe Aufnahme von Obst

und Gemüse gekennzeichnet ist, ist mit einem erhöhten Risiko
für Depressionen verbunden."[24]

- Übersetzte Ergebnisse einer Metaanalyse von
chinesischen Forschern des Linyi People's Hospital

Ausschlaggebend für eine geringe psychische Widerstandskraft und für den Hang zu negativen Gedanken ist häufig ein Mangel an der Fettsäure Omega 3. Warum das so ist, verrät wieder einmal der Blick in die Evolution des Menschen: Zum Zeitpunkt, als das menschliche Gehirn die entscheidenden Entwicklungsschritte machte und der Homo sapiens die dominante Spezies auf unserer Erde wurde, lebten die Menschen rund um die großen Seen Afrikas. Im Gegensatz zu anderen Menschengattungen dieser Zeit nutzte der Homo sapiens wohl erstmals und überwiegend die große Nahrungsvielfalt des Wassers. Dadurch nahm er das für die Gehirnentwicklung wahrscheinlich optimale Verhältnis von 1:1 bis 1:3 von Omega 3 zu Omega 6 zu sich.[25]

Zum Verständnis: Man unterscheidet zwei Arten von essenziellen Fettsäuren – also solchen, die der Körper nicht selbst herstellen kann: Omega 3 (vor allem enthalten in Meereslebewesen wie Algen, Plankton, Fischen, Krebstieren und in einigen Landpflanzen wie Gras) und Omega 6 (vor allem enthalten in Fleisch, Getreide und vielen pflanzlichen Ölen). Zwar sind beide Fettsäuren wichtig, jedoch hat Omega 6 nicht die gleichen positiven Eigenschaften für das Gehirn wie Omega 3 und begünstigt bei zu hohem Konsum Entzündungsreaktionen.

Die *Deutsche Ernährungsgesellschaft* empfiehlt ein maximales Verhältnis von 1:5. Gute Lieferanten dafür sind zum Beispiel Lein-, Hanf- und Chiasamen sowie Walnüsse. Das Ergebnis unserer heutigen westlichen Ernährung von Omega-3 zu Omega-6-Fettsäuren liegt jedoch zwischen 1:10 bis 1:20 – also weit entfernt vom wahrscheinlichen Optimum.[26] Der Grund dafür ist – neben allgemein einseitiger Ernährung – unsere heutige Art, Landwirtschaft zu betreiben: Masse statt Klasse. So bekommt das heutige Steak zu seinen Lebzeiten weder Bewegung noch artgerechte Nahrung. Statt über Wiesen voller Gräser und Kräuter rennen heutige Masttiere maximal noch die letzten Meter zum Industrieschlachthof. Und weil weder im Futtermais noch im Getreide auch nur annähernd gleiche Mengen Omega 3 zu finden sind, ist selbst Fleisch – zumindest aus der konventionellen Intensivhaltung – kaum mehr ein Lieferant dieser essenziellen Fettsäure.

> Mehr denn je gilt: „Du bist, was du isst", oder besser gesagt, „Du bist, was dein Essen isst".

Anders sieht es noch in vielen Teilen Asiens aus, wo Fische und Krustentiere sehr viel häufiger verzehrt und gleichzeitig weniger Depressionen verzeichnet werden.[27] Grund dafür könnte tatsächlich der Überschuss von Omega 6 im Organismus westlicher Menschen sein. Denn dieser Überschuss löst nahezu überall im Körper entzündliche Reaktionen aus.[28] Entzündungen, die fast alle Zivilisationskrankheiten dramatisch befeuern – eben auch Depressionen.[29]

Anderseits kann die Einnahme von Omega 3 – beispielsweise in Form von Fisch- oder Algenöl – zur Stabilisierung der Stimmung und Linderung von Depression führen, wie zum Beispiel der Harvard-Wissenschaftler Dr. Andrew Stoll eindrücklich nachwies: Seine Studie wurde vorzeitig abgebrochen, weil die Placebo-Gruppe massiv an den Depressionen litt, während nur einer aus der Patientengruppe, die Omega 3 einnahm, einen Rückfall hatte.[30]

Wenn du also Depressionen vorbeugen willst, musst du den Regeln allgemein gesunder Ernährung folgen und darauf achten, genügend Omega 3 über deine Ernährung aufzunehmen.[31] Für diejenigen, die keine Nahrungsergänzungsmittel zu sich nehmen wollen, ist beispielsweise Fisch, insbesondere aus Wildfang, eine gute Quelle.[32] Sofern bei dir tatsächlich ein Omega-3-Mangel festgestellt wurde, rate ich dennoch eher zur Nahrungsergänzung mit Mikroalgenöl. Denn unsere Weltmeere sind überfischt und in vielen Meereslebewesen befindet sich Mikroplastik.

Universalheilmittel Bewegung

Traurige und vor allem depressive Menschen neigen dazu, sich abzuschotten. Sie bewegen sich häufig noch weniger als der Durchschnittsmensch und verbringen vermehrt Zeit in den eigenen vier Wänden – ein Prozess, der die Schwermut weiter erhöht.

Dass Bewegung Betroffenen helfen kann, ist keineswegs eine neue Erkenntnis. Bereits bei den alten Griechen wurde melancholischen Menschen zu mehr Aktivität geraten. Dass Sport ein probates Mittel gegen negative Gedanken und Ängste ist – und dabei teilweise besser als Antidepressiva wirkt –, wurde von der modernen Forschung mittlerweile bewiesen.[33]

Infolge körperlicher Anstrengung werden Glückshormone wie Endorphine und Serotonin ausgeschüttet, die – wie der Name bereits sagt – uns Freude empfinden lassen. Das Wunderbare daran ist, dass Sport die „Rezeptoren für Glück" empfänglicher macht.

Daher scheint es Menschen, die sich regelmäßig schweißtreibend betätigen, leichter zu fallen, die kleinen Freuden des Alltags zu genießen. Genau das aber ist es, was Depressiven fehlt. So zeichnen sich Depressionen vielmehr durch das Fehlen von Freude als durch Traurigkeit aus. Eben diese traurige Leere vermag Sport zu füllen.[34]

Bewegung kann natürlich in nur seltenen Fällen den Kern von psychischen Leiden lösen. Aber sie ist eine natürlich wirkende Arznei ohne Nebenwirkungen und möglicherweise der erste wichtige Schritt, um Kraft zu tanken und Mut zu fassen, die eigenen Probleme zu analysieren und zu beheben.

Gesunde Beziehungen durch emotionale Kommunikation

1977 begannen Harvard-Forscher die wohl heute längste jemals durchgeführte und immer noch andauernde Studie zum Erwachsenenleben. Sie verglichen Menschen jeglicher Herkunft und mit unterschiedlichen Lebenswegen und finanziellen Rahmenbedingungen. Immer und immer wieder sticht ein elementarer Faktor für ein glückliches Leben heraus: gesunde und tiefe Beziehungen zu anderen Menschen.[35]

Emotionale Verbundenheit ist ein essenzieller Baustein für Wachstum, ja sogar für das Überleben.[36] Das belegen auch einige andere Studien. In einer davon wurden Männer zu Beginn gefragt, ob ihre Frau sie liebe. Diejenigen, die dies verneinten, entwickelten dreimal so häufig Zwölffingerdarmgeschwüre. Die Studie ergab außerdem, dass Menschen ein geringeres Erkrankungsrisiko haben, wenn sie rauchen und Bluthochdruck haben, aber von ihrer Frau geliebt werden.[37]

Ebenso positive Wirkungen von emotionalem Rückhalt ergaben sich in einer anderen Studie auch für das weibliche Geschlecht. Die Studie untersuchte 1000 an Brustkrebs erkrankte Frauen. Von jenen, denen es nach eigenen Aussagen an Liebe in ihrem Leben fehlte, starben innerhalb von fünf Jahren doppelt so viele.[38]

Und selbst ansonsten gesunde Frauen, die jedoch eine unharmonische Beziehung führen, leiden häufiger unter Infektionen, Magen-Darm-Beschwerden und Blasenentzündungen als solche, die in einer liebevollen und gleichberechtigten Partnerschaft leben.[39]

Diese Erkenntnisse verdeutlichen, dass der Mensch – und im Übrigen auch fast alle Säugetiere – nicht losgelöst von seinem gesellschaftlichen Umfeld funktioniert. Die optimale Regulation hängt maßgeblich von den Beziehungen zu seinen, inbesondere nahestehenden, Mitmenschen ab.[40]

„Nichts existiert unabhängig.“

– Dalai Lama, geistliches Oberhaupt der Tibeter

Der Schlüssel zu emotionaler Gesundheit liegt dabei jedoch in all unseren Gefühlsbeziehungen, und nicht nur zur Liebe zu unserem Partner. Deshalb entscheiden die Beziehungen zu unseren Eltern, Geschwistern, Freunden und Kollegen maßgeblich über die Psyche. Sogar Tiere haben einen nachweisbar positiven Effekt auf unsere Gesundheit. So sind beispielsweise ältere Menschen, die ein Haustier haben, psychisch besser gegen die Widrigkeiten des Lebens gewappnet und gehen seltener zum Arzt.[41]

Warum auch liebgewonnene Haustiere einen solchen Effekt haben, erklärt sich ganz einfach. Wo man ganz man selbst sein kann, sich nicht hinter einer Fassade verstecken muss, wenn man traurig ist, wo man seine Schwächen zeigen, lachen sowie weinen kann, wo man verstanden wird und spürt, dass man wichtig und hilfreich für das Gegenüber ist: Dort fühlen wir uns wohl, dort sind die psychischen Grundbedürfnisse erfüllt. Wie Pflanzen das Licht zum Wachsen brauchen, brauchen wir Liebe, Freundschaft und ehrlich-empathische Beziehungen für emotionale Stabilität und persönliches Wachstum.

Viel zu oft allerdings haben Menschen gestörte Beziehungen zueinander, meist aufgrund ihrer frühkindlich entwickelten negativen Glaubenssätze, die immer wieder zu fehlender Empathie und zu Missverständnissen führen. Die Folge: Auch unsere Körperfunktionen geraten aus dem Gleichgewicht und lassen uns seelischen Schmerz fühlen.

Wird dieses Ungleichgewicht zu groß, dann wird es zum Nährboden für Ängste und Depressionen. Deshalb ist es fundamental wichtig, unsere Gedanken über andere und unsere Beziehungen zu anderen bestmöglich zu gestalten und zu erhalten. Die Grundlagen emotionaler Kommunikation können dabei sehr hilfreich sein.

Hauptbestandteile dieser emotionalen Kommunikation sind die Empathie und die Selbstreflexion – also das Hineinversetzen und das Hineinfühlen in sich und andere. Gelänge das immer, würde es keine beleidigenden Auseinandersetzungen, keine Ehekrisen und vielleicht auch keine Kriege geben. Dieses Optimum ist natürlich unerreichbar. Zu schnell kochen die Emotionen hoch, zu unreflektiert und subjektiv reagiert jeder Einzelne in bestimmten Situationen.

Ein empathischer Mensch hingegen weiß, mit schwierigen Gefühlen bei sich und seinem Gegenüber umzugehen, und findet meist die richtigen Worte – zum Wohle beider Kommunikationspartner.

> *„[Die, die das richtige Wort beherrschen,] beleidigen niemanden.*
> *Und sie sprechen trotzdem die Wahrheit. Ihre Worte sind klar,*
> *aber niemals gewaltsam [...] Sie lassen sich nicht demütigen*
> *und demütigen niemanden."*
> – Buddha, Begründer des Buddhismus

Ein wichtiger erster Schritt dabei ist das aktive *Beobachten*, die Fremd- wie die Eigenbeobachtung gleichermaßen. Ein empathischer Mensch merkt, wenn sein Gesprächspartner zornig, ängstlich oder traurig wird. Mit all seinem Wissen über die Person und Situation hinterfragt er gedanklich die Ursachen der Gefühle und versucht, darauf einzugehen.

Durch die Eigenbeobachtung kann er auch seine Gefühle und Gedanken gleichsam aus der Vogelperspektive betrachten und fragen, ob diese gerechtfertigt und nützlich sind oder ob sie seinem Schattenkind, also den in der Kindheit entwickelten negativen Glaubenssätzen, entspringen und dadurch die eigene Wahrnehmung verzerren.

Der empathische Mensch weiß, dass unschöne Reaktionen des Gegenübers das Resultat unzähliger Ereignisse im Leben des anderen und meist keineswegs auf die eigene Persönlichkeit bezogen sind. Er weiß, dass seine Worte achtsam gewählt sein müssen und er lieber einmal tief durchatmet, bev   Denn ihm ist bewusst, dass er auch seine Reaktion, so   uch die des anderen, positiv oder negat   var in jeder Situation!

Und er weiß, dass seine Wahrnehmung verzerrt ist: Durch die Brille deiner Glaubenssätze nimmst du die Realität oftmals anders wahr, als sie eigentlich ist – unterstellst anderen Menschen womöglich falsche Absichten, missverstehst deren Taten und Gestik oder aber du über- beziehungsweise unterbewertest dich selbst.

Vielleicht stellt sich bei der genaueren Selbstbetrachtung heraus, dass man gar nicht das Opfer ist, sondern mit seinen eigenen Leidensgeschichten anderen nur deren Energie raubt. Vielleicht ist man gar nicht so besonnen und gutmütig, sondern wirkt auf andere ruppig und egoistisch. Vielleicht empfinden andere die eigenen altklugen Weisheiten als bevormundend oder herablassend. Vielleicht ist man gar nicht so glücklich, wie man sich das selbst mit einem Weinglas in der Hand gern vorgaukelt. Vielleicht braucht man doch keinen Porsche, keinen Whirlpool und keine Rolex, um zufrieden zu sein.

Über Jahre fest eingefahrene Muster und Gedanken können dich einengen und die wahren Probleme – die dich vielleicht sogar durch Zwänge und schlechte Gedanken krank gemacht haben – in dicken Nebel hüllen. Und aus diesem gedanklichen „Gefängnis" auszubrechen ist nicht leicht. Denn etwa 90 Prozent unserer täglich circa 70.000 Gedanken sind inhaltlich ähnlich.

Doch noch nie haben sich Probleme in Luft aufgelöst, wenn man immer und immer wieder denselben falschen Lösungsansatz wählt. Was hier vonnöten ist, ist Veränderung, und zwar grundlegende. Beim Einreißen dieser vermeintlich sicheren inneren Mauern, die wir über Jahre mühevoll aufgebaut haben, kann dann schon mal ein Stück schmerzhaft auf uns fallen, uns den Arm brechen oder den Boden unter den Füßen wegziehen.

Wer sich jedoch auf diesen Prozess einlässt, wird danach wie ausgewechselt, wie neugeboren sein, viel standfester und womöglich Es ist verständlicherweise höchst unbequem, sich en, sich selbst zu fragen: Wozu bin ich hier? Was ben?

Ein weiterer wichtiger Teil gesunder Beziehungen ist *Altruismus*, also das bedingungslose Geben. Dabei handelt es sich um viel mehr als um ein Diktat der Kultur beziehungsweise der gesellschaftlichen Moral. Tatsächlich ist es ein evolutionäres Bedürfnis, das inneren Frieden schafft. Denn ohne gegenseitiges Helfen und Unterstützen hätte die menschliche Spezies niemals führend auf unserem Planeten werden können. Soziobiologen bestätigen: Altruismus ist Teil unserer genetischen Ausstattung.[42] Unter diesem Aspekt verwundert es auch nicht, dass die Nächstenliebe ein zentraler Bestandteil aller großen spirituellen Traditionen ist.[43]

Empathie und Altruismus dürfen jedoch nicht in selbstzerstörerischer Aufopferung enden. Wer nicht mehr „Nein" sagen kann, wer keine Grenzen zieht und über alles Negative unendlich viel grübelt, wird sicher auch zwangsweise irgendwann seelisch krank.

Ein gelungener Austausch ist daher geprägt von Empathie, Achtsamkeit und Altruismus. Das muss allerdings geübt werden – immer und immer wieder, bei jedem Kontakt aufs Neue. Ein hilfreicher Grundsatz aus dem Buddhismus lautet dabei: Versuche, anderen zu helfen oder – wenn das nicht möglich ist – ihnen zumindest nicht zu schaden. Nicht immer wird es „optimal" im Zusammensein mit anderen Menschen gelingen. Wenn es das aber tut, entwickelt sich unser emotionales Gehirn. Es gewinnt Vertrauen in sich und seine Fähigkeiten und schützt uns somit vor Ängsten,

Sorgen und Depressionen. Das bestätigen auch Wissenschaftler, die untersuchten, warum manche Menschen ein glücklicheres Leben als andere führen. Sie fanden immer zwei Faktoren: Menschen, die stabilere Beziehungen haben und Teil einer intakten Gemeinschaft sind, leben zufriedener.[44]

Lerne dich selbst und deine Bedürfnisse kennen

Nach dem Abitur begann ich ein duales BWL-Studium in einem großen und bekannten Konzern. Stolz, fast arrogant, fühlte und präsentierte ich mich nach außen als Teil der „Elite". Ich war abgesichert, hatte eine athletische Figur, gute Freunde. Man hätte meinen können, mein Leben war ein voller Erfolg.

Tatsächlich aber quälte ich mich tagtäglich zur Arbeit; Sport machte ich nicht der Gesundheit willen, sondern um bei den Frauen gut anzukommen; und mein Konto war zum Monatsende meist ernüchternd leer – Alkohol, ständig neue Klamotten und technische Spielereien sollten mich glücklich machen.

Meine traurige Motivation: Das nächste Semester oder die nächste Praxisphase würde bestimmt besser werden. Aber das wurden sie nie. Denn das Leben, das ich lebte, war nicht das meiner Vorstellungen, Ideen und Wünsche, sondern es waren die Erwartungen meiner Familie und der gesellschaftliche Druck, was „Ordentliches" zu lernen, das mich weitermachen ließ. Wie aber soll etwas „ordentlich" werden, wenn man nicht Feuer und Flamme dafür ist?

„Freude an der Arbeit lässt das Werk trefflich geraten."
- Aristoteles, griechischer Philosoph

Ich hatte weder Freude an der inhaltlichen Arbeit, noch wurde meine Kreativität für Optimierungen gewürdigt. Der Erwartungsdruck aller wurde mir irgendwann zu viel und das Kartenhaus brach zusammen, und ich beinahe auch. Plötzlich hatte ich nichts mehr. Aber ich hatte eben auch keinen Druck mehr, etwas tun zu müssen, was mir keine Freude bereitete.

„Stellen Sie sich die entscheidenden Fragen: Wer will ich sein? Wozu will ich dieses Leben nutzen?"

- Gerald Hüther, deutscher Neurobiologe

Ich wagte einen kompletten Neustart. Ich widmete mich meinen Stärken, Leidenschaften und Interessen. Das Resultat: Innerhalb von zwei Jahren eignete ich mir mehr Wissen an – und behielt es vor allem auch – als in der gesamten Schul- und Studienzeit zusammen. Und das ganz einfach deshalb, weil mir mein Tun, meine Arbeit und mein ganzer Alltag Freude bereiteten – und dies immer noch tun.

Jeder, der behauptet, Arbeit müsse keinen Spaß machen, der tut mir ganz schön leid. Schließlich besteht fast das ganze Leben aus eben dieser Erwerbsarbeit. Natürlich ist nicht jede einzelne Aufgabe pure Freude und nicht jeder kann sein Hobby zum Beruf machen. Das habe ich auch nicht getan – und das wäre auch nicht klug, denn selbst die liebste Beschäftigung wird nach einer 40-Stunden-Woche öde. Aber ein jeder, und auch du, hat das Recht und auch die Möglichkeit, eine Arbeit zu finden, die er gern verrichtet. Du musst es „nur" wirklich wollen, Mut, Ausdauer und Konsequenz haben. Zumindest war das bei mir der Schlüssel sowie bei vielen anderen Menschen, die ich kenne und die ihren eigenen Weg gehen.

So bin ich heute dankbar für die damals so unglaublich leidvolle Erfahrung, im letzten Semester aus dem Studium geflogen zu sein und dadurch auch meinen Arbeitsplatz verloren zu haben. Auch wenn die auslösenden Personen mir gegenüber vermutlich weniger edle Absichten verfolgten, verurteile ich niemanden (mehr). Denn ein jeder von uns hat mit Problemen und Erwartungen im Alltag zu kämpfen, die zu gewissen Ansichten und Handlungen führen.

„Wer es sich schwer macht, wird's leicht haben. Wer es sich leicht macht, wird's schwer haben."

- Anonymus

Seither gehe ich deshalb den schwereren Weg und hab es vergleichsweise unglaublich leicht im Leben. Ich gehe unbequeme, manchmal schmerzliche Schritte, anstatt gemütlich auf dem Sofa die Welt und meine Probleme hinzunehmen, und wachse und heile so täglich ein Stückchen mehr. Zum Beispiel übe ich mich stetig darin, mich weniger zu beschweren und stattdessen ins Handeln zu kommen und aus allem das Beste zu machen. Weder für den Weg des Medizinredakteurs noch für den des Webdesigners gab es Studiengänge. Also beschloss ich, mir schrittweise mithilfe des Internets und etlicher Bücher alles selbst beizubringen. Ein anderes Beispiel: Die meisten Materialien beim Hausbau sind giftg und nicht recycelbar. Jede Firma preist dir etwas anderes als „optimale Lösung" an. Das war für mich nicht zufriedenstellend. Also habe ich mit Unterstützung zahlreicher Menschen, Vereine und Institutionen sowie jahrelanger Recherche selbst ein energieeffizientes und gesundes Haus geplant, dessen Materialien fast zu 100 Prozent recycelbar sind.

Welchen Weg – ob einfach, schwer oder dazwischen – du aber wählst, bleibt ganz dir überlassen und ist abhängig davon, „was du vom Leben erwartest". Für mich ist der Weg des Hinterfragens und des Bewusstwerdens der richtige.

> *„Wenn der Wind der Veränderung weht, bauen die einen Mauern und die anderen Windmühlen."*
>
> – Chinesisches Sprichwort

Eine wichtige Selbstfrage dabei ist: „Was erwarte ich vom Leben?"

Die Antwort darauf ist ganz individuell, meine war: *„Ich erwarte ein Leben weitestgehend frei von Angst – vor allem frei von Existenzangst und von der Angst vor Fehlern –, frei von meinen negativen Glaubenssätzen, frei von negativem Stress, also ein Leben in Frieden mit viel Freude und Liebe."*

Mit diesen Leitgedanken im Hinterkopf frage ich mich seither fast täglich: *„Bin ich noch auf meinem Weg? Bin ich ehrlich zu mir und meinen Mitmenschen? Was brauche ich wirklich? Tue ich das, was ich von Herzen möchte?"*

Je öfter du dir solche Fragen stellst, desto besser lernst du dich, deine Bedürfnisse und deinen persönlichen Wohlfühl-Seismographen

kennen. Desto eher empfindest du dein Leben als sinnhaft und angenehm. Und desto eher besser beugst du psychischen Problemen vor.

„In dem Augenblick, in dem ein Mensch den Sinn und den Wert
des Lebens bezweifelt, ist er krank."

- Sigmund Freud, österreichischer Arzt und Begründer
der Psychoanalyse

Trachtest du aber überwiegend danach, die Anforderungen *anderer*
zu erfüllen, wirst du *deinen Alltag* als wenig gestaltbar empfinden. Ein
solches Leben bedeutet daher das wahrscheinliche Aus für die eigene
Motivation und Lebenslust. Wirklich motiviert wird man nur, wenn
man aus eigener Erfahrung Freude an einer Tätigkeit empfindet.

Es ist nicht der Druck von anderen, sondern die eigene Begeisterung, die Dopaminströme durch dein Gehirn feuert und Leidenschaft
und Freude entfesselt. Motivation von außen – ob durch Androhung
oder Belohnung – kitzelt hingegen das eigene Motivationssystem nicht
annähernd so gut wie die intrinsische (von innen herkommende) Lust
am Tun, Gestalten und Entdecken – ob nun im Hobby oder im Beruf.[45]

Deshalb folgender Appell: Sei achtsam mit dir, deiner
Umwelt und deinen Mitmenschen. Sei du selbst, verstelle
und verbiege dich nicht ständig für andere, lebe nach deinen
eigenen Werten und Vorstellungen und folge deinen
Leidenschaften!

„Du selbst zu sein, in einer Welt, die dich ständig anders
haben will, ist die größte Errungenschaft."

- Ralph Waldo Emerson, US-amerikanischer Philosoph
und Schriftsteller

Der Übergang von Selbstverwirklichung zu extremem Individualis-
mus ist allerdings fließend. Sich selbst zu verwirklichen steht nicht im
Widerspruch zu Nächstenliebe, Altruismus und Gemeinschaft.

Von Sorgen, Ängsten und Stress befreien: Ratschläge für deinen Alltag

Selbst wenn du dich ausreichend bewegst, ein Leben nach deinen Vorstellungen lebst und gesunde Beziehungen pflegst, können dich die Sorgen um Angehörige, um die eigene Gesundheit oder Existenz oder einfach die Flut an Aufgaben oder Reizen in unserer Welt ziemlich stressen. Sorgen und Ängste sind jedoch nichts anderes als Gedanken. Nicht mehr und nicht weniger. Sie mögen teilweise berechtigt sein. Aber was bringen dir negative Gedanken? Richtig, meist noch negativere.

„Das Leben ist das Produkt unserer Gedanken."

– Mark Aurel, ehemaliger Kaiser Roms und großer Philosoph

Ich habe noch nie jemanden getroffen, der durch Sorgen oder Ängste gesund geworden ist oder Probleme nachhaltig lösen konnte. Im besten Fall waren die Menschen gestresst, im schlimmsten Fall depressiv. Das Resultat von Gedanken ist ganz einfach:

„Man erntet, was man sät."

– Biblisches Sprichwort

Denkst du glückliche Gedanken, wirst du glücklich. Denkst du unglückliche Gedanken, wirst du unglücklich.

Wenn du an mögliche Krankheiten denkst, wirst du vermutlich krank (Nocebo-Effekt). Die folgende Studie an Bluthochdruckpatienten zeigt dies eindrücklich: Die Gruppe, die über die mögliche Nebenwirkung einer erektilen Dysfunktion aufgeklärt wurde, litt bis zu dreimal häufiger unter ihr im Vergleich zur Kontrollgruppe, die nichts davon wusste. Gleiches trifft auch auf andere negative Gedanken zu: Wenn du beispielsweise Angst zu versagen hast, wirst du sehr wahrscheinlich auch versagen. Wenn du deine negativen Gedanken loswerden willst, musst du lernen, deine innere Stimme aktiv zu beeinflussen. Du musst lernen, zuversichtlich zu denken. Mach dir klar: Keine Situation, kein Mensch und kein Handeln ist per se positiv oder negativ. Erst deine subjektive Bewertung gibt den Dingen ein entsprechendes Gesicht.

> *„Die Welt besteht aus Optimisten und Pessimisten.*
> *Letztlich liegen beide falsch, aber der Optimist lebt glücklicher."*
> – Kofi Annan, ghanaischer Diplomat und siebter Generalsekretär der Vereinten Nationen

Das heißt nicht, dass du dir keine Gedanken mehr machen darfst – im Gegenteil. Wenn du beispielsweise über eine viel befahrene Kreuzung gehst, solltest du sehr wohlüberlegt handeln und vorsichtig sein. Aber du solltest dir keine Sorgen machen, beispielsweise von einem Auto überfahren zu werden. Anstatt also deinen Fokus auf mögliche Szenarien in Zukunft (ein Auto wird mich anfahren) oder aktuelle Probleme zu richten, verwendest du deine Energie auf die Lösung (wie überquere ich sicher die Straße?).

Das ist ein kleiner, aber elementarer Unterschied. Statt Angst davor zu haben, den entscheidenden Elfmeter zu „versemmeln" oder durch eine Prüfung zu fallen, solltest du all deine Gedanken auf dein Ziel richten und auf das, was dir dabei helfen kann, dieses zu erreichen. Hast du beispielsweise Angst, dass bei dir Krebs ausbricht? Dann verfall nicht in eine Starre der Ohnmacht, sondern tu alles in deinem Einflussbereich dafür, dass das Risiko möglichst gering bleibt.

„Wir müssen aufhören, uns über Dinge Sorgen zu machen, die wir mit der Kraft unseres Willens nicht beeinflussen können."

- Epiktet, antiker Philosoph, Vertreter der „Stoa"

Das alles heißt nicht, dass du nicht auch einmal traurig oder ängstlich sein darfst. Natürlich darfst du das. Es ist wichtig, seine Gefühle zuzulassen. Genauso wichtig ist es, sie zu ergründen und aus dem Strudel negativer Gedanken wieder herauszufinden. Es gibt für *jedes* Problem eine Lösung.

Mich persönlich regen zum Beispiel (immer noch häufig) die Empathielosigkeit, Unfreundlichkeit und Engstirnigkeit vieler Menschen ziemlich auf. Es macht mich wütend, regelrecht rasend.

„An Zorn festhalten ist wie Gift trinken und erwarten, dass der andere dadurch stirbt."

- Buddha, Begründer des Buddhismus

Wie man diesen Zorn loslassen kann? Zum Beispiel mit der ADHS-Technik:

1. **Atme:** Atme tieeef ein. Atme tieeef aus. Mindestens fünf Mal. Dadurch stoppst du impulsive Reaktionen.

2. **Denke**: Jetzt *frage* dich, warum du zornig bist. Hat jemand deine Grenzen überschritten oder dich zu wenig wertgeschätzt? Unterstellst du möglicherweise jemandem (Chef, Partner) oder etwas (Universum, Wetter) eine böse Absicht, die du gar nicht kennen kannst? Sehr wahrscheinlich ist es gar nicht so gemeint. Und wenn doch, dann ist die andere Person aufgrund ihrer Empathielosigkeit nur zu bemitleiden (wie traurig das Leben mit so viel inneren Konflikten sein muss?!). Zorn kann ein guter Lehrer sein, um dich und deine Bedürfnisse besser kennenzulernen.

3. **Handle**: Baue den Zorn durch Sport oder ein Hobby ab. Vergib anderen. Suche dir Hilfe. Sprich deinen Zorn aus, aber sachlich und ruhig: „Durch dein konsequentes Ablehnen meiner Ideen (Wahrnehmung), fühle ich mich als Mensch

nicht wertgeschätzt (Gefühl). Ich wünsche mir, dass du mehr Vertrauen (Bedürfnis) in meine Kompetenz hast oder dich mit den Dingen näher beschäftigst."

4. Stolz: Sei stolz auf deine besonnene Reaktion.

Den Kopf in den Sand zu stecken oder im Selbstmitleid zu versinken bringt dich auf Dauer nicht weiter. Stolpersteine und Stolper-Himalajas gehören zum Leben dazu. Du kannst dich ihnen beugen und aufgeben oder mit ihnen wachsen.

> *„Wenn du eine Zitrone hast, mach Zitronenlimonade daraus."*
>
> – Julius Rosenwald, US-amerikanischer Unternehmer und Philanthrop

Und um dich generell von deinen Problemen, Ängsten und Sorgen zu befreien, können Elemente dieses Tagesprogramms dir vielleicht helfen:

1. Heute lächle ich – anderen genauso wie mir zu.

2. Heute zähle ich die Geschenke (positive Erlebnisse), nicht die Probleme! Ich bin dankbar für das, was ich habe. Denn mir ist bewusst, dass die meisten Menschen dieser Welt sehr viel größere Nöte haben und gern mit mir tauschten.

3. Heute bin ich achtsam! Ich genieße die Schönheit der Natur, esse langsam und bewusst und kümmere mich gut um mich und meinen Körper; das heißt, ich bewege mich regelmäßig und vielseitig.

4. Heute nehme ich die Dinge, wie sie sind, und mache das Beste aus allem. Ich denke positiv und lösungsorientiert.

5. Heute lebe ich für den heutigen Tag! Nicht für morgen oder gestern, sondern für heute.

6. Heute gebe ich mir Zeit! Zeit, die Dinge richtig zu tun, und Zeit für mich. Ich baue Puffer zwischen Termine und plane mindestens eine halbe Stunde Pause zur Erholung ein.

7. Heute bin ich ohne Angst und voller Zuversicht und Selbstbewusstsein. Denn ich habe viele tolle Fähigkeiten und Eigenschaften, die für andere wertvoll sind.

Demenz

Als hätte es uns und die Vergangenheit nie gegeben. Auf für Angehörige schreckliche Art und Weise vergisst der geliebte Mensch ein verbindendes und schönes Erlebnis nach dem anderen, bis er am Ende nicht einmal mehr seine Familie oder sich selbst erkennt. Demenz ist die scheinbar unaufhaltsame Geißel des Alterns. Das zumindest wird noch immer von der Mehrheit der Ärzte fälschlicherweise angenommen.

Die *Deutsche Alzheimer Gesellschaft* prognostiziert sogar einen Anstieg von derzeit 1,7 Millionen auf über 3 Millionen Demenzkranke im Jahre 2050.[1] Sollten sich die gesellschaftlichen Bedingungen nicht ändern, ist das vermutlich gar nicht so unwahrscheinlich. Leider aber ignoriert auch diese doch eigentlich der Aufklärung verpflichtete Gesellschaft einige wissenschaftliche Studien, die eindrucksvoll und schlüssig beweisen, dass das vorherrschende Erklärungsmodell für Demenz falsch ist.

Und nicht nur das: Sie zeigen außerdem, dass Demenz keine unaufhaltsame oder erbliche Krankheit ist, die man halt im Alter bekommt. Im Gegenteil: Ein Altern in Würde mit vollem Bewusstsein ist möglich. Du selbst kannst viel dafür tun. Doch lass uns zuerst einen Blick auf das bisherige Demenzverständnis legen.

Alois Alzheimer hat 1906 als Erster entdeckt, dass es zu Ablagerungen (Plaques) beim Verlust von Nervenzellen kommt. Durch diese Ablagerungen wird die Signalübertragung im Gehirn beeinträchtigt, was zunächst zu herabgesetzter Aufmerksamkeit und verlangsamten Denkprozessen und bei einer Häufung von Plaques zu Demenz und anderen neurologischen Erkrankungen führen kann. So zumindest die vorherrschende wissenschaftliche Meinung. Tausende von Forschern und Pharmaunternehmen weltweit arbeiten deshalb an

Methoden und Medikamenten zur Bekämpfung dieser Plaques und ignorieren dabei konsequent die Tatsache, dass auch Demenzpatienten zwischenzeitlich und gar nicht so selten äußerst klare Momente haben. Mit dem vorherrschenden Erklärungsmodell ist zumindest dieses Phänomen nicht zu verstehen.

Und so verwundert es auch nicht, dass der bisherige Behandlungsansatz zur Aufhaltung der Plaque-Bildung kaum Erfolg hat. Tatsächliche Heilung, signifikante Verbesserung oder Verzögerung der Demenzsymptome konnte trotz weltweiter milliardenschwerer Forschungsinvestitionen jedes Jahr nicht erzielt werden.[2] Das ist auch recht logisch, wenn man sich die Erkenntnisse der sogenannten **Nonnenstudie** genauer ansieht.

Diese bereits im Jahre 1990 von David A. Snowdon durchgeführte Querschnittsstudie untersuchte 678 katholische Nonnen im Alter von 76 bis 107 Jahren auf ihre mentale Fitness, auf Demenz-Symptome sowie auf Plaque-Bildung im Gehirn. Das verblüffende Ergebnis: Obwohl die Gehirne der untersuchten Personen ebenso degeneriert und mit Plaques übersät waren, konnten mithilfe der international anerkannten standardisierten Demenztests keinerlei Anzeichen von Gedächtnisverlust oder anderen Demenz-Symptomen festgestellt werden.[3]

Das jahrzehntelang verfolgte Erklärungskonzept der Demenzforscher wurde durch diese Studie – die bereits vor über 30 Jahren stattfand – erschüttert. So schmerzhaft es sein mag, seine Arbeitsjahre oder gar sein Lebenswerk in einer Sackgasse versinken zu sehen, so dankbar sollte man doch für diese Erkenntnisse sein, dass man trotz Plaque nicht zwingend dement werden muss.

Doch noch immer hält die aktuelle Medizin – vielleicht aus Eitelkeit, Profitgier oder Unwissen – an dem zum Scheitern verurteilten Versuch fest, mit immer früheren Diagnosen und entsprechenden Medikamenten die Ablagerungen aufhalten und damit die Krankheit besiegen zu können.

„Der größte Feind des Wissens ist nicht Unwissenheit,
sondern die Illusion, wissend zu sein."

- Daniel J. Boorstin, US-amerikanischer Historiker
und Schriftsteller

Aber wie kann es sein, dass die Nonnen – trotz offensichtlich ebenso degeneriertem Gehirn und folglich reduzierter Signalübertragung durch Plaque im betroffenen Areal – geistig fit und von Demenz „verschont" blieben?

Dieses Phänomen ist mit der Arteriogenese vergleichbar, die wir im Kapitel über Herz-Kreislauf-Erkrankungen besprochen haben. Arteriogenese bezeichnet einen Prozess, bei dem sich bei verkalkten Arterien auf ganz natürliche Weise aus kleinen Äderchen *neue* Arterien bilden. Voraussetzung für diesen Prozess ist jedoch ein gesunder Lebensstil mit viel Bewegung, wenig negativem Stress und gesunder Ernährung. Man könnte auch sagen: ein artgerechtes Leben in Balance.

Den Prozess, der bei Demenz die Krankheit aufzuhalten, zu lindern oder deren Verlauf zumindest weit hinauszuzögern vermag, bezeichnet man auch als **Neuroplastizität** – für dessen Entdeckung die beiden Hirnforscher David H. Hubel und Torsten Nils Wiesel im Jahre 1981 den Nobelpreis erhielten.

Neuroplastizität beschreibt die Fähigkeit des Gehirns, sich bis zum letzten Atemzug zu verändern und sich an neue Lebensbedingungen anzupassen und somit neue Gehirnzellen, Synapsen und Verschaltungsmuster entstehen lassen zu können. Aus diesem Grund kann auch ein 80-Jähriger bei ausreichender Motivation noch eine neue Sprache lernen.

Diese verblüffende Entdeckung widerlegt die alte und teils immer noch in den Köpfen vieler vorherrschende Vorstellung, dass das Gehirn nach der Ausreifung nicht mehr formbar wäre. Wer an diesem falschen Glauben festhält, beraubt sich jedoch all der fantastischen Anpassungsfähigkeiten im Alter oder, wie Rüdiger Dahlke es in seinem gleichnamigen Buch sehr anschaulich beschreibt, der Möglichkeit, *das Alter als Geschenk* zu begreifen.

Denn wer das Alter und seine heute typischen, aber vermeidbaren Alterssymptome fürchtet, der nährt sogar die immer häufiger auftretende Demenz durch seinen unterbewussten und oft dauerhaften (Angst-)Stress zusätzlich. Denn ein dauerhaft hohes Level des Stresshormons Cortisol hemmt die Neuroplastizität – also die Anpassungsfähigkeit des Gehirns – und begünstigt Plaque. Die Neurogenese, also die Neubildung von Nervenzellen, erliegt nach und nach. Und ohne neue Nervenzellen kann man sich Neues auch nicht mehr merken: Das Kurzzeitgedächtnis geht bei Demenz daher als Erstes verloren; alte Erinnerungen (bestehende Nervenzellen und Synapsen) sind zu Beginn jedoch noch klar und logisch abrufbar.

Solange das Demenzgeschehen noch nicht zu weit fortgeschritten ist, können Betroffene dank der Neuroplastizität, entgegen der vorherrschenden Meinung, durchaus geheilt werden, wie wir uns anhand verschiedener Studien noch ansehen werden. Dafür ist es aber notwendig, die Lebens-, Entdecker- und Gestaltungslust (wieder) zu wecken.

Gelingt dies, ist das menschliche Gehirn zu erstaunlichen Selbstheilungen in der Lage. Besonders verblüffend zu beobachten sind die Kräfte bei Schlaganfallpatienten. In meinem engsten Familienkreis konnte ich selbst miterleben, wie trotz mehrmaligen schweren Schlaganfällen und komplizierten Kopfoperationen fast alle Funktionen des Gehirns wiedererlangt wurden – und das, obwohl mein Großvater zeitweise nicht einmal mehr sprechen und schreiben konnte, sein Erinnerungsvermögen verloren schien und er seine Familie teilweise nicht mehr erkannte. Wenige Jahre später konnte er – nach einem Auffrischungskurs – sogar wieder Auto fahren und schrieb noch mehrere Bücher. Besonders hilfreich für die Genesung des Gehirns meines Großvaters war wahrscheinlich, dass er unbedingt Klavier spielen lernen und der Familie zu Weihnachten ein Lied vorspielen wollte. Dadurch übte er täglich hoch motiviert und erlangte durch die neurologischen Umbau- und Lernprozesse zeitgleich nach und nach andere Gehirnfunktionen wieder.

Und auch in dramatischeren Fällen, wo der gesamte linke Kortex durch einen Schlaganfall abstarb, konnten manche Betroffene fast alle verloren gegangenen Fähigkeiten wiedererlangen.[4]

Unser Gehirn ist zu Unglaublichem in der Lage, wenn es daran nicht durch ungünstige Bedingungen gehindert wird. Die von David Snowdon untersuchten Nonnen mussten also besonders günstige Bedingungen für ihr Gehirn gehabt beziehungsweise geschaffen haben.

Nun wissen wir aus den vorherigen Kapiteln, dass für die Gesunderhaltung und Regeneration von Zellen – und das trifft auch auf die Gehirnzellen zu – ein funktionierender Stoffwechsel eine Grundvoraussetzung ist. Daher sind auch für ein gesundes Gehirn *Bewegung*, *gesunde Ernährung*, *Stressmanagement*, *guter Schlaf* und die *Vermeidung von Umweltgiften* elementar.

Ein mindestens genauso wichtiger Teil kommt jedoch auch der *Psyche* zu. Wenn im Alltag nur noch wenig Neues passiert, es nichts mehr zu entdecken gibt, keine Herausforderungen gemeistert werden müssen und die Gestaltungsfreude am Leben nachlässt, kommen neuroplastische Umbauprozesse ebenfalls ins Stocken.

Das „Geheimnis" gegen Demenz lautet daher: Abwechslung, und zwar bis ins hohe Alter und so oft wie möglich. Das beginnt bei kleinen Herausforderungen im Alltag, wie den Löffel mal mit der schwachen Hand zu führen, einen anderen Weg zur Arbeit einzuschlagen oder mal ohne Navigationsgerät zu fahren. Ein gesundes Gehirn braucht die Vielfalt und stetig neues Futter in Form von Zielen, Aufgaben und Wissenserwerb. Nur so kann sich auch ein tiefes Gefühl der Zufriedenheit einstellen. Diese Zufriedenheit und eine positive Grundeinstellung wirken sogar nachweislich lebensverlängernd.[5]

Besonders schädlich für die so wichtigen neuroplastischen Umbauprozesse und die Selbstheilungskräfte im Gehirn ist es, wenn Betroffene vor Problemen stehen, die sie aus irgendwelchen Gründen nicht bewältigen können, wenn sie Angst und Sorgen haben oder unter Druck stehen. Kurz gesagt: Wenn es ihnen nicht gut geht!

Damit aber das Gehirn – vor allem im Alter – neue Verschaltungen, Umstrukturierungen und Zellneubildungen anstoßen und es gesund bleiben kann, muss der Mensch weitestgehend stressfrei sein.

Und je mehr die Welt für einen in Ordnung ist, je mehr man sie als gestaltbar empfindet und Lebensfreude verspürt, desto besser kommt die Neuroplastizität in Fahrt. Diese Fahrt sollte allerdings möglichst kontinuierlich sein.

Denn um komplexe Dinge wiederaufzubauen oder zu reparieren, braucht man Geduld – das ist im Gehirn nicht anders als beim Bau eines Hochhauses: Damit du lange etwas davon hast, muss es gut gebaut und gepflegt werden. Übertragen auf das Gehirn bedeutet das, ein solides und umfassendes Verständnis von der Welt zu entwickeln und sich Fähigkeiten anzueignen, die diese Welt für einen gestaltbar machen, sowie ehrliche Beziehungen zu Menschen, die einen auf dem Weg zu einem sinnstiftenden Leben begleiten und unterstützen.

Im vorherigen Kapitel *Psychische Leiden* haben wir bereits die dahinterliegenden psychischen Grundbedürfnisse analysiert: Verbundenheit und Wachstum. Der Mensch strebt von sich aus danach, dass diese Bedürfnisse erfüllt sind. Denn wie bereits mehrmals erwähnt, ist unser Körper darauf gepolt, möglichst wenig Energie zu verbrauchen. Und das ist nun einmal der Fall, wenn im Innen (Psyche) und Außen (Umwelt) möglichst viel zusammenpasst und sich das tiefe Gefühl eines inneren Friedens im Körper ausbreitet.

Der bekannte Hirnforscher Professor Gerald Hüther nennt diesen Optimalzustand Kohärenz. Die Welt besteht jedoch aus zu vielen Faktoren und Subjekten, als dass dieser Zustand jemals eintreten könnte. Es geht im Leben daher vielmehr darum, die Fähigkeit zu entwickeln, möglichst vielfältige Lösungsansätze und kreative Strategien für die Vielzahl auftretender Probleme zu finden, um der Kohärenz dauerhaft möglichst nahezukommen. Es ist daher nicht verwunderlich, dass Menschen mit höherer Bildung seltener unter Demenzen leiden.[6]

Das eigentliche Problem aber, warum die meisten zwischenmenschlichen und psychischen Konflikte überhaupt erst entstehen, ist tief verwurzelt in der Art und Weise, wie wir einander betrachten – nämlich meistens als Objekt: der doofe Chef, die blöde Lehrerin, der gemeine Busfahrer, die hinterhältige Tussi.

Dabei haben all die Personen – genau wie du selbst – dieselben Grundbedürfnisse. Jeder sehnt sich nach Verbundenheit und Geborgenheit, will sich frei fühlen und ein erfülltes Leben führen.

Wenn wir versuchen würden, in unserem Gegenüber ein Subjekt mit Gefühlen, Wünschen, Ängsten und Problemen zu sehen, wenn wir es nicht mehr zum Objekt unserer Erwartungen und Absichten, unserer Bewertungen und Belehrungen machen würden, könnten wir und unser Gegenüber wirkliche Kohärenz erfahren. Dann passt alles zusammen. Dann ärgert man sich nicht mehr (so viel) und genießt mehr, akzeptiert sich und die Umwelt. Ein schöner Nebeneffekt: Die Selbstheilungskräfte werden angeregt.

Beim Thema **Demenz-Therapie und -Vorbeugung** verdient wieder einmal die Bewegung besondere Aufmerksamkeit: Normalerweise schrumpft das Gehirn im Laufe des Lebens. Besonders bei Demenzpatienten ist es stark verkleinert. Sport hingegen vermag den Hippocampus – eine Hirnregion, die für die Erinnerungsfähigkeit zuständig ist – zum Wachstum anzuregen, wie Forscher der Universität Pittsburgh herausfanden. Bereits stramme Spaziergänge dreimal wöchentlich konnten in den Untersuchungen den Hippocampus von Senioren bis zu zwei Prozent wachsen lassen.[7]

In der sogenannten FINGER-Studie wie auch in der AKTIVA-Studie ging man noch einen Schritt weiter und versuchte, eine Art „Anti-Demenz-Rezept" zu entwickeln. Obwohl die Studien unabhängig voneinander durchgeführt wurden, kam man auf dieselben entscheidenden Einflussgrößen: regelmäßige *körperliche Ertüchtigung*, eine *ausgewogene und gesunde Ernährungsweise* sowie *geistige Betätigung*, die Spaß macht.[8]

Und genau das ist der entscheidende Punkt: Empfindet man keine Freude an den Aktivitäten oder seinem Essen, kann sich auch die heilsame Wirkung nicht oder nur teilweise entfalten. Es bringt deshalb nichts, seine Oma einfach zum Reha-Sport zu schicken oder sie vor die neueste Anti-Demenz-App zu setzen, wenn sie es nicht aus eigener Motivation heraus möchte.

„Das Alter spielt mit dir ein Spiel um seine Rolle:
spielst du nicht mit, spielt es keine Rolle."
– Mark Twain, US-amerikanischer Schriftsteller

Einen anderen Weg schlug das Team um Doktor Susanne Steinberg von der Universität Pennsylvania ein: Es untersuchte die gemeinsamen Merkmale von Menschen, die trotz hohen Alters noch geistig fit waren. Ein Merkmal stach dabei besonders hervor: die Resilienz – also die Fähigkeit, schwierige Lebenssituationen zu bewältigen und an ihnen zu wachsen, statt den Kopf in den Sand zu stecken.

Eine weitere Studie, bei der über 900 geistig gesunde, sich selbst versorgende Senioren befragt wurden, bestätigt den Verdacht: Das Demenz-Risiko von Menschen, die optimistisch sind, einen Sinn im Leben sehen und Zukunftspläne haben, ist um 52 Prozent niedriger als das von eher pessimistisch Eingestellten.[9]

Dass Menschen, die sich lebendig fühlen und aktiv sind, langsamer altern, konnte Ellen Langer von der *Harvard University* bereits 1981 belegen. Sie ließ eine Gruppe von Männern im Alter von über 70 Jahren in ein Haus einziehen, wo sie alles so herrichtete, als wären die Senioren 20 Jahre in der Zeit zurückgereist.

Die Studienteilnehmer mussten ihre Koffer selbst schleppen und wurden auch sonst so behandelt, als seien sie erst in ihren 50ern. Das Ergebnis: Nach nur fünf Tagen zeigten die Probanden bereits signifikante Verbesserungen in ihrer Sehkraft, Hörfähigkeit, Gedächtnisleistung und Geschicklichkeit.[10]

Scheinbar konnte man ihre verloren gegangene Lebendigkeit wieder entfachen, sodass sie sich nicht mehr als „altes Eisen" betrachteten, sondern wieder jung und aktiv fühlten – und das übertrug sich offenbar auch auf ihre Biologie und stärkte ihre Selbstheilungskräfte.

„Wie bei einem Theaterstück kommt es beim Leben nicht darauf an, wie lange es dauert, sondern wie gut es gespielt wird."

– Lucius Annaeus Seneca, römischer Philosoph, Naturforscher und Stoiker

Um im Alter also geistig fit zu bleiben, ist es notwendig, sich seine Bewusstheit zu erhalten und sich seiner Gestaltungsmöglichkeiten im Alltag kreativ zu bedienen, sodass man eigenverantwortlich und selbstbestimmt handeln kann.

Anhand all der erwähnten Untersuchungen wird klar, dass auch die Demenz das Ergebnis einer individuellen Mischung aus Mängeln (Nährstoffe, Gestaltungslust, Gemeinschaft etc.) und Überflussphänomenen (Zucker, Fernsehzeit etc.) ist.

Wovon wir als Gesellschaft abkommen müssen, ist, das Alter als universalen Risikofaktor zu degradieren. Denn nicht das Alter an sich führt zu Krankheiten, sondern die Zeitspanne, in der wir uns schädlichen Einwirkungen aussetzen, wird mit dem Alter natürlich größer. Wer diese ungünstigen Einwirkungen auf ein Minimum reduziert, also *gesund* lebt, der muss sich auch nicht vor unzähligen Erkrankungen im Alter fürchten, wie eine Studie an über 100-Jährigen zeigt.[11]

„Viele, ja wirklich die meisten dieser Krankheiten,
sind unsre eigne Schuld."

– Christoph Wilhelm Hufeland, deutscher Arzt,
königlicher Leibarzt, Sozialhygieniker und „Volkserzieher"

Kleine Anti-Demenz Zwischenübung:

Lebenslanges Lernen ist ein wichtiger Bestandteil für lang anhaltende Hirngesundheit. Deshalb mach mit mir diese kleine Koordinationsübung: Stell dich zunächst auf dein schwaches Bein. Nun reib mit der rechten Hand kreisförmig über deinen Bauch. Gleichzeitig drehst du deinen Kopf abwechselnd nach links und nach rechts. Möchtest du noch eine Schippe drauflegen, klopfe dir mit der linken Hand zeitgleich leicht auf den Kopf. Und wenn auch das immer noch zu leicht ist, mach nebenbei eine einbeinige Kniebeuge.

Na, wie weit bist du gekommen?
Seiten wechseln danach nicht vergessen!

Stoffwechselstörungen

Laut einer groß angelegten Untersuchung der *University of North Carolina* sind 88 Prozent der US-Amerikaner metabolisch krank – haben also einen gestörten Stoffwechsel.[1] Aufgrund des ähnlichen Lebensstils wird das Risiko in Deutschland vergleichbar hoch sein. Um zu verstehen, warum so viele Menschen stoffwechselkrank sind, müssen wir zuerst klären, was Stoffwechsel überhaupt ist.

Als Stoffwechsel, medizinisch auch Metabolismus, bezeichnet man die Gesamtheit aller im Körper stattfindenden biochemischen Umwandlungen von Stoffen (z. B. Sauerstoff, Nahrung, Gifte) in Zwischen- oder Endprodukte. Diese Umwandlungsprozesse dienen dem Erhalt, Aufbau, Umbau oder Abbau von Zellen (Baustoffwechsel) sowie der Energiegewinnung (Energiestoffwechsel).

Der menschliche Stoffwechsel ist ein Wunder der Natur. Er ist die Basis unser aller Leben. Denn er produziert unentwegt Stoffe, die uns wachsen lassen, uns reparieren oder uns schützen. Gleichzeitig liefert er uns lebensnotwendige Energie für unser Denken, Handeln und Fühlen – **kurzum: Er lässt uns da sein und mit einer hochkomplexen Umwelt mit unzähligen (Schad-)Stoffen interagieren.**

So regelt unser Stoffwechsel unter anderem die Körperwärme, den Blutzucker, die Wachstums- und Heilungsprozesse, die Verdauung und sogar unser Liebesleben. Ein ordnungsgemäß funktionierender Stoffwechsel ist daher wesentlich für den Erhalt von Körperfunktionen – und für unser (Über-)Leben. Maßgeblich daran beteiligt sind Hormone und Enzyme, die Stoffwechselvorgänge einleiten, lenken, beschleunigen (Katalysatoren) oder bremsen (Inhibitoren) können.

Zu Stoffwechselstörungen kommt es immer dann, wenn diese Hormone und Enzyme zu viel oder zu wenig vorhanden sind. Dadurch können wichtige Baustoffe fehlen, verzahnte Prozesse ins Stocken geraten, Stoffwechselendprodukte die Zellen vergiften, weil sie nicht abtransportiert werden oder der Energiehaushalt des Körpers lahmt.

Das Problem dabei ist nicht die Störung an sich, sondern die Dauerhaftigkeit. Denn genauer betrachtet, arbeitet der Körper unentwegt daran, seine Mechanismen ins Gleichgewicht zu bringen – also „Störungen" zu beseitigen.

Nicht der einmalige Muffin zu viel, der tageweise Bewegungsmangel oder gelegentliche Vitaminmangel lassen Nebennierenrinde, Bauchspeicheldrüse oder Schilddrüse versagen oder Rezeptorzellen abstumpfen. Erst die dauerhaften Dysbalancen führen zur Entstehung von Stoffwechselkrankheiten wie Gicht, Diabetes oder metabolischem Syndrom.

Ursachen und Risikofaktoren von Stoffwechselstörungen

Zwar äußern sich Stoffwechselerkrankungen sehr verschieden, doch ihre Ursachen sind meist sehr ähnlich. So weiß man heute, dass Stoffwechselstörungen die Kombination aus genetischer Veranlagung sowie Umwelteinflüssen und Lebensgewohnheiten sind. Auch wenn Gene bei einigen sehr seltenen, meist angeborenen Stoffwechselkrankheiten ausschlaggebend sind, spielen sie in der Regel jedoch eher eine untergeordnete Rolle und sind nicht am Ausbruch der Krankheit schuld.

Schlechter Schlaf: Wenig erholsame Nachtruhe, zu kurzer Schlaf, unregelmäßige Schlafrhythmen wegen Schichtarbeit oder häufiges Partymachen: Unzureichende Erholung in der Nacht erhöht das Risiko für Diabetes Typ 2, Bluthochdruck und Übergewicht, wie Forscher 2014 herausfanden.[3]

Bereits nach nur ein paar Nächten mit nur vier Stunden Nachtruhe ist die Insulin-Antwort gestört und der Blutzucker der Probanden wird deutlich schlechter abgebaut. Zugleich führt ein Schlafdefizit häufig zu Heißhunger auf kalorienreiche Lebensmittel wie Snacks, Süßigkeiten und Fast Food, was wiederum den Blutzucker erhöht. Schlafmangel verringert außerdem deine Leistungsfähigkeit, erhöht deine Infektanfälligkeit, begünstigt Depressionen, Herzerkrankungen und vieles Weitere.[4]

Ungesunde Ernährung: Sowohl dauerhaft zu viele als auch zu wenige Nährstoffe können zu – meist negativen – Veränderungen des Stoffwechsels führen. In der Praxis bedeutet das keineswegs aufwendige Mathematik im Ernährungstagebuch, sondern abwechslungsreiche und natürliche Kost zur Routine werden zu lassen.

Die „moderne" Ernährung ist allerdings geprägt von Industrieprodukten, die drei Probleme für den Stoffwechsel mit sich bringen:

1. Ihr Nährstoffverhältnis ist unausgewogen und sie bestehen überwiegend aus Kohlenhydraten mit hohem glykämischen Index. Das bedeutet, dass die Energie aus dem Lebensmittel sehr schnell ins Blut gelangt und die Insulinausschüttung stimuliert und somit das Diabetes-Risiko erhöht. Zudem sucht man Vitamine und Mineralien oft vergebens oder findet sie in nur geringer oder zu hoher Menge wie zum Beispiel Salz. Das erhöht das Risiko für Herz-Kreislauf-Erkrankungen.

2. Industrienahrung ist bewusst so konzipiert, dass wir immer mehr davon wollen und schnell wieder hungrig werden. Die Folge: Wir essen zu viel und zu oft. Mittlerweile ist mehr als jeder zweite Deutsche übergewichtig. Übergewicht stört den Stoffwechsel, belastet Gelenke und macht träge.

3. Fertigprodukte sind lange haltbar und schmecken intensiv – dank einem Füllhorn an Zusatzstoffen. Darunter sind teilweise sogenannte endokrine Disruptoren, die hormonähnliche Wirkungen im Körper entfachen können und somit den Hormonstoffwechsel stören.

Irrglaube „Nährwertangaben": Der im Labor gemessene Anteil an Proteinen, Fetten, Kohlenhydraten, Zucker und Co. entspricht keineswegs dem Nährwert, den der Körper letztlich aus einem Lebensmittel zieht. So ist beispielsweise der Brennwert einer Kilokalorie Pommes nicht derselbe wie der von einer Kilokalorie Pellkartoffeln.[5] Wie viel tatsächlich in unseren Zellen ankommt, hängt ganz maßgeblich von der Verarbeitung und der Zubereitung der Nahrungsmittel sowie der Beschaffenheit unserer Darmflora ab. Nährwertangaben sind deshalb völlig überbewertet. Auf der sicheren Seite bist du auch hier, wenn du zu Naturprodukten greifst.

Stress: Es ist nichts Neues, dass häufiger Stress schlecht für die Gesundheit ist. Neu aber ist diese Erkenntnis von US-Forschern: Durch Stress kommen die positiven Effekte einer gesunden Ernährung nur teilweise zum Tragen.[6] Denn im Stresszustand reduziert der Körper alle nicht lebensnotwendigen Körperfunktionen – darunter auch die Verdauung – und schraubt gleichzeitig das Energiepotenzial nach oben, indem es den Blutzucker stark ansteigen lässt: für eine schnelle Flucht oder maximale Leistung im Kampf.

Das den Druck abbauende Ventil „Bewegung" fehlt uns modernen Menschen im Vergleich zu unseren steinzeitlichen Vorfahren. Stattdessen sitzen wir die Anspannung aus. Der erhöhte Blutzuckerspiegel muss deshalb durch Insulin wieder umgewandelt werden – und zwar in Fett. Chronischer Stress macht deshalb dick und erhöht das Diabetes-Risiko.

Bewegungsmangel: Der menschliche Körper ist ein Energiesparwunder: Um Zeiten des Hungers – zum Beispiel in langen, kalten Wintern – überbrücken zu können, ergriff der Mensch drastische Maßnahmen, den Energieverbrauch auf ein überlebensnotwendiges Minimum zu reduzieren.

Eine dieser Maßnahmen des Körpers ist der Abbau von Muskelmasse. Denn kräftige Muskeln verbrauchen viel Energie. Da Nahrung, evolutionshistorisch betrachtet, erst seit extrem kurzer Zeit – und auch nur in den westlichen Ländern – im Überfluss vorhanden ist, war es vorteilhaft, stets nur die Menge an Muskelmasse aufrechtzuerhalten, die für die alltäglichen Herausforderungen notwendig war. Diese Anpassung des Körpers wird adaptive Thermogenese genannt.

Wer sich daher wenig bewegt, baut Muskulatur ab. Das Problematische daran ist: Unsere Muskeln sind verhältnismäßig das größte Stoffwechselorgan. Viele Stoffwechselvorgänge funktionieren nur durch Bewegung – zum Beispiel der Lymphfluss oder der Stoffwechsel im Gelenkknorpel. Es leuchtet ein, dass zu wenig körperliche Aktivität somit zu Stoffwechselstörungen und bei dauerhaftem Bewegungsmangel zu Stoffwechselerkrankungen führt.

Umweltgifte: Umweltgifte sind der Preis, den wir für unseren modernen und bequemen Lebensstil bezahlen: Feinstaub und Stick-

oxide durch Industrie und Verkehr, ausgasende Bodenbeläge, Wand-
farben, Holzschutzmittel und Plastik am Arbeitsplatz oder zu Hause,
krank machende Bleichmittel in Kleidung, Antibiotika im Fleisch ...
Die Liste giftiger, von Menschen geschaffener Substanzen ist endlos.
Zu dem Thema hast du im entsprechenden Kapitel bereits einiges
erfahren.

Für den Stoffwechsel besonders problematisch sind dabei sogenannte metabole Disruptoren, also Stoffwechselstörer. Eine internationale Gruppe von Wissenschaftlern hat im Fachblatt *Environmental
Health* herausgearbeitet, dass diese Stoffe die Darmflora negativ
beeinflussen, die hormonelle Steuerung beeinträchtigen sowie die
Funktion von Leber und Bauchspeicheldrüse erschweren.[7]

Besonders schädigend sind diese Stoffwechselstörer bis zur
Pubertät, wenn der Körper und all seine Funktionen sich noch entwickeln. Zwar wurden im Rahmen des EU-Projekts *Obelix* einige
mögliche metabole Disruptoren bereits verboten,[8] doch gibt es Hun-
derttausende solcher potenziellen Stoffwechselstörer, deren Wechselwirkungen bisher völlig unerforscht sind.

Mittlerweile sind über 3000 verschiedene Stoffwechselkrankheiten bekannt. Einige davon sind rein genetisch wie beispielsweise die
Mukoviszidose (vererbte Zellfehlfunktion). Der größte Teil jedoch
entsteht im Laufe des Lebens. Wir wollen nun einen Blick auf die
häufigsten Arten werfen: das metabolische Syndrom und Diabetes.

Das metabolische Syndrom

Das metabolische Syndrom wird auch als tödliches Quartett bezeichnet.
Denn es ist keine eigenständige Krankheit, sondern die Kombination
aus vier vorliegenden und sich gegenseitig verstärkenden Grunderkrankungen. Es beginnt meist mit Übergewicht und Bluthochdruck,
später folgen eine Fettstoffwechselstörung und Diabetes.

- **Gestörter Zuckerstoffwechsel:** Insulin ist dafür verantwortlich, dass der Blutzucker aus den Gefäßen in die Zellen wandern kann. Es beeinflusst außerdem den Fettstoffwechsel,
  den Appetit und einige weitere Prozesse. Ist der Insulinstoff-

wechsel gestört, kann das zu Diabetes, Bluthochdruck, Übergewicht und Herz-Kreislauf-Erkrankungen führen.

- **Übergewicht:** Übergewicht belastet nicht nur die Gelenke, sondern auch die Organe und verändert durch stetige Entzündungsprozesse der zerstörten Fettzellen den Stoffwechsel, die Gefäßgesundheit und einige weitere Faktoren.
- **Fettstoffwechselstörung:** Das Über- oder Unterschreiten bestimmter Fettwerte im Blut kann zu Gefäßschädigungen führen. Beim metabolischen Syndrom sorgt häufig das Übermaß an freien Fettsäuren für Probleme, das überwiegend aus dem Bauchfett stammt.
- **Bluthochdruck:** Dauerhaft erhöhter Blutdruck greift die Gefäßwände an, begünstigt somit Gefäßverkalkungen und belastet das Herz-Kreislauf-System.

Jede dieser Krankheiten erhöht für sich bereits das Risiko für Herz-Kreislauf-Erkrankungen wie Arteriosklerose, Schlaganfälle und Herzinfarkte. Das Tückische am metabolischen Syndrom ist jedoch, dass die gesundheitlich negativen Folgen nicht nur die Summe der vier Grunderkrankungen sind. Vielmehr potenzieren sie sich gegenseitig und werden somit zum tödlichen Quartett.

Hochrechnungen zufolge leidet mindestens jeder fünfte Deutsche unter diesem metabolischen Syndrom.[9] Die Hauptübeltäter sind zu wenig Bewegung und schlechte Ernährung, die in der Kombination zudem fast immer zu Übergewicht führen.

Mittlerweile gibt es weltweit sogar mehr Über- als Untergewichtige.[10] Übergewicht erhöht – wie etliche Studien belegen – massiv das Risiko für Bluthochdruck, hohen Blutzucker und Herz-Kreislauf-Erkrankungen.[11]

Hauptproblem ist dabei das sogenannte weiße Fett – unser Hauptenergiespeicher. Normalerweise schützt es vor Organschäden. Bei zu viel Energiezufuhr ist es jedoch auch dafür verantwortlich, dass bei Frauen das Hüftgold und bei Männern die Wampe wächst.

Denn diese Fettart hat keinen eingebauten Speicherstopp. So wachsen die weißen Fettzellen mit jedem überschüssigen Gramm an

Nahrung – und zwar so lange, bis die Zellen schließlich sogar platzen. Übergewicht sorgt somit für eine dauerhaft latente Entzündung, bei der Immunzellen die Überreste der zerstörten Zellen zu beseitigen versuchen. Die ausgelaufenen Fetttröpfchen der geplatzten Zellen verteilen sich außerdem über die Blutbahn in anderes Gewebe und führen so zum Beispiel zur Verfettung von Bauchspeicheldrüse und Leber, die sich daraufhin ebenfalls entzünden.

Diabetes mellitus, die Zuckerkrankheit

Wie eine Seuche breitet sich die Zuckerkrankheit unter der Weltbevölkerung aus. Allein von 2003 bis 2013 ist die Rate Erkrankter von 5,1 Prozent auf 8,3 Prozent gestiegen.[12]

Etwa jeder zehnte Deutsche ist „zuckerkrank", hat also erhöhte Blutzucker-Werte.[13] Ein geringer Teil davon ist von Diabetes mellitus Typ 1 betroffen, der meist in den ersten 20 Lebensjahren bereits entsteht. Die Mehrheit – etwa 90 Prozent – leidet jedoch an Diabetes Typ 2, früher einmal Altersdiabetes genannt.[14] Doch mit dem Alter hat die Insulinresistenz kaum noch etwas zu tun.

Leider lässt sich der Blutzuckerspiegel nicht so leicht behandeln wie eine Erkältung. Doch so manch ein Diabetes-Patient konnte bereits Abschied nehmen von Medikamenten und Spritzen. Zwar blieb die Krankheit bestehen, doch die Patienten konnten sich mit einem entsprechenden Lebenswandel von ihrem Joch befreien.

Ein ganz wesentlicher Aspekt dabei ist die *Ernährung*: Durch die Verdauung von Nahrung – die bereits durch den Speichel im Mund beginnt – wird diese in ihre Bestandteile zersetzt, damit die Nährstoffe über das Blut letztlich zu den Zellen gelangen und deren Funktion aufrechterhalten.

Neben Vitaminen und Mineralien (Mikronährstoffen) benötigt die Zelle auch „Brennstoff" in Form von Glukose (Blutzucker). Diesen erhält sie durch die Aufspaltung von Fetten, Proteinen und Kohlenhydraten (Makronährstoffen), wofür die Verdauung aber je nach Art unterschiedlich viel Zeit benötigt. Am schnellsten geht es bei reinem Zucker oder raffiniertem Getreide (also stark verarbeiteten Kohlenhydraten) wie Weißmehl.

Damit die Zelle die Glukose aus dem Blut aufnehmen kann, muss die Bauchspeicheldrüse das Hormon Insulin bilden. Dieses bindet an einen Rezeptor der Zellen an und öffnet somit die Pforte für den Blutzucker. Aus verschiedenen Gründen – die sich je nach Diabetestyp unterscheiden – kann es passieren, dass die Bauchspeicheldrüse zu wenig oder gar kein Insulin mehr produziert. Die Folge: Der Blutzuckerspiegel steigt an und führt bei dauerhaft zu hohen Werten zu Gefäß- und Organschäden.

Diabetes mellitus Typ 1 gehört zu den sogenannten Autoimmunerkrankungen, auf die wir im übernächsten Kapitel noch mal genauer zurückkommen. Diese sind dadurch gekennzeichnet, dass das Immunsystem körpereigene Strukturen angreift – im Fall der Zuckerkrankheit die insulinproduzierenden β-Zellen der Bauchspeicheldrüse zerstört, wodurch es im fortgeschrittenen Stadium zu Insulinmangel kommt.

In Deutschland sind etwa 15.000 Kinder unter 14 Jahren von Typ-1-Diabetes betroffen. Bislang dachte man, dass die Erkrankung rein erblich ist. Aufgrund der Anstiege der Neuerkrankungsraten von drei bis vier Prozent im Jahr sowie epigenetischen Studien weiß man heute, dass zwar eine gewisse Veranlagung vorhanden sein kann, letztlich aber psycho-soziale, Lebensstil- und Umweltfaktoren für den Ausbruch verantwortlich sind.[15]

„Weniger als zehn Prozent aller Menschen, die ein erhöhtes genetisches Risiko aufweisen, erkranken jemals an Typ-1-Diabetes. Daher scheinen neben den Genen auch Umweltfaktoren eine wesentliche Rolle in der Krankheitsentstehung zu spielen."[16]
– Helmholtz Zentrum München auf seiner Website

Wie fast alle Erkrankungen ist auch Diabetes mellitus Typ 1 multifaktoriell, also nie das Ergebnis nur einer einzigen Ursache. So sind auch die folgenden Risikofaktoren meist in Kombination der Auslöser:

- **Kaiserschnitt:** Forscher des Helmholtz Zentrum München untersuchten 1.650 Kinder über einen Zeitraum von durchschnittlich elf Jahren nach ihrer Geburt. Das Ergebnis: Kinder, die per Kaiserschnitt zur Welt kamen, hatten ein doppelt so hohes Risiko wie natürlich geborene Kinder, an Diabetes Typ 1 zu erkranken. Als Ursache sehen die Wissenschaftler die Zusammensetzung der kindlichen Darmflora, die durch eine natürliche Geburt positiv beeinflusst wird.

- **Vitamin-D-Mangel:** Länder mit niedrigerer Sonneneinstrahlung weisen höhere Raten an Neuerkrankungen von Diabetes Typ 1 auf.[19] Der Verdacht, dass der geringere Gehalt an Vitamin D dafür verantwortlich ist, wurde nun in einer Metastudie von 2010 bestätigt. Ein ausreichend hoher Vitamin-D-Gehalt im Körper senkt das Risiko für Diabetes.[20] Die Mehrheit der Deutschen leidet jedoch unter einem Mangel und erreicht die täglich empfohlene Vitamin-D-Zufuhr von 800 μg nicht.[21]

- **Kuhmilchkonsum:** Milch enthält Zucker, der eine Insulinantwort auslöst – jedoch weit über das durch den Milchzucker zu erwartende Maß hinaus. Warum, ist bisher ungeklärt. Abgesehen davon produzieren die meisten Hochleistungsmilchkühe (mit Ausnahme der Guernsey-Rinder sowie der Schafe und Ziegen) durch eine gezüchtete Mutation sogenanntes A1-Beta-Casein – ein Protein, das in der Verdauung zum Opiat Beta-Casomorphin-7 (BCM7) aufgespalten wird und zahlreiche Einflüsse auf den Körper hat. Es steht in starkem Zusammenhang mit Diabetes Typ 1. Das ist zwar kein Beweis, dennoch ist Vorsicht besser als Nachsicht.[22]

- **Sehr früher Glutenverzehr:** Babys und Kleinkinder, die sehr früh und in größeren Mengen glutenhaltige Lebensmittel zu sich nehmen, haben ein höheres Risiko für Typ-1-Diabetes. Die Ursache wird auch hier in der veränderten Darmflora gesehen.[23]

- **Gestresste Eltern:** Stress sorgt für epigenetische Veränderungen, die sogar auf das Sperma Auswirkungen haben und so Diabetes beim Kind begünstigen können.[24]

- **Frühe Infektionen:** Besonders häufige Atemwegsinfektionen innerhalb der ersten sechs Lebensmonate erhöhen die Wahrscheinlichkeit für autoimmune Reaktionen wie Diabetes Typ 1.[25]

Beim **Diabetes mellitus Typ 2** ist zwar zu Beginn noch genügend Insulin im Blut, doch sind die Zellen gegenüber dem Insulin „abgestumpft" und öffnen die Pforte für den Zucker nicht richtig (Insulinresistenz). Infolgedessen produziert die Bauchspeicheldrüse immer mehr Insulin, wodurch die Zellen aber immer unempfindlicher werden.

Dadurch steigt der Blutzuckerspiegel. Aufgrund der ständigen und immer höheren Insulinproduktion geben die insulinproduzierenden Zellen der Bauchspeicheldrüse allmählich „den Geist auf". Das heißt, die Insulinmenge nimmt ab und gleichzeitig bleiben die Zellen unempfindlich. Wo zu Beginn der Erkrankung noch eine Lebensumstellung die Krankheit hätte heilen können, ist der Zuckerkranke wie beim Diabetes Typ 1 nun auch auf Medikamente oder die Insulinspritze angewiesen.

Früher trat die Erkrankung vor allem im Alter auf und wurde daher ursprünglich auch als Altersdiabetes bezeichnet. Mittlerweile sinkt das Eintrittsalter jedoch stetig, und selbst Kinder sind teilweise bereits erkrankt.

Die epidemieartige Ausbreitung dieser Zuckerkrankheit wurde lange Zeit gern auf die Gene geschoben. Natürlich gibt es Veranlagungen, die beim einen schneller zu Diabetes führen als beim anderen – selbst wenn der Lebensstil ansonsten identisch ist. Dieser Unterschied ist tatsächlich auf erbliche Faktoren zurückzuführen, welche jedoch maßgeblich durch den Lebensstil der Eltern vor und während der Schwangerschaft bestimmt werden.[26]

Die Hauptursache besteht jedoch darin, dass sich der moderne Mensch eine Welt geschaffen hat, in die er, evolutionsmedizinisch betrachtet, nicht wirklich hineinpasst. Denn nur aktive Muskeln können Glukose aus dem Blut „ziehen". Dieser Mechanismus verschaffte dem Steinzeitmenschen in Ruhe- oder Hungerphasen einen geringeren Energieverbrauch – erhöhte also seine Überlebenswahrscheinlichkeit.

Der moderne Mensch muss jedoch nur noch mit dem Finger wischen und schon kann er sich Pizza und Schokotorte quasi vor den Fernseher bestellen. Das Ergebnis: ein hoher Blutzuckerspiegel und Muskeln, die kaum Zucker hineinlassen. Und weil der Blutzucker heutzutage durch sehr zucker- und kohlenhydratreiche Nahrung ständig überhöht ist, nimmt die Menge der Insulinrezeptoren ab – denn die Zellen benötigen nicht so viel Zucker.

Diese Insulinresistenz lässt schließlich die Fettdepots immer schneller wachsen, was als Insulinmast bezeichnet wird. Darauf reagiert wiederum die Bauchspeicheldrüse und produziert immer mehr Insulin. Doch nach wenigen Jahren bricht sie unter der auf Hochtouren laufenden Produktion zusammen – die sogenannten Langerhanszellen sterben ab. Hochglykämische Ernährung, Übergewicht und Bewegungsmangel sind deshalb die Hauptursachen für Diabetes Typ 2.[27] Zusätzlich befördert wird die Krankheit durch Rauchen, übermäßigen Alkoholkonsum und Stress.[28]

Zum Verständnis: Der glykämische Index beschreibt die Wirkung eines Lebensmittels auf den Anstieg des Blutzuckerspiegels. Eine hochglykämische Nahrung (Zucker, stark verarbeitete Mehle, Fruchtsäfte etc.) lässt den Blutzucker stärker steigen als eine Ernährung mit niedrigem glykämischen Index.[29] Darüber hinaus ist auch die sogenannte glykämische Last entscheidend. Sie ist das Produkt aus dem glykämischen Index eines Nahrungsmittels und dessen Anzahl an Kohlenhydraten. So ist der glykämische Index von Möhren und Baguette (je nach Sorte versteht sich) etwa gleich. Die glykämische Last – also der tatsächliche Blutzuckeranstieg im Blut – von 100 Gramm Baguette entspricht jedoch derselben wie von 700 Gramm Möhren.[30]

Forscher empfehlen deshalb beispielsweise die sogenannte Mittelmeer-Diät mit niedriger glykämischer Last.[31] Dazu zählen ballaststoffreiche, frische Lebensmittel, mäßiger Fleischkonsum, Fisch, Vollkornprodukte, Gemüse und vor allem Hülsenfrüchte. Sie enthalten teilweise mehr Protein als ein Lachsfilet, sättigen stark, sind äußerst ballaststoff- und nährstoffreich und gehören – insbesondere für Diabetiker – wohl zu den besten Kohlenhydratquellen.

Eine solche Ernährung hilft laut mehreren Metaanalysen sowohl als Diabetesprävention wie auch als Diabetestherapie.[32] Denn sie senkt nachweislich Diabetesmarker im Blut, und auch die Herzfrequenz, der Blutdruck und der Spiegel des LDL-Cholesterins sinken.[33]

Die bei Deutschen beliebten Kartoffeln sowie Reis – insbesondere Jasmin-Reis, dessen glykämischer Index über dem von Traubenzucker liegt – gehören zu den wenig bekannten Spitzenreitern unter den hochglykämischen Nahrungsmitteln. Möchtest du nicht auf Kartoffeln verzichten, kannst du zu festkochenden greifen, die den Blutzuckerspiegel nicht ganz so rasant steigen lassen. Auch das mehrstündige Abkühlen reduziert die glykämische Last. Und statt zu weißem Reis kannst du zum Beispiel zu Basmati-Reis greifen. Zusätzlich reduziert jede Form von Säure durch eine verzögerte Magen- und Darmentleerung den glykämischen Index einer Speise, zum Beispiel durch ein Glas Zitronenwasser. Besser als Reis und Kartoffeln sind Nudeln, vor allem Vollkornnudeln. Eine Tabelle zum glykämischen Index und zur glykämischen Last findest du unter diesen Internetadressen: *http://glycemicindex.com/* oder *https://jumk.de/glyx/*

Eine Zwischenübung für deine Gesundheit:

Bei so vielen Gesundheitsfakten und erschreckenden Missständen in unserem Gesundheitssystem können die Mundwinkel schon mal nach unten sinken. Damit deine Laune steigt, drücke dir einfach ein erzwungenes Lächeln auf – so doll du kannst! Denn auch so werden nachweislich Glückshormone ausgeschüttet. Wenn du dabei zusätzlich an einen besonders schönen Moment denkst, kannst du diesen Effekt nochmals verstärken. Mein Lieblingsgedanke dabei ist ein entscheidendes Spiel, dass ich in meiner Jugendzeit bei einer Billard-Meisterschaft gewonnen hatte. Woran könntest du denken?

Wie viel Bewegung bei Diabetes nötig ist

Die Wundermaschine, die wir Körper nennen, ist das perfekte Ergebnis von Jahrmillionen langer Evolution und Anpassung an die Anforderungen des Alltags: Wir können auf Bäume klettern, nach Fischen und Muscheln tauchen, uns durch Gestrüpp geschickt hindurchschlängeln, leichtfüßig an Beute heranschleichen und Gazellen bis zur Erschöpfung jagen.

Das tägliche Leben unserer Vorfahren bestand bis zur industriellen Revolution aus viel(fältiger) Bewegung. Unsere komplette Biologie ist deshalb noch immer darauf ausgerichtet. Stoffwechsel funktioniert deshalb nur mit Bewegung. Jede Starre, jede Monotonie und jeder Acht-Stunden-Arbeitstag im ausschließlichen Sitzen ist Raubbau am Körper.

Wieder einmal ist Bewegung der Schlüssel zur Prävention und Behandlung. Denn Bewegung verbraucht Energie (Zucker) und hilft so, den Blutzucker – das Kernproblem des Diabetes – auf einem gesunden Niveau zu halten, und reduziert damit die Auswirkungen hochglykämischer Ernährung. Deshalb leuchtet ein:

> Bewegst du dich viel, reagiert dein Körper besser auf Insulin und du musst dich weniger spritzen.

Diese heilende und präventive Wirkung von Bewegung hinsichtlich Diabetes bestätigen auch epidemiologische Studien am Indianerstamm der Pima. Dieser Stamm trennte sich vor etwa 1000 Jahren in zwei Gruppen auf. Eine lebt heute in Arizona (USA), die andere in Mexiko. Genetisch sind diese Menschen nahezu identisch.

Der Lebensstil der Arizona-Gruppe wurde jedoch typisch amerikanisch – also bewegungsarm und hochkalorisch. Sie entwickelten größtenteils starkes Übergewicht und wurden zuckerkrank, ihre Stammesbrüder in Mexiko jedoch nicht. Die Hauptursache dafür dürfte sein, dass diese etwa 23 Stunden pro Woche körperlich aktiv sind.[34]

Bei der Frage, „wie viel Bewegung es denn sein muss", hilft wieder ein Blick in die menschliche Evolution. Der Steinzeitmensch – wie auch der „Ackermensch" – hat *nicht nur einmal* die Woche für zwei

Stunden Mammuts gejagt oder das Feld bestellt und lag die restliche Zeit bewegungslos herum.

Deshalb reicht es eben auch nicht aus, einmal die Woche zwei Stunden Fußball zu spielen, auch wenn das besser ist, als gar nichts zu machen. Du hast kein Bewegungskonto, dass du „füllen" und anschließend absitzen kannst. Der Mensch, vor allem der Diabetiker, braucht ständige Bewegung – empfehlenswert nach jeder Mahlzeit, was im Übrigen Blutzuckerspitzen direkt vorbeugt.

Deshalb lautet mein Vorschlag für Diabetiker – und alle, die Diabetes vorbeugen wollen: Geh ab jetzt sofort nach jedem Essen kurz spazieren, am besten in der Natur. Beweg dich, wann immer du kannst. Ich wiederhole: Nimm die Treppe, das Fahrrad, den Umweg. Wechsle so oft wie möglich deine Steh-, Sitz- und Liegeposition. Bleib aktiv, auch wenn es manchmal schwerfällt. Wenn es kalt ist, freu dich aufs Warme danach. Wenn es regnet, wirst du nass und trocknest dann.

Und wenn es für dich eine Qual ist, mach kleine – anfangs vielleicht schmerzhafte – Schritte und freu dich auf das befriedigende Gefühl nach jeder Bewegung. Die Früchte der Gesundheit wirst du schon nach kurzer Zeit ernten können; denn sie reifen schnell, wenn du beharrlich bist!

Besseres Stressmanagement für einen gesunden Blutzuckerspiegel

Bist du gestresst, schüttet dein Körper Cortisol aus. Daraufhin steigt die Blutzucker-Konzentration, um den Muskeln maximale Energie für Flucht oder Kampf zur Verfügung zu stellen. Das war äußerst praktisch, wenn man vor einem hungrigen Löwen fliehen oder eine Gazelle jagen musste. Dabei wurde der Blutzucker direkt wieder abgebaut.

Heute jedoch können wir vor schreienden Babys nicht einfach davonrennen oder mit dem nervigen Nachbarn kämpfen. Nein – wir sitzen den Stress im wahrsten Sinne des Wortes einfach aus. Immer und immer wieder lässt er so unsere Blutzuckerwerte in die Höhe schießen, ohne dass wir diese Blutwerte durch Bewegung wieder normalisieren.

Ständiger Stress in Kombination mit Bewegungsmangel ist deshalb ein starker Risikofaktor für die Entstehung von Diabetes.

Die Lösung für ein entspanntes Leben ist relativ simpel: Du kannst erstens die Anzahl an Stressoren reduzieren, zum Beispiel indem du für Termine immer einen Zeitpuffer einplanst oder – im Falle eines nervigen Nachbarn – vielleicht sogar umziehst. Diese Methode wird deinen Alltagsstress jedoch nur bedingt reduzieren und ist teilweise vielleicht ungeeignet.

Die zweite und viel wichtigere Maßnahme besteht deshalb darin, die Quelle deines Stresses aufzuspüren. Stell dich jeder stressigen Situation und frage nach dem „Warum". Wenn du nun meinst, „plärrende Kinder sind halt stressig, genauso wie der nervige Nachbar oder der verständnislose Chef", bist du noch nicht am Ende des Warums. Denn Stress machen weder Kinder noch der Chef. Stress machen dir deine Erwartungen, Kinder müssten immer ruhig oder der Chef immer einfühlsam sein. Stress ist die Vorstellung der Menschen, das Leben müsse immer aalglatt und fair verlaufen.

„Gib mir die Gelassenheit, Dinge hinzunehmen, die ich nicht ändern kann, den Mut, Dinge zu ändern, die ich ändern kann, und die Weisheit, das eine vom anderen zu unterscheiden."

– Reinhold Niebuhr, Theologe, Philosoph und Politikwissenschaftler

Stress ist außerdem all das dumme Geschwätz in Nachrichten, Zeitungen, auf Facebook und Twitter. Weder für dich noch für die Menschen vor Ort ist es wichtig, dass du weißt, dass in Frankreich ein Haus abgebrannt oder in China der berüchtigte Sack Reis umgefallen ist. Die Negativität dieser Mitteilungen zieht dich runter und bringt dir für dein Leben gar nichts, außer schlechte Gedanken.

Wichtig hingegen ist, was dein direktes Umfeld macht, wie es deiner Familie und den Nachbarn geht, wie dein Verhältnis zu deinen Mitmenschen im Alltag ist. Abhängig davon, wie du dein Leben mit ihnen gestaltest, können sie deinen Alltag zur Hölle oder zum heilenden Paradies machen.

Welche Ernährung bei Diabetes die richtige ist

Da Diabetes ein Blutzuckerproblem ist, lass uns zuerst einen Blick auf *Nahrungszucker* allgemein richten. Dabei muss man nüchtern feststellen, dass dieser weder lebensnotwendig noch giftig ist. Wie der berühmte Arzt Paracelsus bereits richtig feststellte: *Die Dosis macht das Gift.*

Prinzipiell kann Blutzucker durch zwei Arten entstehen: Durch die Nutzung von „Speicherenergie" (Gluconeogenese) oder direkt durch die aufgenommene Nahrung. Wenn du nicht gerade fastest (dazu kommen wir gleich noch), erhältst du den meisten Zucker über den Lebensmittelverzehr. Folglich ist die Nahrung eine entscheidende Stellschraube zur Behandlung und Prävention von Diabetes.

Ein besonders wichtiger Aspekt hierbei ist der bereits erwähnte glykämische Index. Ohne die detaillierten Hintergründe erklären zu müssen, leuchtet ein, dass purer Zucker – und auch Zuckergetränke wie Limonaden oder Säfte – den Blutzucker schneller steigen und auch wieder fallen lässt als beispielsweise ein Brötchen. Dieses besteht jedoch in der Regel aus stark verarbeitetem Getreidemehl (Weißmehl) – ist also schon „vorverdaut" durch die Zerkleinerung und kann dadurch ebenfalls sehr schnell in Glukose umgewandelt werden. Weißmehl hat aus diesem Grund einen höheren glykämischen Index als Vollkornmehl. Vollkornprodukte sind deshalb empfehlenswerter.

Das Problem des modernen Menschen ist, dass er buchstäblich zum Zuckerfresser geworden ist. Neben Schokolade und Limonaden ist vor allem auch der massive Konsum an Weißmehlprodukten am hohen Blutzucker schuld. Zwar ernährten sich auch die Sammler und Jäger von Kohlenhydraten in Wurzelknollen und Wildgrassamen, doch handelte es sich bei Letzteren stets um Vollkorn.

Nun könnte man argumentieren, dass der Getreideanbau einige 1000 Jahre her ist und unsere Körper durch die Evolution daran angepasst sein müssten. Und tatsächlich hat er das: Nämlich durch die vermehrte Produktion von Stärke spaltenden Enzymen und Insulin sowie einer entsprechend veränderten Darmflora. Jedoch aßen auch unsere Ackerbau-Vorfahren vor wenigen 100 Jahren nicht ansatzweise so viele hoch verarbeitete Kohlenhydrate und Zucker wie der moderne Mensch. So lag im Jahr 1874 – zu Beginn der industriellen Revolution – der Zuckerverbrauch der Deutschen bei 6,2 Kilogramm pro Jahr. Heute liegt er bei unfassbaren 35 Kilogramm.[35]

Die Zeit für eine notwendige Anpassung an diese massiv veränderte Ernährungsweise war evolutionstechnisch einfach viel zu kurz. Mit Diäten wie Low-Carb und No-Carb, also wenige oder gar keine Kohlenhydrate, können Diabetiker deshalb ihren Blutzucker einfach kontrollieren und so nahezu jeglichen Nahrungszucker meiden. Allerdings nimmt man durch eine solche Ernährungsform verhältnismäßig mehr Eiweiße und Fette zu sich, was wiederum andere gesundheitliche Risiken birgt. Außerdem fällt vielen der Verzicht auf Brot, Nudeln, Müsli und Co. schwer.

Du musst aber gar nicht so extrem sein: Statt zu Produkten aus Auszugsmehlen solltest du, wie du bereits weißt, zu Vollkornprodukten greifen. Meide aber puren Zucker und Süßkram. Süßungsalternativen sind Xylitol und Stevia, die den Blutzucker kaum beeinflussen, aber auch nicht in Übermaßen genommen werden sollten. Statt Vollmilchschokolade und Kuchen könnte es Nüsse und Beeren zum Kaffee geben. Von Vorteil ist vor allem, wenn du statt Fertigprodukten natürliche Nahrungsmittel zu dir nimmst.

Denn obwohl Kohlenhydrate auch nichts anderes als Zucker sind, wird dieser – vor allem bei Vollkornprodukten – sehr langsam in Zuckermoleküle zerlegt. Dadurch umgehst du die Achterbahn aus Blutzuckerspitzen und folgender tiefer Unterzuckerung, die dich wieder zum Süßigkeitenregal rennen lässt.

Ein weiterer interessanter Aspekt, der dir bewusst werden sollte, ist der sogenannte Second-Meal-Effekt (Zweite-Mahlzeit-Effekt): Denn deine letzte Mahlzeit hat einen direkten Einfluss auf die Höhe deines Blutzuckers bei deiner Folgemahlzeit. Wusstest du das? Hast du am Abend beispielsweise beim süßen Kompott etwas kräftiger zugeschlagen, deine Freundin hat aber darauf verzichtet und ihr esst am folgenden Morgen dasselbe, wird ihr Blutzucker – ungeachtet der gleichen Mahlzeit – weniger stark ansteigen als deiner. Das bedeutet im Umkehrschluss aber auch, dass gelegentliches Schlemmen bei ansonsten gesunder Ernährung keineswegs problematisch sein muss.[36] Ganz maßgeblich beteiligt an der niedrigen Insulinantwort bei gesunder Ernährung sind Ballaststoffe, die vor allem auch in *Hülsenfrüchten* zu finden sind. Es verwundert deshalb nicht, dass Metaanalysen zeigen, dass der Konsum von Hülsenfrüchten das Risiko für Diabetes und das metabolische Syndrom reduziert.[37] Aber auch das Risiko für Herzinfarkte, Schlaganfälle, Dickdarmkrebs und Prostatakrebs kann durch den regelmäßigen Verzehr von Hülsenfrüchten gesenkt werden.[38]

Wenn du Diabetiker bist und diese Ratschläge als einschränkend empfindest, werde dir bewusst: Du hast eine Erkrankung. Willst du gesund werden und den zahlreichen Folgekrankheiten von Diabetes entgehen, musst du dafür etwas tun.

Fasten bei Diabetes

Essen zu jeder Tages- und Nachtzeit, in Hülle und Fülle und per Knopfdruck – das gibt es erst seit wenigen Jahrzehnten. Für unsere Vorfahren hingegen galt es, in der Regel nach dem Aufstehen am Morgen zunächst nach Nahrung zu suchen.

Eine Essenspause von regelmäßig bis zu 16 Stunden war vermutlich völlig normal. Heute nennen wir das „intermittierendes Fasten". Aber auch regelrechte Hungerzeiten mit wenig bis gar keiner Nahrung gehörten zum Leben dazu. Und weil das so normal war wie das Aufgehen der Sonne, entwickelte sich der Fastenstoffwechsel.

Wie bereits in anderen Kapiteln ausführlicher erwähnt, handelt es sich dabei um eine Art Recyclingprogramm. Außerdem wechselt der Körper von der Glukose- zur Fettverbrennung. Die Bauchspeicheldrüse kann also mal wieder „aufatmen" und ihre Insulin produzierenden Betazellen „in Schuss bringen".[39]

Auch die Insulinsensitivität, also das Ansprechen auf Insulin, der Muskelzellen kann sich beim Fasten verbessern und somit den Diabetes schwächen oder gar heilen – sofern anschließend eine gesunde Lebensstiländerung damit einhergeht.[40]

Betont werden muss jedoch, dass die Studienlage aufgrund der vielfältigen Fastenmethoden (Buchinger Heilfasten, 5:2 oder 16:8

Fasten etc.) nicht eindeutig ist. Deshalb: Wenn du als Diabetiker vorhast, das Fasten für dich auszuprobieren, empfehle ich dir eine ausführliche Recherche und eine Absprache mit deinem Diabetologen oder, noch besser, mit einem Fastenarzt. Denn schließlich muss der Blutzuckerspiegel detailliert überprüft und die Medikamente entsprechend angepasst werden.

Lungenerkrankungen

Dieses Kapitel können wir kurzhalten, da es offensichtlich ist, was die Hauptursache für Lungenerkrankungen ist: nämlich die (übermäßige) Inhalation von Rauchgasen und Feinstaub durch Zigaretten, offene Feuer, Abgase und so weiter.

Die häufigste Lungenerkrankung ist die chronisch obstruktive Lungenerkrankung (COPD). Bei dieser Erkrankung sind die Atemwege entzündet und dauerhaft verengt. Das führt zu einer schnelleren Alterung der Lunge und dadurch zu Kurzatmigkeit und Dauerhusten. In Deutschland ist etwa jeder Zehnte von COPD betroffen – was damit häufiger als Asthma, Lungenentzündung und Lungenkrebs zusammengenommen vorkommt.

Hauptauslöser ist zweifelsfrei das *Rauchen*. Denn Tabakkonsum verursacht über die winzig kleinen Schmutzpartikel Schäden an der feinen Architektur der Lungen. Zigarettenrauch enthält Gifte wie Blei, Arsen und das radioaktive Polonium 210. Die Folge ist eine chronische Bronchitis. Dadurch wiederum kann die Luft nicht mehr ungehindert ausströmen, wodurch es zur Überblähung der Lungenbläschen kommt.[1]

Es verwundert nicht, dass etwa 90 Prozent der betroffenen Erkrankten Raucher sind oder waren. Aufgrund der hohen Giftdosis, die auch in den Urin wandert, steigt bei lebenslangen Rauchern zudem das Risiko für Blasenkrebs massiv. Die restlichen 10 Prozent lassen sich über Feinstaub durch Laserdrucker in Büroräumen, durch Feinstaub im Bau- und Handwerksbereich sowie durch Verkehr erklären.

„Aufgrund der Luftverschmutzung sterben in Europa jedes Jahr über 450 000 Menschen. "[2]

– Karmenu Vella, EU-Kommissar für Umwelt, Meerespolitik und Fischerei

Nun kommt das Spannende: Die Lungen sind – ähnlich wie die Haut und der Darm – von unzähligen Bakterien besiedelt, die sie entweder in ihrer Funktion unterstützen und schützen oder schwächen.[3]

Dass Feinstaub negativ auf das Lungenmikrobiom wirkt, ist wohl offensichtlich. Aber auch deine *Ernährungsweise* hat Einfluss auf die Kleinstlebewesen in deinem Atmungsorgan. So werden zum Beispiel Ballaststoffe von Darmbakterien fermentiert. Die daraus entstehenden Fettsäuren gehen ins Blut über und beeinflussen die Immunreaktionen in der Lunge. Mittlerweile weiß man beispielsweise, dass entzündliches Asthma bei ballaststoffarmer Ernährung häufiger auftritt.[4]

Wieder einmal zeigt sich, wie komplex die Wechselwirkungen und Vorgänge im Körper sind. Willst du dich folglich vor Lungenerkrankungen schützen, solltest du nicht nur Feinstaub meiden, sondern generell einen gesunden Lebenswandel pflegen. Belohnt wirst du dafür mit durchschnittlich zwölf (Männer) beziehungsweise 14 (Frauen) zusätzlichen Lebensjahren.[5]

Autoimmunerkrankungen

Rheuma, Hashimoto-Thyreoiditis, Lupus erythematodes, multiple Sklerose … Die Liste der diagnostizierbaren Autoimmunerkrankungen ist lang. Autoimmun bedeutet, dass das Immunsystem sich gegen sich selbst richtet. Ein Albtraum, der immer mehr Deutsche heimsucht. Und auch weltweit steigen die Zahlen dieser Krankheit.[1]
Weil die Entstehung des Autoimmunprozesses bisher nicht eindeutig geklärt werden konnte, gelten Autoimmunerkrankungen als unheilbar. Doch Einzelfälle von Betroffenen, die beschwerdefrei wurden, machen Hoffnung und motivieren die Forschung.[2]

Da stellt sich die Frage:

Sind Autoimmunerkrankungen tatsächlich unheilbar?

Autoimmunerkrankungen werden in der Medizin vordergründig symptomatisch mit Medikamenten behandelt – denn die genaue Ursache ist ja bisher nicht bekannt. Daher die Schlussfolgerung für die Mediziner: unheilbar und lebenslange Medikamenteneinnahme.

Allerdings können bei rechtzeitigem Handeln durchaus der Fortschritt der Krankheit aufgehalten und die Symptomfreiheit erreicht werden. Dieser Zustand wird als Remission bezeichnet und ist sogar das Hauptziel der Medizin. Ein beschwerdefreies Leben ist folglich trotz Autoimmunkrankheit möglich.

Teilweise kann sich betroffenes Gewebe sogar regenerieren. Allerdings sind hierbei – neben der medizinischen Behandlung – sehr viel Eigeninitiative und eine intensive Beschäftigung mit der Krankheit und dem eigenen Lebensstil gefragt.

So ist Heilung, wenn man sie als vollständiges Verschwinden der Krankheit betrachtet, aktuell wohl wirklich nicht immer möglich – sehr wohl aber ein langes Leben ohne oder zumindest mit wenig Beschwerden.

Was du selbst gegen den Autoimmunprozess und für deine Heilung tun kannst und was besagte Menschen unternommen haben, um ihre Medikamente drastisch zu reduzieren oder ganz abzusetzen, erfährst du, nachdem wir uns den **Autoimmunprozess** genauer angesehen haben.

Das Immunsystem – beim Tier wie auch beim Menschen – hat seit Anbeginn der Zeit nur ein Ziel: den Organismus, also dich, gesund zu erhalten, indem es schädliche Eindringlinge und Fehlprogrammierungen im Inneren erkennt, fernhält und bekämpft.

Vereinfacht kannst du dir das wie folgt vorstellen: Gelangen unerwünschte Fremdkörper – sogenannte „Antigene" wie beispielsweise Bakterien, Viren, Pilze, Pollen, Mikroplastik, Feinstaub, Schwermetalle etc. – in unseren Körper, erkennt unsere Immunabwehr den Feind an bestimmten Bestandteilen seiner äußeren Hülle und produziert Antikörper.[3]

Diese Antikörper heften sich an die Eindringlinge und zeigen so den Fresszellen, wer eliminiert werden soll. Dieses System sorgt dafür, dass nur tatsächliche Feinde und nicht etwa hilfreiche Darmbakterien oder eigene Zellen zerstört werden. In erster Linie ist unser Immunsystem also ein unersetzbar nützlicher Freund – keineswegs ein Feind, den es zu bekämpfen gilt.

Offensichtlich kann dieses körpereigene Schutzsystem aber durcheinandergeraten und fälschlicherweise doch eigene Körperzellen als Feind markieren und zerstören. Immunzellen können zum Beispiel ein Oberflächenprotein auf Gelenkzellen als Feind erkennen und daraufhin Antikörper gegen ihn produzieren. Diese sogenannten Autoantikörper zerstören in diesem Fall die Gelenkinnenhaut und führen so zur rheumatoiden Arthritis. Aufgrund mangelnden Wissens um die genauen Ursachen bleibt der Medizin scheinbar nicht viel anderes übrig, als mit sogenannten Immunsuppressiva das Immunsystem in seiner Funktion zu schwächen. Zwar kann die Autoimmunerkrankung unter Umständen tatsächlich im Fortschreiten verlangsamt werden, gleichzeitig aber bahnt die Dauermedikation dergestalt anderen, teils schweren Krankheiten den Weg.[4]

Die Frage zur Entstehung von Autoimmunerkrankungen lautet nun: Warum erkennen Immunzellen Oberflächenproteine von körpereigenen Zellen als Feind? Diese Frage ist bisher nicht eindeutig geklärt, weshalb autoimmune Erkrankungen auch als unheilbar gelten. Es gibt jedoch einige sehr plausible und klar nachgewiesene **Risikofaktoren**, die das Immunsystem in seiner Funktionsweise negativ verändern.

Als Ursachen für Autoimmunerkrankungen werden häufig Gene diskutiert. Und natürlich ist es richtig, dass es ein genetisch erhöhtes Risiko geben kann. Betrachtet man jedoch die weltweit steigenden Raten der Autoimmunerkrankten, können Gene nicht allein die Erklärung dafür sein. Denn in so kurzer Zeit – wie bereits mehrfach erwähnt – können sich „schlechte Gene" durch evolutionäre Prozesse unmöglich verbreitet haben. Dafür würde es unzählige Generationen benötigen.[5]

Vielmehr hat der Mensch seit der Industrialisierung seine Umwelt und sein Verhalten stark verändert. Bewegungsarmut, Fertignahrung,

Luftverschmutzung, Schadstoffe im Alltag, ungünstige Schlafbedingungen, Stress und vieles Weitere haben sich dramatisch gewandelt. Und genau hierauf basieren die folgenden Theorien, die durch verschiedenste Forschungsergebnisse der Epigenetik auch von der *Weltgesundheitsorganisation* bestätigt werden.[6]

Als Erstes widmen wir uns den **Umweltgiften**. Der menschliche Forschungsgeist hat im Laufe der Industrialisierung ein Füllhorn an künstlichen Stoffen entwickelt. Eine Vielzahl davon hat sich für den Menschen als giftig erwiesen. Zwar existieren für viele (aber bei Weitem nicht für alle!) gesetzliche Grenzwerte, doch gelten diese eben nur für jeweils einzelne Produkte.

So kommen wir tagtäglich über die Haut, die Atmung und den Darm mit einer Flut von nachweislich giftigen Substanzen in Kontakt: darunter finden sich Pestizide, Schwermetalle, Feinstaub und toxische Gase (flüchtige organische Verbindungen).[7]

Die genannten Umweltgifte stehen in engem Zusammenhang mit Autoimmunerkrankungen, weil sie entweder hormonähnliche Wirkungen besitzen, molekulare Mimikry oder direkt Zell- beziehungsweise Organschäden hervorrufen. Damit irritieren sie die körpereigene Entgiftungsmaschinerie und beeinträchtigen die Körperfunktionen und das Immunsystem.[8]

Neben dem Rauchen sind weitere häufige Umweltgifte (in Klammern stehen Produkte, die oft durch den jeweiligen Stoff belastet sind): *Acrylamid (Chips, Pommes), Aluminium (Deos, Tees, Fertiggebäck), Antibiotika (Tierprodukte aus Massentierhaltung), Arsen (Reis, Algen), Aspartam (Diätprodukte, Süßigkeiten), Benzol (Kosmetik, Plastik), BPA (Plastik, Konservendosen), Fipronil (Eier aus Massentierhaltung), Glutamat (Fertignahrung), Nitrit (Wurst), PBDE (Flammschutzmittel in Möbeln), Phthalate (Hygieneartikel), Phosphate (Fleisch), Quecksilber (Amalgamplomben), Transfettsäuren (Margarine, Frittierfett, Pommes).*[9]

Sollten Umweltgifte bei deiner Autoimmunerkrankung (mit)verantwortlich sein, gilt es, die entsprechenden Substanzen möglichst komplett aus deinem Leben zu verbannen. Giftherde (z.B. Zahnherde, Geschwülste etc.) müssen entfernt werden und Giftherdreste mit Mobilisationtests ausgeleitet werden. Anschließend empfiehlt sich eine Behandlung mit Antikörpern.

Ein weiterer Risikofaktor ist die sogenannte **Molekulare Mimikry,** die meist eine direkte Folge des übermäßigen Kontakts mit Umweltgiften ist. Die Molekulare Mimikry beschreibt das Phänomen, dass Fremdkörper – durch ihre allgemeine Beschaffenheit oder bei Bakterien durch Mutation – körpereigenen Zellen ähneln. Deshalb werden bei dieser sogenannten Bispezifität sowohl der Fremdkörper als auch der Körper selbst von den Antikörpern angegriffen.[10]

Sobald die Fremdkörper nicht mehr in den Körper gelangen, beendet der Körper die Antikörperbildung – sofern es innerhalb des sogenannten „window of opportunity" geschieht. Dabei handelt es sich um einen Zeitraum von etwa sechs Monaten nach Symptombeginn, in dem eine hohe Wahrscheinlichkeit besteht, die Erkrankung im Verlauf zu mildern oder gar zu stoppen.[11]

Bei der Vorbeugung der Molekularen Mimikry gilt es demnach, alle potenziellen Umweltgifte weitestgehend zu meiden und mögliche Einfallstore wie das **Leaky Gut Syndrom** (löchriger Darm) zu behandeln – womit wir zu einer weiteren möglichen Ursache kommen.

Unser Darm hat eine Oberfläche von etwa 400 bis 500 Quadratmetern, um möglichst viele Nährstoffe aus der Nahrung aufnehmen zu können. Dadurch ist er aber auch das größte potenzielle Einfallstor für Fremdkörper.

Über ein ausgeklügeltes System aus Billionen von nützlichen Darmbakterien und einer Schleimhaut schützt sich unser Darm vor unerwünschten Eindringlingen. Wie du bereits weißt: Durch ungesunde Ernährung, Stress, Bewegungsmangel, Medikamente (insbesondere Antibiotika) und weitere Faktoren kann diese Schutzschicht jedoch schwächeln. Im schlimmsten Fall entstehen kleine Löcher im Darm.

Durch dieses so entstandene Leaky Gut drohen unverdaute Nahrungsbestandteile, Gifte und unerwünschte Bakterien in den Blutkreislauf einzudringen und können so unter Umständen zu Autoimmunerkrankungen führen.[12]

Weiterhin stehen Erreger wie der **Epstein-Barr-Virus** (98 Prozent der Menscheit trägt ihn – meist symptomfrei – in sich) und andere Viren in plausiblem Zusammenhang mit Autoimmunerkrankungen.[13] Da weder eine Impfung noch entsprechende evidenzbasierte Medikamente zur Behandlung zur Verfügung stehen, gelten die allgemeinen Empfehlungen zur Stärkung des Immunsystems: viel Bewegung, vor allem in der Natur, ausreichend Sonnenlicht, gesunder Schlaf, Stressvermeidung und Entspannungstechniken sowie eine gesunde und nährstoffreiche Ernährung.

Ebenso wahrscheinlich können **Entzündungen** zu überschießenden Reaktionen des Immunsystems führen. Entzündungen sind aber keineswegs pauschal schlecht. Vielmehr handelt es sich dabei um nützliche Immunreaktionen, die die Heilung von Gewebeschäden oder die Bekämpfung von Fremdkörpern einleiten, wie am Beispiel „Fieber" bereits erläutert.

Dieser intelligente Prozess des Immunsystems kann jedoch durch zu viele Entzündungsreize zu chronischen – und damit schädigenden – Entzündungen oder gar Autoimmunreaktionen führen.[14]

Faktoren, die Entzündungen befeuern:

- **Negativer Stress** (vor allem chronischer) regt die Amygdala an – einen Teil des Gehirns –, Signale an das Knochenmark zu senden, wodurch vermehrt weiße Blutkörperchen und weitere Entzündungsstoffe produziert werden.[15] Vermindert werden hingegen die Anzahl und die Aktivität von Killerzellen, welche die Autoantikörper normalerweise unter Kontrolle halten. Außerdem schraubt Stress alle nicht überlebensnotwendigen Körperfunktionen herunter – darunter die Darmaktivität und somit das Immunsystem –, wodurch das Einfallstor für Fremdkörper sozusagen schon halb offen steht.
- Bei **Übergewicht** wandern vermehrt Fresszellen in das Fettgewebe und lösen Entzündungsreaktionen aus, was wiederum auch Bluthochdruck und Diabetes begünstigt.[16]

- **Nährstoffmangel** durch unzureichende und einseitige Ernährung kann zu Wachstums- und Stoffwechselstörungen führen, die auch das Immunsystem betreffen.[17] Ähnliche Probleme resultieren aus einer allgemein ungesunden Ernährung mit entzündungsfördernden Lebensmitteln. Hauptursachen sind dabei eine stark kohlenhydratlastige Ernährung (führt zu hohem Blutzucker), Fertignahrung (Zusatzstoffe, Transfettsäuren) und hoher Konsum an tierischen, vor allem Fleischprodukten (Arachidonsäure) sowie Alkohol.[18]

  Zeiten von Nahrungskarenz, also der zeitweise Verzicht auf oder die Reduzierung der Nahrungsaufnahme, waren für unsere Vorfahren normal. Heute aber gibt es Essen rund um die Uhr. Die Folge: Die bereits erwähnte Autophagie – eine Art körpereigene „Müllabfuhr" – tritt zu selten ein. „Müll" sammelt sich so in den Zellen und führt zu Entzündungen. Regelmäßiges (intermittierendes) Fasten kann helfen, dies zu vermeiden.[19]

- **Rauchen**[20]

Auch **hormonelle Dysbalancen** können Autoimmunerkrankungen begünstigen. So sind beispielsweise Sexualhormone nicht nur ausschlaggebend für die optisch markanten Unterschiede zwischen den Geschlechtern. Sie beeinflussen außerdem das Immungleichgewicht, die Entzündungsregulation und die Selbsttoleranz, das heißt die Fähigkeit des Immunsystems, Stoffe als solche zu erkennen, um sie von abzuwehrenden *körperfremden* Stoffen zu unterscheiden.[21]

Lange Zeit war es ein Rätsel, warum mehrheitlich Frauen von Autoimmunerkrankungen betroffen sind.[22] Mit Blick auf das Ungleichgewicht von Sexualhormonen bei Autoimmunerkrankten gerät jedoch erneut die moderne Lebensweise in den Mittelpunkt der Forschung.

Denn durch die mehrheitliche Einnahme der Antibabypille (Östrogen) bei Frauen wird das natürliche Hormongleichgewicht stark verändert.[23] Ein weiterer Grund könnte aber auch in der immer noch fehlenden Gleichberechtigung von Frauen zu finden sein. Gerade in Industrienationen wird Frauen die Vereinbarkeit von Familie und Berufsleben erschwert, die Gehaltsunterschiede existieren noch immer und so weiter – allesamt Stressfaktoren, die das Immunsystem belasten.

Wie bereits im Abschnitt über Umweltgifte erwähnt, wirken auch viele Stoffe aus dem Alltag toxisch. Diese sogenannten endokrinen Disruptoren beeinflussen den Hormonhaushalt direkt und stehen in Zusammenhang mit zahlreichen Zivilisationsleiden, darunter eben auch Autoimmunerkrankungen.[24]

Zwar müsste der **Mangel an Vitamin D** inhaltlich zum vorherigen Abschnitt über hormonelle Dysbalancen gehören, denn es handelt sich, genau genommen, um ein körpereigenes, über die UV-Einstrahlung in der Haut hergestelltes Hormon, doch aufgrund seiner besonderen Bedeutung gebührt dem Sonnenvitamin ein eigener Abschnitt.

Denn Vitamin D ist ein wichtiger Signalgeber für zahlreiche Körperfunktionen und beeinflusst laut Experten etwa 3000 Gene in ihrer Aktivität. So hat es beispielsweise eine regulierende Wirkung auf das Immunsystem und fördert sogenannte M2-Makrophagen, die entzündungslindernd wirken, sowie regulatorische T-Zellen, die Autoimmunerkrankungen entgegenwirken.[25]

Außerdem ist Vitamin D wichtig für die Erneuerung der Darmzellen und somit essenziell zur Vorbeugung des Leaky Gut.[26] Viele weitere Studienergebnisse deuten auf einen Zusammenhang von Vitamin-D-Mangel und Autoimmunerkrankungen hin.[27] Das ist insofern problematisch, weil die Mehrheit der Deutschen unter einem Mangel leidet.[28]

Abermals steht die Bewegung in direktem Zusammenhang mit einem hormonellen Gleichgewicht. Denn bei körperlicher Aktivität werden Hormone wie Serotonin ausgeschüttet, das uns glücklich macht, oder Adrenalin, das das Immunsystem stärkt. Da verwundert es nicht, dass ein **Mangel an Bewegung** auch mit Autoimmunerkrankungen in klarem Zusammenhang steht.[29]

Vor allem auch deshalb, weil Bewegungsarmut oft übergewichtig macht. Übergewicht aber, wie du bereits weißt, befeuert chronische Entzündungen im Körper und verändert das Gleichgewicht von Immunzellen.[30]

Ein weiteres Einfallstor für Umweltgifte ist eine **Entgiftungsstörung der Leber**. Denn die Leber spielt eine entscheidende Rolle im Stoffwechsel: Sie speichert nicht benötigte Nährstoffe aus dem Darm und gibt sie bei Bedarf an das Blut ab. Außerdem ist sie an Entzündungsreaktionen im Körper beteiligt, produziert Transportbausteine für Hormone und filtert defekte Zellen, Bakterien und sonstige Fremdkörper aus dem Blut.

Ihre ordnungsgemäße Funktion entscheidet daher direkt über unseren Gesundheitszustand. Durch ungesunde Mangelernährung, Umweltgifte, Alkohol, zu häufige Medikamenteneinnahme, Drogen und einige weitere Faktoren kann die Leberfunktion jedoch gerade in ihrer Entgiftungsleistung beeinträchtigt werden.[31] Die Folge ist, dass sich Giftstoffe im Körper ablagern können und so das Risiko für eine Molekulare Mimikry erhöht werden.

Kleine Zwischenübung für deine Gesundheit:

Mit der folgenden Maßnahme kannst du deinen Stoffwechsel kräftig ankurbeln und so dein Immunsystem stärken: Nimm dir zwei Eimer. In einen füllst du eiskaltes Wasser (ggf. mit Eiswürfeln) und in den anderen füllst du warmes Wasser. Nun halte deine Füße für jeweils 10 bis 20 Sekunden in den jeweiligen Eimer und wechsle mehrmals. Alternativ für alle, die es eilig haben: Socken ausziehen und die Füße 30 Sekunden lang eiskalt abduschen. Wenn du erkältet bist oder unter Immunschwäche leidest, solltest du auf diesen Tipp vorerst verzichten.

Empfehlungen, was du selbst tun kannst

Ich muss nochmals betonen, dass obige Erkenntnisse „lediglich" Risikofaktoren darstellen. Vermutlich ist es die *Summe* zahlreicher Faktoren, die über die Zeit körperlich krank macht.

Der exakte Mechanismus bei Autoimmunerkrankungen ist jedoch nach wie vor ungeklärt. Deshalb wäre es unklug, die symptomatische Behandlung der Schulmedizin von vornherein gänzlich abzulehnen.

Sie kann je nach Art der Autoimmunerkrankung gegebenenfalls sinnvoll sein, indem sie dir die teils höllischen Beschwerden nimmt und wieder einen Alltag ermöglicht, in dem du wieder die Möglichkeit und Kraft hast, persönliche Ursachenforschung zu betreiben oder wieder Gesundheit anzustreben.

Außerdem gilt es bei Autoimmunerkrankungen in erster Linie, den Krankheitsverlauf zu verlangsamen, bestenfalls zu stoppen. Genau das aber gelingt selbst mit einer Umstellung auf einen „perfekt gesunden" Lebensstil – wenn überhaupt – oft erst nach Monaten oder Jahren.

Der Grund dafür ist ein ganz einfacher: Wenn das Immunsystem einmal einen Feind identifiziert hat, hört es in der Regel erst dann auf, wenn er vernichtet ist. Die möglicherweise funktionierende „Umschulung" durch eine Lebensveränderung nimmt jedoch viel Zeit in Anspruch – allein schon deshalb, weil der eigene Lebenswandel nur selten von heute auf morgen stattfindet und man schrittweise dazulernt.

Weil aber die medikamentöse Therapie niemals die Ursache beseitigen kann und zahlreiche, teils massive Nebenwirkungen hat, verbinden gute Ärzte und Kliniken – wie beispielsweise die Essener Kliniken – deshalb schulmedizinische Behandlung mit komplementären, das heißt ergänzenden Maßnahmen.

Denn ein gesunder Lebensstil beziehungsweise bereits der erste Schritt in diese Richtung verbessert auch die Wirkung von Medikamenten, mildert Nebenwirkungen und ist die Basis für eine spätere allmähliche Reduktion der Dosis.[32] Bei jeder Erkrankung, insbesondere aber bei Autoimmunerkrankungen, ist Eigeninitiative äußerst entscheidend für den Behandlungserfolg. Daher nun eine Schritt-für-Schritt-Anleitung, die ich empfehle:

1. Suche dir eine Klinik oder einen Therapeuten, der die Behandlungsmöglichkeiten der Schulmedizin mit komplementären Methoden – wie der Ursachenfindung, Ernährungs-, Verhaltens- und Bewegungstherapie – für eine gesunde Lebensführung kombiniert. Die Suche wird möglicherweise mühselig und anstrengend sein, kann sich aber um ein Vielfaches bezahlt machen.

2. Nimm die verschriebenen Medikamente sorgsam ein. Erkundige dich bei deinem Arzt nach Nebenwirkungen und Möglichkeiten, diesen entgegenzuwirken. Hinterfrage alles, was du nicht verstehst. Ein guter Arzt versucht, dir alles plausibel und geduldig zu erklären. Bist du unzufrieden mit der Behandlung, wechsle den Therapeuten.

3. Langfristiges Ziel muss – aufgrund der teils gravierenden Langzeitnebenwirkungen – eine Reduzierung der Medikamentendosis sein. Bleibe kritisch gegenüber dir selbst und hinterfrage alltägliche Gewohnheiten, die möglicherweise mitverantwortlich für oder verstärkend auf deine Erkrankung wirken. Beschäftige dich daher mit einer gesunden Lebensführung, mit der Frage nach einer geeigneten Ernährung und der Art und Weise, wie du sonst noch deinen Körper unterstützen kannst. Die Ratschläge in diesem Buch und vonseiten deiner Ärzte können dir dabei helfen. Nahrungsmittelunverträglichkeitstests und eine Nährstoffanalyse können dich bei der Ernährungsumstellung unterstützen.

4. Ein Schwermetall-Belastungstest bei einem geschulten Therapeuten kann helfen, die Giftstoffbelastung zu analysieren. Eine Entgiftung unter therapeutischer Anleitung kann sinnvoll sein.

5. Führe Tagebuch über dein Befinden und deine Lebensführung. Möglicherweise ergeben sich so Rückschlüsse auf schädliche Faktoren, die dir helfen, dich und deine Erkrankung besser kennenzulernen.

6. Lass dich regelmäßig von einem Arzt untersuchen, um die Medikamentendosis an die Erfolge der Behandlung und der Lebensumstellung anzupassen.

7. Ziehe einen „Reset-Monat" in Betracht, wie ihn der Autor Sven Böttcher in seinem Buch *„Rette sich, wer kann"* selbst nach der Diagnose „Multiple Sklerose" erfolgreich durchlebte. Dabei versuchst du, allen potenziellen Giftquellen aus dem Weg zu gehen, damit sich dein Immunsystem beruhigen kann. Sven Böttcher schlief daraufhin im Zelt in seinem Garten, strich sämtliche Tier- und Industrieprodukte aus seiner Nahrung, bewegte sich so viel, wie es ihm guttat, und reduzierte möglichst weitgehend Stress.

Was wir für Gesundheit halten und was sie wirklich ist

Gesund bleiben ist einfacher als gesund werden. So ist es leichter, ein paar Pfunde zu- als abzunehmen. Wichtige Weichen für die Gesundheit werden bereits vor der Geburt gestellt. Welchen Lebensstil pflegten die Eltern? Waren sie gestresst oder lebten sie harmonisch? Und auch bei der Geburt selbst macht es einen Unterschied, ob das Kind per Kaiserschnitt oder auf natürliche Art und Weise zur Welt kam und damit auf dem Weg durch den Geburtskanal bereits die ersten *schützenden Bakterien* aufnahm.

Gleiches gilt für die Muttermilch. Durch das Stillen werden ebenfalls nützliche Besiedler übertragen. All das sind jedoch externe Faktoren, die du damals selbst nicht beeinflussen konntest. Gesund sein kannst du aber auch mit nicht optimaler Ausgangsbasis. Ich behaupte sogar: gesünder als der heutige Durchschnitt. Wie das geht, schauen wir uns jetzt an.

Zunächst einmal wollen wir die *Weltgesundheitsorganisation* mit ihrer Definition von Gesundheit zu Wort kommen lassen:

„Gesundheit ist ein Zustand des vollständigen körperlichen, geistigen und sozialen Wohlergehens und nicht nur das Fehlen von Krankheit oder Gebrechen." [1]

Gesundheit wird viel zu oft auf das rein Körperliche bezogen. Nicht nur die Placebo- und Nocebo-Forschung zeigt uns die Bedeutung der Psyche auf. Schätzungen zufolge leidet jeder 20. Patient unter Krankheitsangst. Diese Menschen deuten jedes noch so kleine Symptom als mögliche – meist schlimme – Krankheit. Sie fürchten sich so sehr, dass sie tatsächlich Krankheitssymptome spüren, obwohl diese oftmals nicht klinisch diagnostizierbar sind.

Aber selbst wer körperlich komplett beschwerdefrei ist und nicht unter Krankheitsangst leidet, wird sich krank fühlen, wenn er sozial isoliert, von Ängsten getrieben ist oder andere psychische Probleme hat. Und das ist eigentlich auch gut so. Denn wie wir im Kapitel über psychische Leiden gelernt haben, sind die emotionalen Grundbedürfnisse nach zwischenmenschlicher Verbundenheit und nach geistigem Wachstum essenziell für die Entwicklung und das Überleben des Einzelnen. Deshalb führt seelisches Leiden früher oder später auch zu körperlichem.

Dennoch fehlt auch der sehr statischen Definition der *Weltgesundheitsorganisation* meiner Meinung nach etwas Wesentliches. Deutlich treffender ist daher diese Beschreibung, die auch die psychischen Grundbedürfnisse mit einfließen lässt:

> *„Gesundheit ist der Zustand des objektiven und subjektiven Befindens einer Person, der gegeben ist, wenn diese Person sich in den physischen, psychischen und sozialen Bereichen ihrer Entwicklung im Einklang mit den eigenen Möglichkeiten und Zielvorstellungen und den jeweils gegebenen äußeren Lebensbedingungen befindet."*

– Professor Klaus Hurrelmann, deutscher Sozial-, Bildungs- und Gesundheitswissenschaftler

Diese Definition gesteht auch dem Rollstuhlfahrer und anderweitig beeinträchtigten Menschen Gesundheit zu. Und auch unser Schnupfen bekommt hier eine Erklärung – nämlich eine subjektive. Bewertest du deinen Schnupfen als eine schrecklich schlimme Männergrippe oder brauchst du nur ab und zu mal ein Taschentuch? Hast du ein teuflisches Halswirbelsäulen-Syndrom oder schreit dein Körper einfach ein bisschen nach Bewegung?

Ist dein Glas halb voll oder halb leer? Es hängt von deinem Blickwinkel, deiner inneren Einstellung ab, ob du dich krank oder gesund fühlst. Dieses innere Bild wird leider von der Gesellschaft immer irrealer gezeichnet. Sieht man sich Facebook-Profile, YouTuber, Influencer, Promis, Werbung und Co. an, scheint die ganze Welt aus sehr besonderen Menschen zu bestehen: besonders gesund, besonders sportlich, besonders beliebt, besonders besonders.

Das will, nein, das muss man auch sein – bis ins höchste Alter. Sonst ist man unnormal, vielleicht sogar unnormal krank. Dieser alltägliche realitätsferne Mist, der uns täglich inflationär ins Hirn gepflanzt wird, raubt uns den Sinn fürs Reale, das Normale, Menschliche und Sterbliche. Gesundheit aber bedeutet nicht, bis 80 wie eine straffe Barby oder ein athletischer Ken auszusehen. Natürlich solltest du dich aber auch vom gesellschaftlichen Gegenteil distanzieren, wonach Erkrankungen als unumgängliche Normalität betrachtet werden.

Tatsächlich aber bedeutet Gesundheit, in einem altersgerechten körperlichen und seelischen Zustand zu sein, der einen den Alltag ohne fremde Hilfe selbstbestimmt bewältigen lässt. Krankhaft sind nicht die leichten Rückenschmerzen oder die Erkältung, sondern unsere Sichtweise auf Gesundheit, die medial völlig überhöht ist.

Auch rein biologisch betrachtet kann man Gesundheit und Krankheit gar nicht so eindeutig voneinander trennen. Was wir rein körperlich als gesund empfinden, ist lediglich das Ergebnis harmonisch ablaufender körperlicher Funktionen. Es ist ein – im wahrsten Sinne – inneres Gleichgewicht, das der Körper stets zu erreichen versucht.

Entgleist allerdings eine Funktion, stört das diese innere Harmonie. Damit wir dieser Entgleisung unsere Aufmerksamkeit schenken, zeigt sie sich als negativ spürbares Symptom. Dann zwickt, sticht, drückt, pulsiert oder brennt es beispielsweise im Körper. Dieser biochemische Wunderapparat zeigt uns so auf äußerst eindrucksvolle Weise, dass wir etwas tun sollen, um wieder eine Balance in ihm herzustellen. Deshalb meldet er sich mit Rückenschmerzen bei langem Sitzen und fordert Bewegung – quasi als Symbol, um mal wieder für dich einzu*stehen*. Deshalb zwingt er dich beim Burn-out zur Ruhe, wenn du deinen Körper ans Leistungslimit gebracht hast.

Nun wird auch klar, wie fatal die (zumindest dauerhafte) Symptomunterdrückung durch Medikamente ist. Dadurch hinderst du deinen Körper daran, dir mitzuteilen, dass du irgendetwas ändern müsstest. Zwar kannst du somit weitermachen wie bisher, aber auch das Ungleichgewicht im Körper wird dadurch immer größer, bis dich nach nicht allzu langer Zeit noch viel stärkere oder neue Symptome „heimsuchen", besser gesagt, dir etwas mitteilen wollen.

Symptome sind nicht unser Feind, sie sind vielmehr ein Lehrer, mit dem Ziel, uns gesund werden zu lassen. Sind Symptome also krankhaft? Ganz im Gegenteil: Sie sind elementarer Bestandteil unseres Stoffwechsels. Sie blind zu unterdrücken und dann von Gesundheit oder Heilung zu sprechen ist ein großer Irrglauben (und teils auch bewusstes Verbrechen) moderner Medizin.

Denn wie bereits ganz zu Beginn erwähnt, ist es niemals der Mediziner, der heilt. Er kann dich maximal dabei unterstützen. Heilen kann nur dein Körper. Ob ein Symptom dich krank oder gesund macht, ist deshalb nichts anderes als deine subjektive Bewertung.

Mediziner sprechen dabei gern von *Normalwerten*. Ist beispielsweise dein Blutdruck außerhalb dieser Normalität, bist du nicht zwangsläufig sofort krank. Es kann jedoch durchaus sein, dass du etwas an deinem Leben ändern solltest. Aber welches Recht nimmt sich die Medizin, alle Menschen pauschalisiert nach Normen über einen Kamm zu scheren?

Normalität ist nichts weiter als eine Aussage über die statistische Häufigkeit. Sie darf bei Über- oder Unterschreitung maximal als Indiz-Maßstab gelten, nicht aber als festes Kriterium – ganz zu schweigen von dem Nocebo-Effekt, der mit fast jeder Diagnose einhergeht.

> *„Ein kalter, gefühlloser, unbeteiligter Arzt wird eine Nocebo-Antwort hervorrufen. Ein sorgender, einfühlsamer Arzt dagegen fördert Vertrauen, stärkt heilsame Erwartungen und Optimismus des Patienten und ruft eine starke Placebo-Antwort hervor. Ein Ansatz voller Anteilnahme ist mehr wert als jede rein medizinische Behandlung."*
>
> – Brian Olshansky, US-amerikanischer Kardiologe

Dein Körper befindet sich dauerhaft in der *Selbstregulierung*. Selbstregulierung ist normal und nicht krankhaft. Oder würdest du sagen, es gibt gesundes und krankes Wetter? Wetter ist wie dein Körper ein selbstregulierendes dynamisches System mit unterschiedlichen Zuständen. Symptome sind lediglich das Zeichen, dass dem Organismus die Selbstregulierung an dieser oder jener Stelle ohne dein Zutun nicht mehr ausreichend gelingt.

Symptome müssen deshalb nicht bekämpft, sondern richtig gedeutet und betrachtet werden. Denn sie sollen dem Körper dabei helfen zu überleben. Ohne Symptome würdest du gar nicht merken, dass dein Körper kaputtzugehen droht. Deshalb leben Menschen ohne Schmerzempfinden auch nicht sonderlich lang, weil sie diese Symptome eben nicht spüren.[2]

Natürlich sind Symptome im Endeffekt schlecht, wenn zum Beispiel Bluthochdruck irgendwann zu einem Schlaganfall oder Herzinfarkt führt. Doch in erster Linie sind Symptome Regulationsmechanismen deines Körpers, die – zumindest zu Beginn – meist vorteilhaft für das eigene Wohlergehen sind. So hast du zum Beispiel auch im Moment körperlicher Ertüchtigung erhöhten Blutdruck zur verbesserten Sauerstoff- und Nährstoffversorgung. Sollte man deshalb Blutdrucksenker beim Sport nehmen?

Auch das Zittern, wenn dir kalt ist, oder das Schwitzen, wenn du in die Sauna gehst, sind Regulationen deines Körpers. Ist das etwa krankhaft? Sollte man Medikamente dagegen nehmen? Es ist fundamental wichtig, dass du Symptome einerseits als Anpassungsmechanismen und andererseits als Alarmsignale deines Körpers verstehst.

Für mich sind deshalb Symptome ein wichtiger Teil meines Weges zur Gesunderhaltung. Das Schöne an dieser optimistischeren Einstellung zu Symptomen ist, dass wir damit zusätzlich unsere Selbstheilungskräfte und damit tatsächlich unsere Gesundwerdung oder -erhaltung unterstützen, wie uns die Optimismusforschung zeigt.[3]

Trotzdem ist es natürlich erstrebenswert, möglichst wenige Alarmsignale des Körpers in Form von Symptomen zu spüren beziehungsweise zu erzeugen. Worauf dabei zu achten ist und wie die häufigsten Zivilisationserkrankungen vermieden werden können, habe ich in den letzten Kapiteln bereits erläutert.

Ein wesentlicher Aspekt dabei wurde bisher jedoch nur am Rande erwähnt. Es geht um den mittlerweile schon inflationär missbrauchten

Begriff der *Nachhaltigkeit*. Strebst du maximales Wohlbefinden und Symptomfreiheit an, sollte Nachhaltigkeit deine Gedanken und dein Handeln bestimmen.

So kann es keine Wohnraumgesundheit, kein gesundes und nährstoffreiches Essen oder sauberes Trinkwasser ohne ökologische Nachhaltigkeit geben. Ohne ethische Nachhaltigkeit schürt man Feindseligkeit, provoziert Kriege und Flüchtlingsströme, die letztlich direkt oder indirekt die Umwelt und das Leben aller beeinträchtigen.

Flüchtlinge und Kriege? Ja, ganz richtig. Ein einfaches Beispiel an dieser Stelle: Damit der Deutsche seine durchschnittlich neun T-Shirts pro Jahr für teilweise unter fünf Euro pro Stück kaufen kann, arbeiten zum Teil Schwangere und Kinder in Bangladesch und anderen Entwicklungs- und Schwellenländern unter erbärmlichsten Bedingungen für einen Hungerlohn.[4] Ganz ähnlich sind die Auswirkungen der Futtermittelproduktion in Afrika. Hier werden Regenwälder gerodet für noch mehr Soja-Anbau. Und damit sich der Deutsche seine durchschnittlich 60 Kilogramm Fleisch pro Jahr auch leisten kann, müssen die dortigen Arbeiter natürlich auch ausgebeutet und schlecht bezahlt werden.[5]

Dadurch werden die Armen immer ärmer, ihr Land immer karger und ihre Lebensaussichten immer schlechter. Kommen dann noch (Bürger-)Kriege verschiedenster Ursachen – zum Beispiel wegen Öl – hinzu, verwundert es nicht, dass immer mehr Menschen von dort in andere Länder drängen.

Ob du Ausbeutung, Kriege und Zuwanderung willst oder nicht, entscheidest du nicht nur mit deinem Kreuz auf dem Wahlzettel alle paar Jahre, sondern auch mit deinem täglichen Einkaufszettel. Dieser bestimmt, ob du gesunde Produkte kaufst, die den Frieden auf der Welt stärken, oder ob du dich freiwillig mit giftigen Substanzen – geschaffen durch moderne Sklaverei – umgibst. Und das hat einen ganz wesentlichen Einfluss auf deine körperliche und psychische Gesundheit.

Zurück zur ökologischen Nachhaltigkeit: Allein schon aus Egoismus lohnt die Erhaltung der biologischen Vielfalt. Denn für viele unserer Beschwerden hat die Natur eine Lösung gefunden – man denke nur an den bekannten wasserabweisenden Lotuseffekt oder an das Antibiotikum Penicillin, das durch den fast gleichnamigen Pilz Penicillium entdeckt wurde. Jedes Tier, jede Pflanze enthält vermutlich medizinisch nützliche genetische Besonderheiten, die wir nicht durch Ausrottung der Arten achtlos wegwerfen dürfen, wie wir es aktuell tun: Nach Schätzungen gehen jährlich 11.000 bis 58.000 Arten für immer verloren.[6]

Will man streng nachhaltig leben, kann das allerdings auch schnell zu Askese – also einem sehr enthaltsamen Leben – führen. Und wie du weißt, kann Genügsamkeit tatsächlich glücklicher machen. Wer es allerdings übertreibt und seine (neuen) Prinzipien über sein Glücksempfinden stellt, riskiert einen weiteren ganz wesentlichen Aspekt von Gesundheit: nämlich die Freude. Ein gesundes Leben, das dich nicht glücklich macht, verdient den Namen nicht. Jeder muss selbst definieren, was Gesundheit für ihn bedeutet. Der geliebte Schokomuffin wie auch jede andere süße, salzige oder sonstige Sünde gehört durchaus zum Leben und auch – in Maßen genossen – zur Gesundheit dazu. Die Entscheidung, wie du dein Leben führst und was für dich gesund ist, kannst nur du treffen. Wichtig dabei ist nur, *gut informiert zu sein* – insbesondere dann, wenn du Entscheidungen für andere triffst, wie etwa für deine Kinder. Dabei hoffe ich, dir mit diesem Buch helfen zu können.

Gesundheit und Krankheit aus Sicht der evolutionären Medizin

„Nichts in der Biologie macht Sinn außer im Lichte der Evolution"

- Theodosius Dobzhansky, Biologe

Jedes Individuum ist das Ergebnis seines Genoms, also der Erbstrukturen, die sich in jeder Zelle befinden. Gene entscheiden darüber, ob wir blau- oder braunäugig, groß oder klein, hell- oder dunkelhäutig sind und so weiter. Und obwohl 99,9 Prozent des Erbguts in jedem Menschen identisch sind, unterscheiden wir uns hinsichtlich unserer *Gesundheit* von Individuum zu Individuum doch sehr.

Zwar hast du im Kapitel über Epigenetik bereits erfahren, dass die meisten Erkrankungen das Ergebnis der Lebensweise, des Umfelds und der eigenen Gedanken sind, dennoch sind manche genetischen Merkmale – wie die der Hautfarbe – ganz entscheidend dafür, welche Sonnenlichtmenge wir für die ausreichende Produktion von Vitamin D über die Haut brauchen.

Diesen Aspekt haben wir im Kapitel über Krebs bereits untersucht. So wissen wir nun: Sonne ist Leben und Tod zugleich. Unzureichende Sonneneinstrahlung auf der Haut führt zu Vitamin D Mangel und dessen zahlreichen Folgen, zu viel Sonne hingegen begünstigt Hautkrebs. Die Hautfarbe ist das Ergebnis genetischer Anpassungen an die Sonnenlichtintensität der jeweiligen Region.

Bei jeder Entstehung eines neuen Kindes entwickeln sich durchschnittlich 45 Genmutationen verschiedenster Art. Erweist sich eine davon als vorteilhaft für das Überleben in der jeweiligen Umwelt und erhöht den Fortpflanzungserfolg, werden zukünftig mehr Menschen dieses Gen tragen. Beschert das neue Gen jedoch einen Nachteil im täglichen Überlebens- und Fortpflanzungskampf, wird es sich nicht verbreiten können. Bis sich ein vorteilhaftes Gen ausbreitet, dauert es dennoch mehrere Generationen.

Der prinzipielle Mechanismus dahinter ist seit Charles Darwin als *natürliche Selektion* bekannt. Sie ist beispielsweise dafür verantwortlich, dass der Mensch – wie fast alle anderen Tiere auch – Energiereserven, also Fett, anlegt, um Zeiten mit Nahrungsmangel zu überstehen. Wir sind deshalb auch ziemlich gute Futterverwerter, ziehen also viel Energie aus der Nahrung heraus. Das war damals vorteilhaft, als Nahrung ein knappes Gut war. Heute jedoch, wo die Werbung all unsere evolutionären „Schwächen" kennt und uns zum Überfressen verführt, ist dieser Mechanismus eher schlecht – zumindest in der sogenannten westlichen Welt.

Das leuchtet irgendwie alles ein, oder? Aber warum hat uns die Evolution dann so anfällig für all die Krankheiten gemacht? Warum plagen uns Rückenprobleme, Knieschmerzen, Bluthochdruck, Krebs, Allergien und Krampfadern? Müsste unser Körper nach den Millionen von Jahren nicht perfekt sein?

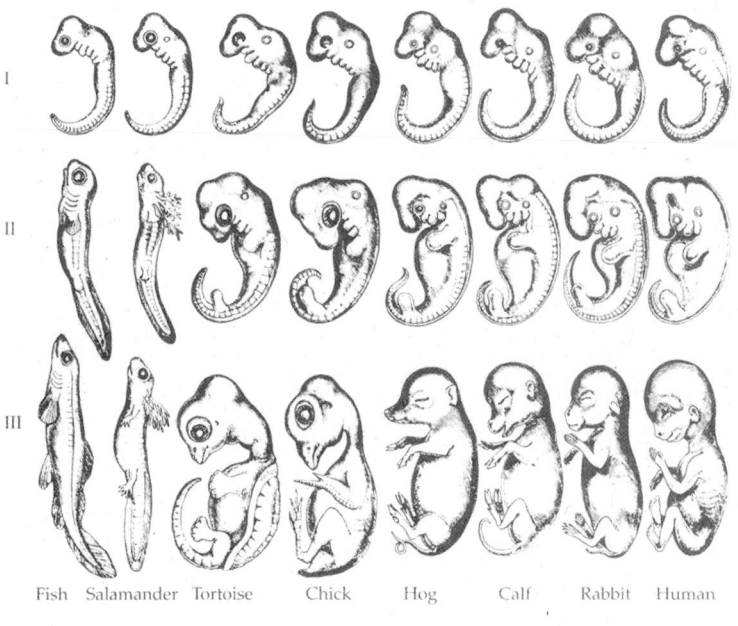

I

II

III

Fish Salamander Tortoise Chick Hog Calf Rabbit Human

Embryonen Entwicklung von verschiedenen
Säugetieren im Vergleich[1]

Nein. Es gibt dafür zwei einfache Gründe. Der erste ist, dass die Evolution immer nur auf das aufbauen kann, was es schon gibt. Deshalb sieht die embryonale Entwicklung bei allen Säugetieren zu Beginn beinahe identisch aus wie bei uns Menschen und auch unser prinzipieller Körperaufbau ähnelt einander stark – egal, ob wir auf vier oder zwei Beinen laufen. Unsere Wirbelsäule – obwohl durch die unterschiedlichen Fortbewegungsarten ungleiche Kräfte auf sie wirken – ist deshalb keine komplett neue Erfindung, sondern ähnelt stark der von Giraffen, Vögeln oder auch von Mäusen.

Nicht ganz so passende Strukturen und Eigenschaften können daher nur passender, aber nicht perfekt gemacht werden. Und deshalb haben wir Menschen, obwohl wir die ersten Säugetiere sind, die auf zwei statt auf vier Beinen laufen, nicht eine komplette neuartige Konstruktion in uns, sondern „lediglich" eine Anpassung unserer Wirbelsäule in Form und Größe. Die meisten evolutionären Veränderungen sind immer Kompromisse. Deutlich wird das auch an der Flügelgröße von Vögeln sehr gut. Sie sind bei einer Art immer ziemlich gleich lang. Warum? Weil zu große Flügel einen hohen Energieaufwand und damit mehr Zeit für Nahrungssuche bedeuten würden und zu kleine Flügel die Flugfähigkeit stark beeinträchtigten. Deshalb kann die Flügelgröße bei derselben Art immer nur um ein gleichmäßiges Mittel schwanken.

Der zweite Grund für fehlende Perfektion ist, dass nicht nur wir Evolution betreiben, sondern auch alles Lebende um uns herum. Eine Generation beim Menschen dauert etwa 25 Jahre, bei manchen Bakterien nur wenige Minuten. Deshalb gibt es zunehmend mehr multiresistente Keime, aber keine multiresistenten Menschen.

Jedes Leben passt sich durch die natürliche Auslese immer und immer wieder an die sich verändernde Umwelt an. Je länger die Generationszeit eines Lebewesens ist, desto länger dauert seine Anpassung. Kurze Generationenfolgen sind dadurch den längeren prinzipiell in der Anpassung voraus, da sie sich schneller an veränderte Umweltbedingungen anpassen „müssen". Allerdings spielen beim Beispiel Bakterien und Krankheit noch viele weitere Faktoren wie unser ausgeklügeltes mehrstufiges Abwehrsystem eine Rolle, weshalb sich genau diese Generationenfolge und Lebensdauer für Menschen wohl doch als vorteilhaft im Leben erwiesen hat. Genau aus diesem Grund dauerte unsere Evolution Millionen von Jahren, bis wir schließlich zu dem wurden, was wir heute sind.

Warum aber gibt es so viele Wohlstandskrankheiten? Die Antwort steckt bereits im Namen. Der Wohlstand hat unser Leben und unsere Umwelt – verglichen zu dem Leben, an das wir genetisch angepasst sind – radikal verändert. Zwar gehört die Veränderung zum Leben dazu und fand schon immer statt, allerdings während unserer vier Millarden Jahre währenden Naturgeschichte meist in einem Tempo, das wir als extrem langsam bezeichnen können – verglichen mit der Schnelligkeit der Veränderungen der letzten 10.000 oder noch rasanter innerhalb der letzten 200 Jahre.

Wir haben unsere Lebensweise und unsere Umwelt so dramatisch schnell verändert, dass die Methoden des evolutionären „Wettrüstens" schlicht nicht hinterherkamen. Wie Detlev Ganten, ehemaliger Vorsitzender der *Berliner Charité*, in seinem gleichnamigen und sehr empfehlenswerten Buch folgerichtig festhielt: *„Die Steinzeit steckt uns in den Knochen"*.

Genau an diesem Punkt offenbart sich ein weiteres Dilemma des Wohlstandes: Wir haben uns durch die moderne Medizin der natürlichen Auslese entzogen. Unsere Reproduktion hängt (fast) nicht mehr von unserer genetischen Ausstattung und deren Vorteilhaftigkeit in der heutigen Umwelt ab. Zuzeiten der Jäger- und Sammler-Gesellschaften bis hin zum Mittelalter lag die Säuglingssterblichkeit bei etwa 27 Prozent und nur jedes zweite Kind erreichte die Pubertät, also die Geschlechtsreife.

Dank massiv gestiegener Hygienestandards und medizinischer Maßnahmen wie Brutkästen liegt die Kindersterblichkeit heute bei nur noch etwa vier Prozent weltweit. In Industrieländern wie Deutschland sogar weit unter einem Prozent.[2]

Ob und wie viele Kinder wir heute bekommen, hängt mehr von der Pille ab als von der Vitalität der potenziellen Eltern. Auch muss kaum einer mehr wegen eines schwachen Immunsystems oder anderer einstig tödlicher „Schwächen" sterben. Das ist eine großartige

Errungenschaft der Moderne. Allerdings ist der moderne Mensch dadurch, biologisch gesehen, denkbar schlecht auf multiresistente Keime und Co. vorbereitet.

Man kann deshalb nur hoffen, dass die kulturelle Evolution in Form unseres wachsenden Wissens dieses biologische Defizit in Zukunft auszugleichen vermag. Unabhängig davon ist der beste Schutz vor unerwünschten Erregern nach wie vor ein starkes Immunsystem sowie das Meiden von „kranken Häusern", die ein Herd für (multiresistente) Keime sind – wegen übertriebenem Einsatz von Desinfektionsmitteln und dem Nichteinhalten von einfachen Hygienestandars wie das Unterlassen des Händeschüttelns und dem Tragen von kurzärmligen Arztkitteln.

Infektionen machen verglichen mit chronischen Schmerzen, Bluthochdruck und Co. jedoch einen geringen Teil der Krankheiten aus. Was uns krank macht, ist deshalb nicht die fehlende Anpassung an irgendwelche Erreger, sondern die fehlende Anpassung an unseren modernen Alltag.

Noch bis vor sehr kurzer Zeit war das Leben der Menschen geprägt durch viel körperliche Bewegung an der frischen Luft, knappe, aber vielfältige Nahrung, ausreichend Tageslicht, feste Gemeinschaften und einigen anderen Dingen.

Auf dem täglichen Speiseplan standen einst kleine Tiere, Wild, Nüsse, Samen, Wurzeln, Gräser und Früchte. Es gab weder erwärmtes Wasser noch Fernsehen, künstliches Licht, Autos, Fahrstühle, synthetische Sonnencremes, Zigaretten, Antibiotika oder Geburtenkontrolle.

Unser heutiger Körper ist das Ergebnis jahrmillionenlanger selektiver Anpassung an seine Umwelt. Deshalb hängt unser kompletter Biorhythmus noch immer von diesen Faktoren ab. Bei jedweder Funktion des menschlichen Organismus – ob im Moment krankhaft oder nützlich – muss man daher davon ausgehen, dass sie einmal vorteilhaft für das Überleben war.

Wie wir später noch sehen werden, ist manches unerwünschte Merkmal der Preis für ein anderes positives. Willst du heute im Hier und Jetzt Gesundheit, musst du deshalb auch mit den Erfordernissen aus frühester Menschheitsgeschichte vertraut sein und dein Leben so ausrichten, dass die grundlegenden Notwendigkeiten wie ausreichend Bewegung erfüllt werden.

Dafür musst du nicht etwa in Höhlen leben oder Mammuts jagen. Es gilt nur, den modernen Alltag an biologische Erfordernisse anzupassen und etwaige ungesunde Merkmale der Moderne durch entsprechende Maßnahmen zu kompensieren. Deshalb ist gelegentliches Fasten beispielsweise so sinnvoll, weil dein Körper sonst nie wirklich in die bereits erläuterte Autophagie wechselt und nicht die Müllabfuhr der Zellen aktiviert.

Ein weiteres Beispiel für das genetische Erbe unserer Vorfahren betrifft das Salz. Ich habe in anderen Kapiteln bereits erläutert, dass der heute durchschnittliche Salzkonsum äußerst schädlich für unsere Blutgefäße ist. Warum aber lieben wir Salziges so sehr? Weil Salz für unsere Vorfahren äußerst rar war.

Da es für zahlreiche Körperfunktionen – insbesondere für die exakte Regulierung des Blutdrucks – jedoch wichtig ist, verbreiteten sich *die* Gene, die die Lust auf Salziges beförderten, es aber sparsam im Körper verbrauchten. Auch heute funktioniert dieses System noch immer so, als müsse es einen Salzmangel regulieren. Salz ist heute jedoch ein Grundgewürz und in fast jedem Gericht in viel zu hohem Maße vorhanden. Klar: Schmeckt ja auch hervorragend. Nur wie bei allem ist auch ein Zuviel an Salz problematisch und führt zu Bluthochdruck.

Nahezu jede Erkrankung und jede Funktion des menschlichen Organismus lässt sich durch den Blick in die Evolution besser verstehen. So sind Autoimmunerkrankungen der Preis für unsere ausgeklügelten Abwehrmechanismen gegen Eindringlinge. Krebs ist das negative „Beiprodukt" von Gewebe, das Schäden reparieren kann. Was Krankheit jedoch definitiv nicht ist: Ein übermächtiges und rätselhaftes Ereignis oder gar eine Bestrafung, die vom Himmel fällt. Von diesem Gedanken müssen sich Ärzte und Patienten verabschieden, denn er ist nachweislich falsch.

Eine Frage, die es noch zu klären gilt, ist, warum manche Menschen bei gleichem Lebensstil anfälliger für manche Erkrankungen sind als andere. Hierbei spielen die Genetik sowie die Epigenetik – also wo und wie unsere jeweiligen Vorfahren gelebt haben – eine zentrale Rolle. Verdeutlicht habe ich dies bereits am Beispiel der Hautfarbe und der damit einhergenden Stärke der Vitamin-D-Synthese der Haut.

Ganz maßgeblich wird die Krankheitsanfälligkeit auch durch die überstandenen Seuchen der Vorfahren geprägt. Ein Beispiel mit starkem Selektionsdruck in der jüngeren Vergangenheit fand in Afrika und Südostasien statt. Durch die Malaria stieg in diesen Gebieten die Kindersterblichkeit massiv an, sodass sich nur solche Genvarianten verbreiteten, die Schutz boten.[3]

Auch das Gemüt der Eltern – also das Leben der direkten Vorfahren – beeinflusst deine Anfälligkeit für Krankheiten. Gestresste Eltern verändern ihre Epigenetik, die sie über Spermium und Eizelle an ihr Kind weitergeben.

Aber auch hier hilft es nichts, sich hinter seinem Erbgut zu verstecken und mit dem Finger darauf zu zeigen. Ganz im Gegenteil: Wer seine Schwächen kennt, kann ganz gezielt vorbeugen. Ich neige zum Beispiel sehr schnell zu Verspannungen und bin eher der „verkürzte" Typ. Durch tägliches Yoga, Dehnen und Sport kann ich dennoch weitestgehend verspannungs- und schmerzfrei durchs Leben gehen.

Ein jeder von uns beherbergt ein Sortiment an Genvarianten, dass ihn für die ein oder andere Krankheit mehr oder weniger stark anfällig macht. Kombiniert mit den noch individuelleren Umweltbedingungen und Lebensstilen ergibt sich das persönliche Krankheitsrisiko eines Menschen.

Die evolutionäre Betrachtung hilft uns dabei, die richtigen Fragen zu stellen und somit die wirklichen Ursachen von Krankheiten ausfindig zu machen. Abschließend hierzu noch ein kurzes Beispiel aus dem 14. Jahrhundert im mittelalterlichen Europa.

Viele schreckliche Jahre lang plagte die Menschen die *Pest*. Die Pandemie raffte so viele Menschen elendig dahin, dass sie als schwarzer Tod in die Weltgeschichte einging. Als dann endlich das Pestbakterium als Krankheitserreger nachgewiesen werden konnte, schien der buchstäbliche Keim der Plage aufgeklärt zu sein.

Als kritischer Betrachter müsste man sich jedoch fragen, ob tatsächlich dieses winzige Bakterium der Schuldige ist. Könnte es nicht vielleicht sein, dass die blutsaugenden Flöhe, die damals in nahezu allen Wohnungen umhersprangen, den Erreger so erfolgreich verbreiteten? Warum aber gab es so viele Flöhe? Weil die Städte nicht nur das Zuhause von Menschen, sondern auch von Ungeziefer und unzähligen Ratten geworden waren. Und warum gab es so viele Ratten? Weil die Menschen glaubten, in Städten genauso wie auf dem Land leben zu können.

Allerdings gab es auf dem Land für jeden Einzelnen deutlich mehr Platz. Müll, Dreck und Fäkalien waren dort kaum ein Thema. Die mittelalterliche Bevölkerung musste erst lernen, ihr Zusammenleben so zu gestalten, dass Plagen wie diese nicht mehr entstehen. Die Menschen mussten ihre städtische Lebensweise, ihren Alltag und ihre Gewohnheiten grundlegend verändern, um solcher Probleme Herr zu werden.

> *„Die Pestepidemien waren gewissermaßen der durch ihre bisherige Lebensweise selbst heraufbeschworene Lehrmeister, der ihnen auf schreckliche Weise ganz allmählich bewusstmachte, worauf es in diesem städtischen Zusammenleben ankam.*
>
> *Es war eine schwierige Lektion mit unglaublich vielen Opfern, aber die Überlebenden und Nachkommen haben diese Lektion verstanden und ihr städtisches Zusammenleben an die notwendigen Erfordernisse angepasst. "*
>
> – Professor Gerald Hüther in seinem Buch „Die Demenzfalle"

Und so muss auch der moderne Mensch erst lernen, wie das Leben im Digitalzeitalter zu leben ist, damit Rückenschmerzen, Herz-Kreislauf-Erkrankungen und Co. nicht mehr wie „Seuchen" über das Land ziehen. Ein wesentlicher Aspekt dabei ist das Verständnis über die Mechanismen von Selbstheilung und wie wir diese stärken können.

Kleine Zwischenübung für deine Gesundheit:

Sind deine Arme vom Buchhalten schon schwer? Gönne ihnen eine kurze Pause: Kreise die Handgelenke und dehne jeden einzelnen Finger, indem du ihn gegen die andere Hand drückst. Dann gehe im Anschluss auf die Knie und setze deine Hände vor dir ab, sodass du in den Vierfüßlerstand kommst. Deine Hände sollten jetzt in Richtung deiner Beine zeigen. Durch Gewichtsverlagerung und Änderung deiner Handposition solltest du nun einen leichten, aber noch erträglichen Dehnschmerz spüren.

Selbstheilung: Dein „innerer Arzt" heilt, nicht der Doktor

Teils jahrzehntelang rennen viele chronisch Kranke von Arzt zu Arzt. Die Schulmedizin kann den meisten Patienten scheinbar keine Heilung bringen. Wie auch? Die vorherrschende Medizin ist bedauerlicherweise zu einem Großteil nicht mehr als temporäre Symptomunterdrückung. Wie du aus diesem Buch nun bereits weißt, bleibt dadurch die eigentliche Ursache bestehen. Denn der Mensch ist wie jede Tier- und Pflanzenart kein fehlerhaft konstruiertes, verbesserungspflichtiges Lebewesen, das ohne äußere Eingriffe nicht überlebensfähig wäre. Das allerdings ist scheinbar nur den wenigsten Medizinern und Patienten klar.

Und weil der Beginn der meisten Krankheitsursachen zeitlich oft weit von den ersten Beschwerden entfernt liegt, fällt es vielen oft schwer, in Eigenregie die richtigen Maßnahmen zu ergreifen. Nicht wenige greifen deshalb nach dem Strohhalm der Alternativmediziner und -therapeuten – und werden so teilweise tatsächlich gesund. „Wer heilt, hat recht." Mit diesem Argument schmücken sich viele „Alternativexperten". Aber stimmt das? Wie wird ein erkrankter Organismus konkret wieder gesund? Durch Handauflegen, Fernheilung, Spezialmassagen, Klangmedizin oder Ähnliches?

Wenn das so wäre, müssten ja alle Menschen durch jede dieser Behandlungen kerngesund werden. Das ist aber natürlich nicht der Fall. Ob *Heilung* eintritt oder nicht, hängt meist maßgeblich von dir *selbst* ab. Bist du einer Behandlung kritisch gegenüber eingestellt, glaubst du nicht daran, fühlst du dich vom Therapeuten nicht ernst genommen, hast du Angst oder wurdest überredet, wird der Heilungseffekt sehr wahrscheinlich nicht oder nur deutlich schwächer eintreten.

All diese sogenannten **Kontextfaktoren** können wie ein Placebo oder Nocebo wirken. Sie haben mit der jeweiligen Therapieform aber nichts zu tun. Scharlatane berufen sich jedoch mit ihrem „Wer heilt, hat recht" auf nicht mehr als das. Nicht ihre Therapie ist wirksam, sondern ihr Marketing. So haben mehrere Studien ergeben, wie fundamental wichtig eine gute Therapeuten-Patienten-Beziehung für die Heilung ist.[1]

Wie bereits mehrfach ausgeführt, ist es allerdings auch um die schulmedizinischen Behandlungen in Sachen Evidenz wenig besser gestellt. Jahrzehntelang als alternativlos geltende Maßnahmen wie Gelenkspiegelungen oder Gefäßstents sind in ihrer Wirkung keineswegs wissenschaftlich begründet. Im Gegenteil: Viele dieser Methoden wirken schlechter als Scheinbehandlungen mit Placebos.[2] Ein Grund dafür sind unter anderem auch Studienverfälschungen durch die Prüfärzte selbst. Nicht selten kümmern sie sich fast rührend um ihre Probanden und lösen somit einen gewaltigen Placebo-Effekt aus. Wieder spielen die Beziehungen dabei eine wichtige Rolle. Die pharmakologische Wirkung der Testsubstanz ist nicht mehr einwandfrei beurteilbar. Auch daran wird deutlich: Selbstheilungsmechanismen funktionieren häufig nachhaltiger als medizinische Behandlungen und noch dazu ohne Schädigungspotenzial.

> *„Ärzte sollten Ihre Worte bedacht wählen. Denn sie können durch ihre Autorität sowohl einen wirkungsvollen Placebo wie auch einen gesundheitsschädlichen Nocebo bewirken."*
> – Krystian Manthey angelehnt an Brian Olshansky, US-amerikanischer Kardiologe

Neben diesen Kontextfaktoren gibt es noch den sogenannten **spezifischen Therapieeffekt**. Dies ist der tatsächliche Heilungseffekt einer Therapie bei gleichen Kontextfaktoren. So ist beispielsweise bei Übergewicht und Bluthochdruck der spezifische Therapieeffekt von *Bewegung* besser als der von Abnehmshakes – selbst dann, wenn die Personen von beidem gleichermaßen überzeugt sind.

Das beste Ergebnis würde man deshalb als Arzt oder Therapeut erreichen, wenn man die jeweils beste Therapieform wählt und die Kontextfaktoren berücksichtigt. Ein ganz wesentlicher Teil davon hat sehr viel mit Einfühlungsvermögen, aufgebrachter Zeit für den

Patienten und Vertrauen auf die Selbstheilungskräfte zu tun. Und genau hier sind wir wieder bei besagtem Punkt: Heilen tut niemals der Arzt, Therapeut oder die Diät. Jede Heilung ist grundsätzlich immer Selbstheilung.

> *„Der Arzt verbindet deine Wunden. Dein innerer Arzt aber*
> *wird dich gesunden."*
>
> – Paracelsus, Schweizer Arzt und Naturphilosoph

Ein gebrochener Fuß wächst daher schneller zusammen, wenn der Patient dem Arzt vertraut und wenn er den Heilungsprozess durch selbstverantwortliches Handeln aktiv unterstützen und beschleunigen kann.

Selbstverantwortliches Handeln ist – laut Aaron Anonovsky, eines berühmten Soziologie-Professors – einer der entscheidensten salutogenetischen (gesundmachenden) Faktoren. Weitere Faktoren sind die Qualität der Elemente Luft, Boden und Wasser, die Ernährungsweise, die Bewegungsart, -häufigkeit und -intensität, die geistige Einstellung und die Widerstandskraft, das soziale Umfeld, die Arbeit, Hobbys, Liebe und Sexualität, Lebensziele und so weiter. Viele davon habe ich bereits in diesem Buch erläutert.

Wir gehen gleich näher auf einige Faktoren ein. Zuvor möchte ich nochmals eine wichtige Tatsache hervorheben: Der menschliche Organismus – wie auch der jedes anderen Lebewesens – regeneriert und repariert sich pausenlos selbst. Unermüdlich werden Zellen erneuert, DNA-Fehler beseitigt und Verletzungen geheilt. Allein in der Haut „erblicken" etwa eine Milliarde neue Zellen jeden Tag das Licht der Welt – gleichzeitig stirbt dieselbe Menge und schützt uns somit sogar vor Fremdkörpern.

Gäbe es diese ständige Selbstheilung nicht, würde kein Lebewesen existieren können. Selbstheilung ist deshalb ein fundamentaler Baustein, der es jedem Leben ermöglicht, Störungen eigenständig zu beheben und Balance anzustreben. Kommt es jedoch aufgrund starker Störfaktoren zu Dysbalancen, überwiegt entweder Zellabbau (z. B. Osteoporose) oder ungeregelter Zellaufbau (Tumor).

Ersteres sehen wir uns am Beispiel „Osteoporose" (Knochenschwund) kurz etwas genauer an: Dass sich Knochenmasse abbaut, ist ein ganz natürlicher Prozess des Knochenstoffwechsels. Dieser sorgt dafür, dass alte oder kaputte Knochenzellen abgebaut, gleichzeitig neue aber auch aufgebaut werden. Es ist also ein täglich stattfindender Renovierungsprozess, der dafür sorgt, dass etwa alle zehn Jahre sich das menschliche Skelett einmal komplett austauscht.[3]

Unsere Knochen befinden sich in einer stetigen Rundumerneuerung. Diesen Prozess durchlaufen alle Zellen unseres Körpers – mehr oder weniger stark – bis ans Lebensende. Einige unserer Zellen reagieren hierbei besonders stark auf die Kräfte, die auf ihn einwirken. Deshalb wachsen Muskeln, wenn wir uns körperlich anstrengen. Andererseits schrumpfen sie, wenn wir uns kaum bewegen. Sie passen sich eben den Anforderungen an.

Denn jede Zelle benötigt Energie zum Leben. Evolutionär betrachtet sind wir jedoch darauf geprägt, keine unnötige Energie zu verschwenden. Denn das würde unsere Überlebenswahrscheinlichkeit und damit unsere Reproduktionsrate senken – zumindest galt das für unsere frühen Vorfahren, deren evolutionäres Erbe wir ja in uns tragen. Diejenigen Steinzeit-Kollegen, die diese Anpassungsfunktion nicht hatten, haben deshalb ihre Gene über die Generationen auch nicht weitergeben können.

Diese Anpassung geschieht jedoch nicht nur bei Muskeln, sondern auch bei unseren Knochen. Mit abnehmender körperlicher Belastung sinkt deshalb auch unsere Knochendichte. Das bedeutet weniger Energieverbrauch durch weniger Masse und weniger zu versorgende Zellen. Diese Anpassung ist auch als Wolff'sches Gesetz bekannt.[4]

Perfekt, um Hungerzeiten zu überstehen. Schlecht, wenn gleichzeitig Nahrung im Überfluss zur Verfügung steht und zu Übergewicht führt. Ein eindrückliches Beispiel dafür, wie Bewegungsarmut und reduzierter Kraftaufwand die Knochendichte stark verringern, zeigte eine Untersuchung an 13 Astronauten, die zwischen vier bis sechs Monaten auf der *Internationalen Raumstation* (ISS) in Schwerelosigkeit arbeiteten. Die Hüftknochendichte nahm um 14 Prozent ab.[5]

Jede Bewegung überträgt Zug und Druck auf unsere Knochen. Diese Kräfte setzen eine Kaskade an Folgeprozessen im Körper in Gang. So wirken sie auf unsere Knochen als Wachstumsreize, indem sie knochenaufbauende Zellen (Osteoblasten) dazu anregen, neue Knochenmasse zu bilden. Wieder einmal ist Bewegung ein Schlüsselprinzip für die Behandlung und Prävention einer Krankheit, indem sie die Selbstheilungskräfte stimuliert.

Auch die *Ruhe* – der Gegenpol zur Aktivität – ist ganz wesentlich für den Erhalt oder die Wiederherstellung von Körpergewebe, also für die Selbstheilung. Sportler kennen es: Nach einem kräftezehrenden Training benötigen die Muskeln ein Mindestmaß an Erholung, um regenerieren und wachsen zu können. Denn die Belastung ist für Zellen nichts anderes als mechanischer Stress, der zu kleinen Mikrotraumata in den Muskelzellen (Muskelkater) führt.

Diese Miniverletzungen lösen Wachstumsreize aus, sodass die Zelle kommenden mechanischen Herausforderungen besser gewachsen ist. Beanspruchst du die erschöpfte Muskulatur allerdings zu früh wieder, kann das zum Übertraining führen. Dann überwiegt der Muskelstress und es kommt sogar zum Muskelabbau, weil die Zellverletzungen die Zellregeneration überwiegen.

Muskelaufbau und -regeneration finden in der Ruhe statt. Ganz ähnlich ist es auch bei allen anderen Heilungsprozessen. Sie finden genau dann statt, wenn das Zentralnervensystem vom Parasympatikus gesteuert wird. Dieser „Ruhenerv" ist aktiv, wenn wir schlafen, uns entspannen und innerlich ruhig sind.

Der moderne Mensch neigt jedoch auch im (Berufs-)Alltag zum „Übertraining". Wir sind dauergestresst, dauerverängstigt und dauerhaft besorgt. Der Stress überwiegt bei vielen Menschen im Alltag und verhindert so (Selbst-)Heilung.

Denn im Stress wird das Zentralnervensystem vom Sympatikus gesteuert und sorgt für Leistungssteigerung. In Flucht- oder Kampfsituationen – wofür der Stress eigentlich gemacht ist – ist Heilung zweitrangig. Unser Körper „denkt" in Gefahrensituationen nicht an Immunabwehr, Reparatur von Zellen oder Verdauung, sondern ausschließlich ans Überleben. Um das müssen wir heute in der Regel aber nicht mehr kämpfen – zumindest in der modernen Welt.

„Wer ständig mit Angst, Sorgen und Stress lebt, stirbt früh. "

– Krystian Manthey angelehnt an Dr. Alexis Carrel,
Nobelpreisträger für Medizin

Stress wird deshalb kaum mehr ab-, jedoch immer mehr aufgebaut. Und so bremsen Ängstlichkeit, Stress und Anspannung deine Selbstheilung aus. Tiefe, ruhige Atmung, Loslassen, Selbstliebe, Achtsamkeit, Dankbarkeit und Zuversicht fördern hingegen die Selbstregeneration, weil sie Stress abbauen oder erst gar nicht entstehen lassen.

Eine fabelhaft einfache und zugleich wirksame Methode, um diese Eigenschaften in deinen Gedanken zu manifestieren, ist das tägliche Ausfüllen eines Dankbarkeitstagebuchs.

„Wenn du morgens aufstehst, denke daran, welch köstlicher Schatz es ist, lebendig zu sein – zu atmen, zu denken, zu genießen, zu lieben. "

– Augustinus von Hippo, Kirchenlehrer

Außerdem hilfreich: Handy häufiger ausmachen, weglegen oder abschaffen, Yoga, Achtsamkeitsmeditation und so weiter. Es gibt viele Möglichkeiten. Es fehlt nur eines: die Überwindung deines inneren Schweinehundes.

Deshalb fang jetzt sofort an! Such dir ein kurzes Yoga-Video im Internet und auf geht's!

Okay, gesund leben also. Das hast du jetzt vermutlich verstanden. Doch es gibt noch einen weiteren ganz wesentlichen Aspekt, der deine Selbstheilungkräfte verstärkt und von dem bisher nur sehr wenige gehört haben. Denn es ist noch eine recht junge Wissenschaft und dennoch nicht weniger beeindruckend.

Die Rede ist vom **Wald** und seinen medizinischen Eigenschaften. Bei den neuesten Erkenntnissen der Waldmedizin geht es nicht um altertümliche Pechsalben aus Harzen oder sonstige Heilkräuter (obwohl auch diese ihre Berechtigung haben).

Es geht um das sogenannte *Waldbaden*, das Atmen der intensiven Waldluft, das wortwörtliche Erden und das Zur-Ruhe-Kommen im Wald – dem natürlichen Gegenpol der hektischen Moderne, der viel zu lang nur als ausschließlicher Rohstoff für Häuser, Möbel und Co. betrachtet wurde.

Zwar ist Holz ein wunderbarer, nachwachsender Rohstoff. Doch waren unsere Eingriffe in die Wälder alles andere als bedacht. Denn wer genau hinsieht, bemerkt, dass nicht nur der Acker eine Monokultur ist. Ohne hier auf Details einzugehen, wissen wir heute, dass eben diese auf Ertrag optimierten Monokulturwälder extrem anfällig für Schädlinge und Waldbrände sind und zudem die Artenvielfalt reduzieren.

Der Mensch muss endlich aufhören, alles und jeden auf der Welt nach seinen kurzsichtigen Vorstellungen formen zu wollen. Egal, in welcher Epoche und in welcher Klimazone: Das intensive Eingreifen des Menschen in die Natur hat letztlich auch immer ihm selbst geschadet. Nachhaltigkeit hat nichts mit „linksgrün versifft" zu tun. Es ist eine Einstellung für das eigene Wohlergehen, für den artgerechten Umgang mit sich selbst. Doch zurück zum Wald.

Die wunderbar erfrischend-wohltuende Luft, die du in einem Wald einatmest, ist ein bioaktiver Cocktail der Waldpflanzen. In dieser Waldluft sind beispielsweise sogenannte Terpene. Forscher konnten eine Erhöhung der Anzahl und Aktivität der natürlichen Killerzellen des menschlichen Immunsystems sowie von Anti-Krebs-Proteinen durch das Einatmen dieser Terpene wissenschaftlich nachweisen.

Um sichergehen zu können, dass tatsächlich die Terpene und keine anderen Faktoren für die gesundheitlichen Effekte verantwortlich sind, haben die japanischen Wissenschaftler um Qing Li die Luft in Hotelzimmern über Zerstäuber mit Terpenen angereichert. Das Ergebnis im Hotel – ganz ohne Wald – war dasselbe: Die Zahl der Killerzellen stieg deutlich an – jedoch nicht ganz so intensiv wie im Wald selbst, da vermutlich unterschiedlichste Wechselwirkungen und psychologische Faktoren auch noch eine Rolle spielen.[6]

Du musst jedoch nicht im Wald leben, um diesen biologischen Immunverstärker für dich nutzen zu können. Wie Professor Li in zahlreichen großen Studien nachwies, ist der Effekt der Waldluft lang anhaltend. Bereits ein einziger Waldtag erhöht die Konzentration an Killerzellen im Blut um etwa 40 Prozent. Zwei Tage am Stück in einem Waldgebiet sorgen sogar für eine 50-prozentige Steigerung.[7] Bereits ein einziger ausgedehnter Waldspaziergang verstärkt die Aktivität der Killerzellen für etwa sieben Tage.[8]

Bei so viel Anti-Krebs-Wirkung müssten ja dann in bewaldeten Regionen auch weniger Menschen an Krebs erkranken und sterben. Und tatsächlich bestätigen die Forschungen des Medizinprofessors Qing Li genau das.[9]

Seine Forschungen motivierten zahlreiche Wissenschaftler weltweit, sich intensiver mit dem Thema und den medizinisch messbaren Vorteilen des Waldes zu beschäftigen. Dadurch kann man heute begründen, was man zuvor immer „nur" gefühlt hat: Insbesondere Bäume in der Natur stärken uns körperlich und seelisch, wirken beruhigend und harmonisierend.

Waldaufenthalte vermögen außerdem, Angstzustände, Wut und Depressionen zu lindern sowie den Blutdruck und das Cortisol-Level, also Stress, zu reduzieren.[10] Besonders das Riechen der Waldluft – sogar als unbewusster Vorgang – scheint einen ganz wesentlichen Teil auszumachen.

Anstatt eine Stadt immer mehr mit Beton zuzupflastern, sollten Städte wieder grüner werden, nach Pilzen, Moos, Erde, Harz, Blättern und anderen Naturdüften riechen. Aber selbst das bloße Betrachten von Wald wirkt sich positiv auf das Stresslevel aus. Die japanischen Wissenschaftler fassten deshalb ihre Studienergebnisse wie folgt zusammen: *„Wälder beeinflussen Menschen über alle menschlichen Sinne."*

Die komplexe Stimulation aller Sinne sowie die direkt biologisch wirkenden Terpene sind es schließlich, die uns Menschen buchstäblich „erden" und Ruhe und Balance einkehren lassen. Asiatische Wissenschaftler fanden zum Beispiel heraus, dass die Naturerfahrung – insbesondere im Wald – sich auch auf den Blutdruck positiv auswirkt.[11]

Zwar geben prinzipiell alle Pflanzen für uns überwiegend förderliche sekundäre Stoffe an die Luft ab. Dank wissenschaftlicher Untersuchungen weiß man heute jedoch, dass Bäume besonders viel davon ausströmen. Folgende Nadelgehölze haben die Nase vorn: Zeder, Zypresse, Pinie, Kiefer, Fichte und Tanne. Bei den Laubbäumen sind es Buche, Eiche, Birke und Hasel.[12]

Wer keinen Wald in der Nähe hat, tut deshalb – nicht nur aus ökologischen Aspekten – auch gut daran, sich einen *Waldgarten* im eigenen oder Gemeinschaftsgarten anzulegen.

Das System Waldgarten versucht – in Anlehnung an das natürliche Vorbild Natur –, eine aufwandsarme Symbiose verschiedenster (Nutz-)Pflanzen zu schaffen. Der Waldgarten – im Aufbau ähnlich den natürlichen Schichten eines Waldes – besteht deshalb aus Obst- und Nussbäumen, Wildobst, Beerensträuchern, Gemüse-Stauden, Kräutern und anderen Nutzpflanzen.

Nutzpflanzen sind aber nicht nur essbare Pflanzen, sondern auch solche, die – wie Zeder oder Zypresse – zum Beispiel dein Immunsystem stärken, oder Kastanien, die du für das Herstellen von Waschmittel verwenden kannst. Gleichzeitig entsteht so ein artenreiches Biotop, das Mensch und Natur maximalen „Ertrag" bringt.

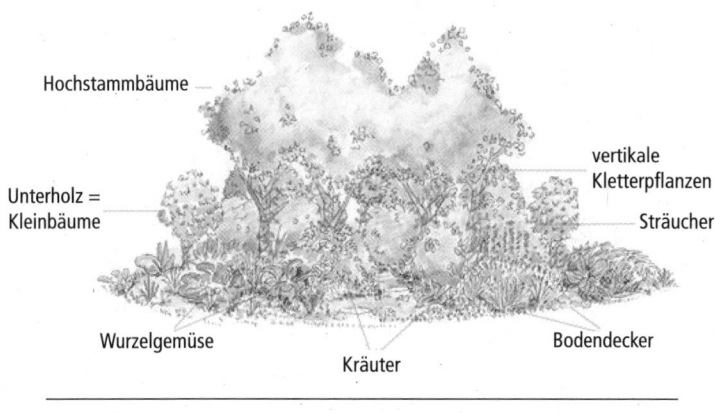

Hochstammbäume

vertikale Kletterpflanzen

Unterholz = Kleinbäume

Sträucher

Wurzelgemüse

Bodendecker

Kräuter

System „Waldgarten"[13]

Links-grün versifft? Nein – auf das Eigenwohl bedacht! Und für den Menschen als Teil der Natur schließt das den nachhaltigen Umgang mit der Natur eben mit ein. Dies ist ein weiteres Argument gegen Waldrodungen, insbesondere in der Nähe von Siedlungen.

Waldbaden ist also eine hervorragende Möglichkeit, einen spezifischen Therapieeffekt hervorzurufen. Wie du in diesem Kapitel zu Beginn jedoch erfahren hast, ist Heilung auch immer von Kontextfaktoren abhängig. Der Wald wird deshalb umso mehr auf deine Gesundheit wirken, je überzeugter du von seiner heilenden und schützenden Wirkung bist. Und je achtsamer, bewusster und intensiver du dich auf den Wald einlässt, desto stärker wird dieser Effekt sein.

Ein hervorragendes Mittel zur Intensivierung der Waldeffekte ist deshalb die Nutzung deiner *Vorstellungskraft* durch Fantasiereisen, Achtsamkeitsmeditation oder ähnliche Imaginationstechniken – wenn du dich wirklich darauf einlässt.

Hier ein reales Ereignis aus den 1970er-Jahren, das vor Augen führt, was die eigenen Gedanken vollbringen können: Die Immunologin und Psychotherapeutin Patricia Norris betreute einen neunjährigen Patienten mit aggressivem Hirntumor, der von anderen Ärzten als unheilbar aufgegeben wurde.

In wöchentlichen Sitzungen trainierte sie mit dem Jungen Entspannungsübungen und führte ihn in meditative Fantasiereisen. Dabei sollte er sich vorstellen, wie ein schwer bewaffnetes Kampfraumschiff – symbolisch für die weißen Blutkörperchen des Immunsystems – durch seine Blutbahnen flog und gegnerische Raumschiffe – die Krebszellen – gnadenlos unter Beschuss nahm.

Diese Übung machte der schwer kranke Junge auch außerhalb der wöchentlichen Sitzungen, bis er eines Tages seiner Ärztin mitteilte, dass keine gegnerischen Raumschiffe mehr zu finden seien. Daraufhin wurde sein Gehirn in einer Computertomographie erneut untersucht – der Tumor war vollständig verschwunden.[14]

Zugegeben, das war ein Einzelfall. Aber dennoch ist er nicht weniger verblüffend und auch gar nicht so abwegig. Denn auch Erkältungen und Grippen konnten in Untersuchungen mit meditativen Fantasiereisen auf ähnliche Art und Weise erfolgreich verkürzt werden.[15]

„Das ist, was wir in der modernen Welt und hierzulande oft vergessen: dass wir vom Boden abhängig sind, dass Sonne, Wetter und Pflanzen für uns etwas ganz Fundamentales sind, dass wir uns in unserer Evolution als Co-Evolenten mit ihnen entwickelt haben."[16]

– Wolf-Dieter Storl, Kulturanthropologe und Bestsellerautor

Aus diesem Wissen heraus ist in Japan – der „Geburtsstätte" der Waldmedizin – auch das Waldbaden entstanden: die bewusste Entspannung im Wald. Die Therapie-Effekte sind so überzeugend, dass das japanische Gesundheitssystem den neuen Forschungszweig unterstützt und das Waldbaden seinen Patienten sogar offiziell empfiehlt und verschreibt. Es wurden sogar spezielle Wald-Therapiezentren hierfür eröffnet und Stadtparks entsprechend erweitert.

Und in Deutschland? Hier passiert noch nicht viel. Wenige Menschen sind mutig, am wenigsten Politiker. Und Entscheider in der Wirtschaft sind nur wenig interessiert. Dabei sind Naturerfahrungen – und bereits der Blick aus dem Fenster ist ausreichend – das wohl beste Mittel, um Konzentrationstiefs zu überwinden und Müdigkeit zu reduzieren und damit auch die Produktivität zu erhöhen, wie das Psychologen-Ehepaar Kaplan sowie einige andere Wissenschaftler durch ihre Studien bestätigen.[17]

Bereits Kinder – selbst solche mit ausgeprägten Aufmerksamkeitsproblemen – profitieren in Sachen Konzentration von regelmäßigen Aufenthalten in der Natur, unserem evolutionären Zuhause.[18]

All diese wissenschaftlichen Studien belegen, was der griechische Arzt und Philosoph Hippokrates vor mehr als zweitausend Jahren predigte. Immer wieder hob er die Bedeutung der Natur für die menschliche Gesundheit und die Therapie von Krankheiten hervor. Im alten Griechenland gab es deshalb sogar Kliniken – die sogenannten Asklepieia (benannt nach Asklepios, dem altgriechischen Gott der Heilkunst) – mit extra angelegten Gärten, die als Therapie-Ort fester Bestandteil des medizinischen Alltags waren.[19]

Wenn wir deshalb von Um-Welt reden, begehen wir bereits den ersten fundamentalen Fehler, indem wir uns bereits wörtlich von der

Welt um uns herum abkapseln. Und auch Naturvölker betrachtet der „moderne Mensch" meist herabwürdigend und als primitiv.

Dabei sind es gerade sie, von denen wir so viel lernen können. Denn diese Menschen werden kaum krank. Sie kennen die meisten unserer Krankheitsbezeichnungen nicht einmal in ihrer Sprache, da sie die Symptome schlicht nicht haben.

Warum? Weil sie sich nicht von der Natur trennen, sie nicht als verbesserungswürdig ansehen und nicht mithilfe von Technologie zu optimieren versuchen. Sie leben stattdessen im Einklang mit den natürlichen Rhythmen und somit auch in Balance mit sich selbst.

Man kann deshalb zu Recht behaupten, dass die Naturentfremdung der Ursprung der meisten krank machenden Dysbalancen beim modernen Menschen ist. Du musst die Vorteile und Annehmlichkeiten des kulturellen Fortschritts allerdings nicht meiden, um in Einklang mit unseren biologischen Wurzeln zu leben. Du musst *lediglich* die negativen Aspekte des modernen Lebens kennen und kompensieren. Und Waldaufenthalte sind hierfür eine hervorragende Möglichkeit.

Und wenn du wie ich eher zu den Pragmatikern gehörst: Du kannst deine Waldzeit auch mit dem Sammeln wilder Kost in Gestalt von Pilzen, Beeren, Früchten oder Kräutern kombinieren. Und ganz nebenbei machst du so auch Gymnastik: Jedes Bücken, Hindurchschlängeln, Hüpfen und Balancieren beim Sammeln erfordert unterschiedlichste Muskeln und Bewegungsradien – ein hervorragendes Ganzkörpertraining mit schmackhaftem Nebeneffekt.

Artgerechte Menschenhaltung im 21. Jahrhundert

„Alles was gegen die Natur ist, hat auf Dauer keinen Bestand."

- Charles Darwin

Unser modernes Leben ist geprägt durch die technischen Errungenschaften der letzten Jahrhunderte. Die uns heute beherrschende Kommunikations- und Informationstechnologie gibt es sogar erst seit wenigen Jahrzehnten. Mein erster Computer zum Beispiel war nicht mal einen Bruchteil so leistungsfähig wie mein aktuelles Smartphone.

Dem gegenüber steht der fünf Millionen Jahre andauernde Prozess der menschlichen Entwicklung und Naturgeschichte. Würde man die komplette Evolution des Menschen auf 24 Stunden herunterbrechen, tippen wir nicht einmal seit einer hundertstel Sekunde auf Handys herum.

Bedenkt man nun, dass evolutionäre Anpassungen in der Genetik des Menschen an seine Umwelt viele viele Generationen dauern, wir aber – wie bereits besprochen – durch unser medizinisches Eingreifen uns und unsere Nutztiere von der Evolution ohnehin weitestgehend losgelöst haben, wird recht schnell klar, an welche Lebensweise und an welche Umwelt der Mensch eigentlich besser angepasst ist.

Nie zuvor war Nahrung einfach per Knopfdruck und ohne vorherige Bewegung abrufbar. Tempo war zwar bei der Mammutjagd gefragt, der sonstige Alltag unserer Vorfahren war jedoch eher ruhig und nicht von Hektik und Termindruck geprägt. Man kannte alle aus seiner, meist recht kleinen Sippe sehr gut. Es wurde mit und füreinander gearbeitet, statt jeder gegen jeden.

„Ein Mensch, der natürlich, mehr im Freyen und in Bewegung lebt, braucht sehr wenig Diätregeln. Unsre künstliche Diät wird erst durch unser künstliches Leben nothwendig."

- Christoph Wilhelm Hufeland, fortschrittlichster Arzt seiner Zeit

An diversen Zivilisationskrankheiten unserer Zeit zeigt sich, dass wir die Rechnung unseres Fortschritts ohne den Wirt gemacht haben: Unser Körper leidet unter der Globalisierung und den Bequemlichkeiten der Moderne. Unsere Muskulatur wird schlaff und wir werden steif und unbeweglich durch den enormen Bewegungsmangel. Es leiden unsere Lendenwirbel, die nicht für stundenlanges Sitzen gemacht sind. Unsere Füße, die eigentlich für das unbesohlte Laufen durch die Steppen geschaffen sind, deformieren sich im modernen Hightech-Schuh und bescheren uns Knie-, Hüft- und Rückenschmerzen. Die Liste ist schier endlos und hinreichend in den vorangegangenen Kapiteln beschrieben.

Aber sollten wir deshalb zurück in Höhlen, auf Gräsern nagen und in Fellen herumlaufen? Ganz gewiss nicht! Aber wie wir eine artgerechte Haltung für Tiere einfordern, weil sie deshalb gesünder und glücklicher sind, sollten wir auch unsere eigene Haltung kritisch reflektieren. Denn auch in der modernen Zeit mit all ihren Annehmlichkeiten ist eine artgerechte Menschenhaltung mit Gesundheit und Lebensfreude möglich. In diesem Buch hast du dafür hinreichend Ideen mit auf den Weg bekommen.

> *„Da flehen die Menschen die Götter an um Gesundheit und wissen nicht, dass sie in ihren eigenen Händen liegt. Durch ihre Unmäßigkeit schädigen sie ihre Gesundheit, durch ihre Begierden machen sie sie zuschanden."*
> – Demokrit, altgriechischer Philosoph, in seiner Schrift *Von der Lebensweise und Diätik*

Jetzt liegt es an dir, ins Tun zu kommen. Genau dabei kann dir das folgende Kapitel noch einmal ganz entscheidend helfen und den berühmt berüchtigten Schweinehund an die kurze Leine nehmen.

> ### Kleine Zwischenübung für deine Gesundheit:
>
> Wir wollen deinen Kreislauf anregen und dich etwas mobilisieren. Geh dazu abwechselnd in die Hocke und strecke dann deine Beine wieder durch, während du dich gebückt mit den Armen an deinen Füßen festhältst. Mit dieser Übung dehnst du deine komplette Körperrückseite und mobilisierst gleichzeitg deine Hüfte und deine Sprunggelenke.

Zum Abschluss dieses Kapitels möchte ich dir noch die nachdenklich stimmenden Zeilen von Doktor Bob Moorehead mit dem Titel *„Das Paradox unserer Zeit"* auf den Weg geben:

> *„Wir haben hohe Gebäude, aber eine niedrige Toleranz, breite Autobahnen, aber enge Ansichten. Wir verbrauchen mehr, aber haben weniger, machen mehr Einkäufe, aber haben weniger Freude. Wir haben größere Häuser, aber kleinere Familien, mehr Bequemlichkeit, aber weniger Zeit, mehr Ausbildung, aber weniger Vernunft, mehr Kenntnisse, aber weniger Hausverstand, mehr Experten, aber auch mehr Probleme, mehr Medizin, aber weniger Gesundheit.*
>
> *Wir rauchen zu stark, wir trinken zu viel, wir geben verantwortungslos viel aus; wir lachen zu wenig, fahren zu schnell, regen uns zu schnell auf, gehen zu spät schlafen, stehen zu müde auf; wir lesen zu wenig, sehen zu viel fern, beten zu selten.*
>
> *Wir haben unseren Besitz vervielfacht, aber unsere Werte reduziert. Wir sprechen zu viel, wir lieben zu selten und wir hassen zu oft.*
>
> *Wir wissen, wie man seinen Lebensunterhalt verdient, aber nicht mehr, wie man lebt.*
>
> *Wir haben dem Leben Jahre hinzugefügt, aber nicht den Jahren Leben. Wir kommen zum Mond, aber nicht mehr an die Tür*

des Nachbarn. Wir haben den Weltraum erobert, aber nicht den Raum in uns. Wir machen größere Dinge, aber keine Besseren.

Wir haben die Luft gereinigt, aber die Seelen verschmutzt. Wir können Atome spalten, aber nicht unsere Vorurteile.

Wir schreiben mehr, aber wissen weniger, wir planen mehr, aber erreichen weniger. Wir haben gelernt schnell zu sein, aber wir können nicht warten. [...]

Es ist die Zeit des schnellen Essens und der schlechten Verdauung, der großen Männer und der kleinkarierten Seelen, der leichten Profite und der schwierigen Beziehungen.

Es ist die Zeit [...] der schöneren Häuser und des zerstörten Zuhauses.

Es ist die Zeit der schnellen Reisen, der Wegwerfwindeln und der Wegwerfmoral, der Beziehungen für eine Nacht und des Übergewichts.

Es ist die Zeit der Pillen, die alles können: sie erregen uns, sie beruhigen uns, sie töten uns.

Es ist die Zeit, [...] wo Sie die Wahl haben: das Leben ändern - oder diesen Text und seine Botschaft wieder zu vergessen.“[1]

Der Schlüssel für ein gesundes und langes Leben

An dieser Stelle möchte ich dich bitten, einen kurzen Moment innezuhalten und dir selbst zu danken. Sei dankbar dafür, dass du die Willenskraft hattest, dich mit dem teils recht komplexen Thema „Gesundheit" zu befassen, und bereits mindestens zwei wichtige Schritte zu einem gesünderen Leben gegangen bist. Denn der *erste* Schritt für Veränderungen in Richtung gesünderer Lebensweise besteht immer aus der Selbstreflexion und der tiefen inneren Motivation, etwas anzugehen. Der *zweite* wichtige Schritt – und diesen bist du mit dem Lesen dieses Buches bereits gegangen – ist der Erwerb von notwendigem Wissen und richtigen Hilfsmitteln.

Du hast nun ein Grundverständnis für das Entstehen von Krankheiten aufbauen können und weißt über potenziell schädliche und gesundheitsfördernde Faktoren Bescheid. Jetzt heißt es, die von dir angestrebten Veränderungen in deinen Alltag zu integrieren.

> *„Der eine wartet, daß die Zeit sich wandelt.*
> *Der andere packt sie kräftig an – und handelt."*
>
> - Dante Alighieri, italienischer Dichter und Verfasser der *Göttlichen Komödie*

Auch wenn du möglicherweise im Moment hochmotiviert bist, zeigen die meisten Umfragen, wie schnell es mit den guten Vorsätzen immer wieder vorbei ist. Laut Statistiken scheitern 92 Prozent der Menschen an ihrem Vorsatz, tatsächlich mit dem Rauchen aufzuhören. Bei 95 Prozent der Abnehmwilligen stellt sich recht schnell wieder der Jo-Jo-Effekt ein. Und 88 Prozent aller guten Neujahrsvorsätze werden letztlich doch nicht umgesetzt.[1]

Zu sehr ist unser tägliches Tun von unseren lieb gewonnenen, leider oft negativen Gewohnheiten beeinflusst. So finden etwa 95 Prozent unserer täglichen Entscheidungen im Unterbewusstsein statt, werden also von unseren Gewohnheiten und Glaubenssätzen entschieden.[2] Jeden einzelnen Tag denken wir zu 70 Prozent dieselben Gedanken wie am Vortag und 40 Prozent unserer Handlungen beziehungsweise unseres Verhaltens wiederholen sich.[3] Und dies nicht ohne Grund: Müssten wir uns bei jeder Tätigkeit gedanklich sehr anstrengen, würden wir unnötig viel Denkenergie verschwenden. Deshalb bevorzugt es unser Gehirn, tief verwurzelte Verhaltensmuster wie eine Kassette einfach abzuspulen.

Warum? Weil seit etwa 2,8 Millionen Jahren jeder Mensch mit immer derselben vorinstallierten Software geboren wird: der Überlebenssoftware. Und fürs Überleben war bis zur Industrialisierung – und für viele Menschen in den Entwicklungsländern noch heute – das Energiesparen ganz essenziell. Nahrung war Mangelware.

Deshalb liebt es unser Gehirn, wenn es nicht denken muss und stattdessen automatisierte Prozesse ablaufen lassen kann. Diese Automationen sind unsere täglichen Gewohnheiten. Neues zu lernen oder diese Gewohnheiten zu ändern kostet Energie und weckt unseren inneren Schweinehund, besser gesagt, jene tief verwurzelten Muster im Gehirn, die unser Schweinehund beibehalten möchte.

Unser Gehirn liebt aber die schnelle Belohnung. Mit der Tüte Chips in der Hand gemütlich auf der Couch sitzend fernzusehen ist deshalb erst einmal attraktiver als die Aussicht auf mehr Gesundheit in ein paar Wochen, Monaten oder Jahren durch Yoga oder eine extra Joggingrunde.[4]

Dein evolutionär verankertes Energiesparprogramm erfolgreich zu überlisten ist nicht so einfach, wie die Statistiken zu Neujahrsvorsätzen zeigen. Dabei liebt unser Gehirn eigentlich Überraschungen und das Erleben von Neuem. Denn unbekannte Situationen lassen Dopamin durchs Hirn strömen, machen uns also glücklich und wecken eine freudige Erwartungshaltung.[5] Für dieses Gefühl muss man nur leider zuvor erst einmal seinen inneren Schweinehund überwinden.

„Von Natur aus sind die Menschen fast gleich;
erst die Gewohnheiten entfernen sie voneinander."
    – Konfuzius, chinesischer Philosoph

Das Ändern von Gewohnheiten verhält sich dabei sehr ähnlich wie die Reise ins Weltall: Um mit einem Raumschiff aus der gewaltigen Schwerkraft der Erde auszubrechen, benötigt man unfassbar große Mengen an Energie. So verschlangen beispielsweise die ersten wenigen Minuten des Starts der Apollo 11 bis zum Überwinden der Erdanziehung mehr Energie als der restliche Teil der Reise bis zum Mond.

Auch tief verwurzelte Gewohnheiten und Glaubenssätze haben eine enorme Schwerkraft. Sie zu überwinden und durch neue, nützlichere zu ersetzen bedarf gewaltiger Anstrengung – ganz ähnlich wie beim Raketenstart. Ist die kraftzehrende Anfangsphase von durchschnittlich 66 Tagen zur Überwindung von (An-)Gewohnheiten jedoch erst einmal überstanden, arbeitet die Schwerkraft unseres neuen Automatismus zukünftig für uns und erleichtert uns den Alltag.[6]

„Wir sind, was wir wiederholt tun."

- Aristoteles, griechischer Philosoph

Und ist erst einmal die erste gesundheitsfördernde Gewohnheit etabliert, nährt sie meist auch bereits den Boden für folgende. Das gilt vor allem für sogenannte Schlüsselgewohnheiten. Wie der Zinseszins beim Geld reiche Menschen immer reicher und verschuldete immer ärmer macht, kannst du mit den richtigen Schlüsselgewohnheiten einer Kaskade an hilfreichen Folgegewohnheiten und Prozessen den Weg bahnen.

Dazu zählen zum Beispiel Sport, Lesen, Meditation, Yoga und Schreiben. Sie alle beeinflussen nämlich – wie du bereits weißt – direkt deine Psyche, senken dein Stresslevel, stärken deine Resilienz und fördern deinen Optimismus. Einmal in deinen Alltag integriert, bilden diese Gewohnheiten schnell eine Eigendynamik und erleichtern den Aufbau weiterer wünschenswerter Rituale.

„Achte auf deine Gedanken, denn sie werden Worte. Achte auf deine Worte, denn sie werden Taten. Achte auf deine Taten, denn sie werden Gewohnheiten. Achte auf deine Gewohnheiten, denn sie werden dein Charakter."

- Charles Reade, englischer Schriftsteller

Um erfolgreich eine schlechte (An-)Gewohnheit abzulegen und sie mit einer neuen, positiveren zu ersetzen, musst du zuvor den Mechanismus von Gewohnheiten verstehen und dein eigenes Verhalten und deinen Alltag selbstkritisch analysieren.

Beginnen wir mit einem genaueren Blick auf die Entstehung von Gewohnheiten. Die Fähigkeit, Gewohnheiten auszubilden, ist ein evolutionär hilfreich gewesener Mechanismus, der unsere Überlebenswahrscheinlichkeit erhöhte. Immer dann, wenn ein Verhalten scheinbare Vorteile bringt oder zur Lösung eines Problems beiträgt, belohnt uns unser Körper mit einem biochemischen Wohlfühl-Cocktail und verfestigt das entsprechende Verhalten mit immer tieferen Verschaltungen im Gehirn.

Wenn wir zum Beispiel ein leckeres Stück Kuchen sehen, reagieren wir reflexartig: *„Kalorien … Überleben!"* Wenn wir das Stück Kuchen dann essen, belohnt uns das Gehirn für den Zucker mit einem guten Gefühl und sagt uns, bildlich gesprochen: *„Merk dir, wo du das her hast."*

Diese kontextabhängige Erinnerung wird daraufhin im Gehirn abgelegt und „ruft" das nächste Mal noch lauter „Überleben!", nach dem Prinzip: leckerer Kuchen (Auslöser), essen (Verhalten), sich gut fühlen (Belohnung), *wiederholen*. Das Fatale daran ist: Auch wenn wir uns mal schlecht fühlen, greift unser Gehirn gern auf solche fest verankerten Prinzipien zurück und sagt: *„Iss doch einfach ein bisschen Schoki, dann fühlst du dich besser."* Derselbe Prozess, nur ein anderer Trigger. Statt des Hungers ist es jetzt ein emotionaler Auslöser.

Eben diesen Prozess macht sich im Übrigen auch die Werbung gern zunutze. Vielleicht kannst du dich noch an die Marlboro-Werbung erinnern, wo ein rebellisch-cooler junger Mann in einem Sportwagen saß und sich vor Frauen nicht retten konnte. Ach, und er rauchte natürlich. Was entsteht bei verunsicherten Jugendlichen dadurch für ein Bild? Um cool zu sein und gesellschaftlich anerkannt zu werden, müssen sie rauchen.

Und später ist es nicht mehr das Coolsein, das uns zum Rauchen animiert, sondern Stress. Denn der tiefe Atem beim Rauchen verlangsamt unter anderem auch den Herzschlag und trägt dadurch zu unserer Entspannung bei.

Zwar wissen die meisten sehr wohl um all die negativen Aspekte des Rauchens, doch sobald sie gestresst sind, schaltet sich bei ihnen als Erstes der sogenannte präfrontale Kortex ab, jener Part des Gehirns, in dem die Vernunft lokalisiert wird. Stattdessen werden jetzt tief verankerte Programme des limbischen Systems abgespielt – denn das spart ja Energie, wie wir gelernt haben.

Gleiches spielt sich auch oft bei der Erziehung ab. Viele kennen es sicherlich: Vor allem dann, wenn man müde oder gestresst ist, neigt man viel eher dazu, seine Kinder übermäßig zu ermahnen oder – entgegen den eigenen Vorsätzen – sie fernsehen oder Schokolade essen zu lassen.

Neben emotionalen Triggern wie Stress, Zugehörigkeitswunsch oder Angst können auch Ereignisse, eine Tages- oder Uhrzeit, Menschen oder Orte mit Gewohnheiten verknüpft sein: Nach dem Aufstehen (Zeit-Trigger) putzen die meisten Menschen als Erstes ihre Zähne (Gewohnheit). Ein Freund von mir muss, bevor er mit der Arbeit (Ereignis-Trigger) beginnt, als Erstes eine Kippe rauchen (Gewohnheit). Ich denke, du hast das Prinzip verstanden.

Nun gilt es, eine Bestandsaufnahme deiner Gewohnheiten zu machen. Nimm dir dafür ein Blatt und zeichne eine Tabelle mit zwei Spalten. Auf die rechte Seite kommen all deine guten Gewohnheiten und auf die linke all deine eher weniger nützlichen oder ungesunden. Am besten hilft dir ein naher Vertrauter und ergänzt Punkte.

Auf all deine guten Gewohnheiten kannst du unglaublich stolz sein! Bewahre sie dir und baue auf ihnen auf. Nun überlege dir, welche ungesunden Gewohnheiten du zukünftig aus deinem Leben verbannen willst und durch welche gesunden Muster du sie ersetzen könntest. Denke dabei vor allem auch an mehr Bewegung, Sport, aktive Entspannung etc. Diese Schlüsselgewohnheiten haben das größte Potenzial, dein Leben tatsächlich positiv zu verändern.

Bei der Motivierung für eine Lebensveränderung können dir diese Fragen helfen:

- Welche Person möchtest du sein?
- Was erwartest du vom Leben? Und welche Veränderung ist nötig, damit diese Erwartung erfüllt wird?
- Warum möchtest du dein Leben verändern?

Als ich mir diese Fragen gestellt habe, erkannte ich, dass mein größter Wunsch die Unabhängigkeit, besser gesagt, die Freiheit im Denken und Handeln ist. Gemeint ist nicht die Unabhängigkeit von Menschen, sondern von Unternehmen, von der Politik sowie vom Gesundheits- und Finanzsystem. Was musste ich dafür in meinem Leben ändern? Um meine Unabhängigkeit gegenüber dem Finanzsystem sowie den Unternehmen zu reduzieren, musste ich lernen, genügsam zu sein, lernen, mich und andere zu hinterfragen, und lernen, Dinge selbst herstellen oder reparieren zu können. Um mich vom Gesundheitssystem zu lösen, musste ich lernen, was ein gesundes Leben ausmacht. Ich musste Bewegungsroutinen in meinen Alltag integrieren, meine Ernährung umstellen und riesige Mengen Wissen aufsaugen.

Wow – was für ein Batzen! Da verliert man schon beim Lesen die Lust. Deshalb bin ich die Dinge *schrittweise* angegangen. In ganz kleinen Häppchen. Begonnen habe ich mit fünf kurzen Minuten Yoga jeden Morgen. Mittlerweile sind es mindestens 15 Minuten täglich. Statt von heute auf morgen meine Ernährung umzustellen, habe ich langsam damit begonnen: Erst etwas mehr Gemüse. Dann habe ich schrittweise Fertigprodukte vom Speiseplan entfernt und schließlich alles in Bioqualität gekauft, manches selbst angebaut und so weiter. Kleine Schritte machen den Weg in der Regel einfacher und reduzieren das Risiko für Rückfälle und Resignation.

„Nichts ist besonders schwer, wenn du es in kleine Aufgaben teilst."

– Henry Ford, US-amerikanischer Automobilhersteller

Neben der Methode, positive Gewohnheiten zu stapeln – also stück-weise in kleinen Schritten in den Lebensalltag zu integrieren –, gibt es noch eine Reihe weiterer Strategien, um ungesunde Gewohnheiten abzulegen und durch positive zu ersetzen.

Prinzipiell hast du für das Ablegen von schlechten Gewohnheiten *zwei* Möglichkeiten: Du kannst *erstens den Auslöser meiden*. Wenn dich ein bestimmter Mensch andauernd „herunterzieht" und du deshalb am Abend zum emotionalen Ausgleich beherzter in die Chipstüte greifst, könntest du diesen Menschen „einfach" meiden oder die geliebte Schokolade einfach in den Keller räumen beziehungsweise verschenken. Entferne die Auslöser für deine schlechten Gewohnhei-ten aus deinem Sichtfeld. Wo das allerdings nicht möglich ist – zum Beispiel beim Chef –, besteht die *zweite* Möglichkeit nur darin, deine *Handlung zu verändern*, also durch eine gute Gewohnheit zu ersetzen. Statt Schokolade könnte es abends zum Beispiel Sport oder Yoga geben, insbesondere nach emotionalem Stress.

Damit du nicht zu den neun von zehn Menschen gehörst, die an ihren Vorsätzen scheitern, sollte dir vor allem die sogenannte DFB-Regel bewusst sein. Sie steht für Dauer, Frequenz und Belohnung. Je *länger* deine neue Gewohnheit andauert, je öfter du sie praktizierst und je mehr emotionale *Belohnung* sie dir verschafft, desto unwahr-scheinlicher brichst du sie wieder.

Damit die Hürde so klein wie möglich ist, deine schlechte Gewohnheit zu brechen, sind – wie bereits erwähnt – kleine Schritte besser als große. Mach beispielsweise lieber jeden Tag zwei Minuten Yoga als jeden dritten Tag 20 Minuten. Die Überwindung bei der ersten Variante ist einfach kleiner – und die Steigerung kommt fast immer von ganz allein. Stück für Stück.

Und wie kann eine Belohnung aussehen? In erster Linie sollte dir die neue Gewohnheit *Freude* bereiten und dich bereits dadurch belohnen. Das wird nach durchschnittlich 66 Tagen auch der Fall sein, sofern du die neue Gewohnheit wirklich willst und sie nicht nur aus Pflichtgefühl oder für jemanden machst. Wenn Yoga nichts für dich ist, dann vielleicht Joggen, Meditation, Tanzen, Waldspaziergänge oder etwas ganz anderes.

„Der Mann, der den Berg abtrug, war derselbe, der damit anfing, kleine Steine wegzutragen."

– Chinesisches Sprichwort

Es kann aber natürlich sein, dass du trotz Eigenmotivation das Gefühl der Belohnung durch deine neue Gewohnheit noch nicht in einem ausreichend starken Maß verspürst, vor allem zu Beginn. Dann kann zum Beispiel als erster Schritt eine visuelle Verstärkung deiner Erfolge helfen. Häng dir beispielsweise einen Kalender direkt ins Bad oder neben dein Bett und markiere jeden Tag, an dem du deine neue Gewohnheit ausgeführt hast, mit einem Smiley. Diese bildliche Unterstützung wird es dir leichter machen, die schwere Anfangsphase durchzuhalten.

Eine Belohnung kann aber auch ein Kurzurlaub sein, ein Film, den du schon lange sehen wolltest, oder eine Massage, die du dir gönnst. Mach es für dich so attraktiv wie möglich, um am Ball zu bleiben. Leg deine Yogamatte direkt ans Bett oder pack den Sportbeutel schon am Abend. Reduziere die Hürden für Ausreden und halte den inneren Schweinehund klein!

Neben Belohnungen können dir aber auch *intelligente Strafen*, beispielsweise durch sozialen Druck, helfen. Erzähl einfach Freunden von deinem Vorhaben, lass sie dich anrufen und kontrollieren. Oder motiviere sie, gemeinsam mit dir eine neue Gewohnheit anzugehen. Helft euch so gegenseitig. Das Schreiben an diesem Buch war – trotz vollster Überzeugung und Begeisterung – keineswegs pure Freude. An vielen Abenden und Wochenenden kostete es mich enorme Überwindung, am Schreibtisch zu arbeiten. Deshalb habe ich allen in meinem Umfeld stets erzählt, was ich vorhabe. Mir vor allen die Blöße des Aufhörens zu geben kam so nicht mehr infrage. Das regelmäßige Schreiben wurde zur Gewohnheit.

Eine intelligente Strafe wäre es aber beispielsweise auch, eine Wette mit dir selbst oder einem Freund abzuschließen. Wenn du die Gewohnheit nicht durchhältst, musst du zum Beispiel 100 Euro – oder einen anderen Betrag, der dir wirklich wehtut – an eine Partei spenden, die du absolut nicht leiden kannst. Deiner Kreativität sind hier keine Grenzen gesetzt. Aber es muss für dich wirklich schmerzlich sein, sonst wäre der Effekt auf dein Bemühen um eine positive Gewohnheit zu klein.

Und wenn es deine neue Gewohnheit zulässt, gehe ihr am besten bereits morgens nach. Denn Morgenstund hat bekanntlich Gold im Mund. Das ist nicht nur einfach irgendein dämlicher Spruch. Es ist eine schlichte Tatsache, dass unsere Willenskraft am Morgen am größten ist. Wie eine Batterie nutzt sie sich mit jeder Entscheidung und Überwindung tagsüber ab.

Du kennst es sicherlich: Wer hat sich nicht schon einmal am Morgen etwas vorgenommen und ist abends doch auf der Couch gelandet? Besonders an Tagen, die uns viel abverlangt haben, an denen viel Konzentration nötig war oder viele Entscheidungen zu treffen waren, fällt es einem abends äußerst schwer, seine ungünstigen Impulse im Zaum zu halten. Dann verstößt man viel eher gegen den neuen Ernährungsplan, greift doch wieder zur geliebten Sektflasche, schiebt wichtige Dinge auf und lässt sich dankbar gern ablenken. Der Grund dafür liegt darin – und das ist wissenschaftlich belegt –, dass Willenskraft eine begrenzte Ressource ist, die sich über den Tag „verbraucht".[7]

Bereits das morgendliche Suchen nach der Müslidose oder die Kleidungswahl können die Willenskraftbatterie anzapfen. Deshalb trug Steve Jobs täglich den gleichen Pullover, Mark Zuckerberg das gleiche T-Shirt oder Barack Obama den gleichen Anzug. Das Reduzieren alltäglicher Entscheidungen hilft dir, mehr Willenskraft für Wichtiges sowie für neue Gewohnheiten zu haben.

Wenn es die neue Gewohnheit zulässt, ist es deshalb am Sinnvollsten, sie bereits am Morgen zu praktizieren. Denn wie es der Autor Dominik Spenst in seinem *6-Minuten-Tagebuch* so trefflich formuliert hat: *„Sobald diese Gewohnheit aber richtig verwurzelt ist, kannst du die Hände vom Entscheidungs-Lenkrad und den Fuß vom Willenskraft-Gaspedal nehmen. Jetzt kannst du in Ruhe dein Gewohnheits-Tempomat laufen lassen und mühelos die tollen Dinge tun, die dir noch kurze Zeit zuvor so viel Kraft und Anstrengung raubten."*[8]

Nun wird es dir selbst am Abend mit erschöpfter Willenskraft deutlich leichter fallen oder es dich sogar danach verlangen, deine neue Gewohnheit nochmals zu praktizieren. Mir geht es mit Yoga oft so. Nach einem besonders anstrengenden Arbeitstag freue ich mich auf ein paar Dehn- und Entspannungsübungen am Abend.

„Zuerst erschaffen wir unsere Gewohnheiten, dann erschaffen sie uns."

– John Dryden, englischer Dichter und Kritiker

Es gibt noch ein paar weitere „Tricks", mit denen du schlechten Gewohnheiten ein Schnippchen schlagen und neue besser durchhalten kannst. Einer davon ist die schriftliche Vereinbarung mit dir selbst, also eine Art *Gewohnheitsvertrag*. Du fragst dich, was das bringen soll?

Ganz einfach: Man kann viel sagen oder sich gedanklich vornehmen. Wenn du dein Vorhaben jedoch niederschreibst – am besten handschriftlich – und das Notierte zum Beispiel an den Badspiegel hängst, wirst du täglich daran erinnert, dass du dir selbst ein Versprechen gegeben hast. Das könnte zum Beispiel so lauten: *„Ich erkläre hiermit, dass ich jeden Morgen mindestens zwei Minuten Yoga mache im ersten Monat. Im zweiten Monat steigere ich mich auf fünf Minuten und im dritten auf acht Minuten. Bei Nichteinhaltung ist mein Partner berechtigt, mich zum täglichen Hausputz und zum Kochen zu zwingen (Fertigprodukte sind ausgeschlossen)."* Verbunden ist der Vertrag in diesem Fall zusätzlich mit einer intelligenten Strafe (ich hasse nämlich Putzen!).

Eine andere hochwirksame Strategie ist, dich in *Achtsamkeit* zu üben. Warum das helfen kann? Weil es in unserer modernen, digitalen Welt unendlich viel und bunte Ablenkung gibt – meist in Form von Werbung, die ganz gezielt deine Triebimpulse, also dein Urgehirn anspricht und damit auch gleichzeitig deinen inneren Schweinehund. Dieser nährt sich von den zahlreichen äußeren Reizen, den Ablenkungen und Verführungen und mindert so die Wahrscheinlichkeit für deinen guten Vorsatz.

Wenn du dich jedoch darin übst, deine Emotionen und Gedanken aktiv wahrzunehmen, zu spüren, was gerade in deinem Körper passiert, und dies objektiv zu bewerten versuchst, kannst du nach und nach lernen, deine impulsiven Gedanken und Handlungen im Keim zu ersticken. Erkenne den Zwang der Angewohnheiten, werde neugierig, was diese auslöst, und fühle die Freude und Freiheit, diesen Zwang gehen zu lassen.

Nimm dich und deine Umwelt bewusst wahr. Bist du gerade ganz *ent*spannt oder eher *ver*spannt? Sind dein Bauch und dein Gesicht wirklich locker oder in unbewusster Dauerspannung? Was spürst du jetzt gerade? Vielleicht warme Sonnenstrahlen? Oder nur die Wut über deinen Chef, den hupenden Drängler oder die miesepetrige Kassiererin?

Werde dir deiner selbst bewusst! Du wirst dich wundern, wie schnell du lernst, deine Gefühlswelt aktiv zu beeinflussen, wie schnell du zum Dirigenten deiner Gedanken wirst. Dein Leben wird entspannter, optimistischer und sorgenfreier. Statt der bunten Werbung kannst du nach und nach das bunte, wirkliche Leben wieder spüren und genießen lernen.

Und ganz nebenbei wird es dir leichter fallen, deinen Schweinehund an die kurze Leine zu nehmen und selbst die Richtung zu bestimmen. Natürlich wird das nicht immer funktionieren. Aber je öfter du dich in Achtsamkeit übst, desto einfacher wird es, die Laufschuhe anzuziehen, statt die Chipstüte vorm Fernseher zu öffnen; es wird leichter, die Yogamatte auszubreiten, statt die nächste Schmerztablette einzuwerfen.

Und sogar das Rauchen zu beenden wird mit Achtsamkeitstraining leichter, wie eine amerikanische Studie eindrucksvoll zeigt: Die Wissenschaftler teilten 88 behandlungssuchende Probanden, die täglich durchschnittlich 20 Zigaretten rauchten, in zwei Gruppen. Die eine erhielt das „klassische" Rauchstopp-Training der *American Lung Association* und die andere das bewusste Achtsamkeitstraining.

Das eindeutige Ergebnis: Nach Behandlungsende waren 36 Prozent aus der Achtsamkeitsgruppe rauchfrei und nach 17 Wochen waren es immerhin noch 31 Prozent. In der Gruppe mit der klassischen Behandlung schafften es lediglich 15 Prozent, mit dem Rauchen aufzuhören, und nach 17 Wochen waren es nur noch 6 Prozent.[9]

Die letzte Methode, die ich dir vorstellen möchte: Mach die Dinge mal anders! Mach es dir zur Gewohnheit, immer wieder deine Gewohnheiten zu durchbrechen, und zwar mit ganz kleinen alltäglichen Änderungen: Zieh beispielsweise deine Jacke mal über die andere Seite an, putze mit deiner schwachen Hand die Zähne, nutze den anderen Fuß zum Aufstehen, greif das Besteck oder die Tasse mit der anderen Hand, benutz das Toilettenpapier mal nicht mit der starken Hand.

Was anfangs deine volle Aufmerksamkeit und etwas Überwindung kostet, wird dir schon nach kürzester Zeit in Fleisch und Blut übergegangen sein. Es dir zur Gewohnheit zu machen, Neues auszuprobieren und einmal Dinge anders als bisher zu machen hat nicht nur den Vorteil, dass dir zukünftige Herausforderungen leichter fallen und Gewohnheiten einfacher verändert werden können, du beugst auch einer Demenz vor, indem du immer wieder für neue Verschaltungen im Gehirn sorgst. Außerdem beugst du muskulären Dysbalancen vor, wenn du deine schwache Seite häufiger verwendest.

Jede kleine gemeisterte Herausforderung und neue Gewohnheit lassen außerdem deine Willenskraft steigen. Es wird von Mal zu Mal immer unproblematischer für dich, deine Komfortzone zu verlassen. Und das macht es schließlich auch einfacher, hartnäckigere Marotten loszuwerden oder positive Rituale mit anfänglich großer Überwindung leichter durchzuhalten.

„Das Leben beginnt am Ende deiner Komfortzone."

– Neale Donald Walsch, US-amerikanischer Autor spiritueller Bücher

Abschließend möchte ich dir nochmals eine *Morgenroutine* ans Herz legen. Denn kaum etwas anderes vermag deinen Alltag positiver zu beeinflussen. So reduziert ein aktives Morgenritual wie Yoga, Meditation, Jogging oder Ähnliches nachweislich dein Stresslevel und verbessert dein allgemeines Wohlbefinden für den ganzen Tag.[10] Auch dein Erinnerungsvermögen und deine kognitive Leistungsfähigkeit im Alltag verbessern sich hierdurch.[11]

„Die erste Morgenstunde ist das Steuerruder des Tages."

– Augustinus von Hippo, Kirchenlehrer

„Das ist ja alles schön und gut, aber mein Tag ist ohnehin schon voll gepackt bis oben hin", magst du dir vielleicht denken. Damit bist du nicht allein. Sehr viele Menschen wünschen sich einen Tag mit mehr als 24 Stunden, um alles erledigen zu können. Ob man sich jedoch Zeit für sich und seine Gesundheit nimmt, hängt nicht von der Länge des Tages ab, sondern von den eigenen Prioritäten. Wenn du deinen Tag beispielsweise mit fünf Minuten Stretching oder sanfter Mobilisation beginnst, wirst du dafür kaum früher aufstehen müssen und hast dennoch einen erheblichen Mehrgewinn für dich geschaffen.

„Der Mensch hat keine Zeit, wenn er sich nicht Zeit nimmt, Zeit zu haben."

Diesen Mehrgewinn haben fast durchweg alle erfolgreichen Persönlichkeiten für sich erkannt: Von Konfuzius, Buddha und Aristoteles, vom Dalai-Lama bis zu Bill Gates, Mark Zuckerberg und Co. All diese Menschen wussten um den Wert einer festen Morgenroutine und reservierten – egal, wie vielbeschäftigt sie waren oder sind – die erste Morgenstunde häufig ausschließlich sich selbst und ihrer Familie.

Morgenroutinen sind ein uraltes Rezept für Erfolg – allerdings nicht zwangsläufig im Sinne von viel Reichtum oder Macht. Erfolg ist auch: gesund zu bleiben und sich die eigene Lebensfreude und die seiner Familie zu erhalten, trotz einer immer hektischer werdenden Welt, die kaum etwas anderes mehr kennt als Zahlen und Statistiken.

Deshalb: Beginne deinen Tag nicht reaktiv, indem du nicht wie 78 Prozent aller Handybesitzer innerhalb der ersten 15 Minuten nach dem Aufstehen auf dein Handy siehst, um Mails oder andere Nachrichten zu beantworten.[12] Lass dir nicht bereits den Morgen von den täglichen Schreckensnachrichten und Internettrollen verderben.

Starte proaktiv, fokussiere dich ganz auf dich selbst und gib selbst die Richtung deiner Gedanken an, statt sie von *Facebook, Tagesschau, Bild* und Co. manipulieren zu lassen. Frage dich: „Wie viel Zeit bin ich mir wert?" und „Wie viel Zeit wird es mich später kosten, wenn ich mir zu wenig Zeit für mich nehme?".

> *„Wer tut, was er immer getan hat, bekommt,*
> *was er immer bekommen hat."*
>
> – Anthony Robbins, US-amerikanischer Bestsellerautor
> und NLP-Trainer

Du musst nicht jeden Morgen eine Stunde Sport machen. Glücklicherweise sind es bereits kleinste Veränderungen, die gesundheitsfördernd wirken können. Vielleicht startest du den Tag mit ein paar Atemübungen oder zwei Minuten Meditation und Dankbarkeit. Möglicherweise machst du aber auch zehn Tage lang Kniebeugen beim Zähneputzen. Hierfür müsstest du nicht einmal früher aufstehen. Oder du legst dir einfach am Vorabend bereits die Kleidung und das Essen für den nächsten Tag zurecht und hast so ein paar Minuten mehr, um vor der Arbeit einen kurzen Spaziergang um den Block einzuschieben. Wichtig ist nur, dass es sich für dich gut anfühlt, du es als Nutzen und nicht als Bürde ansiehst. Und bedenke dabei: Jede Minute, die du in dich selbst investierst, bringt mehr Rendite als die ertragreichste Aktie weltweit.

> *„Alle großen Errungenschaften – egal ob die Wahl zum Präsidenten oder der Abnehmerfolg – haben ihren Keim in winzigen Entscheidungen. Immer dann, wenn diese kleinen Anfänge konsequent wiederholt werden, beginnt eine Gewohnheit Wurzeln zu schlagen und vermag deinem Leben Stabilität zu verleihen und persönliches Wachstum zu ermöglichen."*
>
> – Krystian Manthey in Anlehnung an James Clear, Autor des
> New-York-Times-Bestsellers Atomic

Zum Abschluss dieses Kapitels noch ein paar kleine Motivationsschübe: Kennst du die Geschichte von den zwei Fröschen, die jeweils in ein Glas mit Milch gesetzt werden? Der eine geht unter und ertrinkt. Der andere schwimmt und schwimmt, so lange, bis sich Sahne gebildet hat und er hinausklettern kann.

Wir haben jeden Tag die Möglichkeit zu entscheiden: Schwimme ich oder gehe ich unter. Man kann natürlich durch die Welt gehen und sagen, alle sind gegen mich, das Wetter ist blöd, mein Chef ist blöd und so weiter. Man kann aber auch durch die Welt gehen und sagen, hoffentlich ärgert mich heute jemand, dann kann ich meine Größe zeigen. Auch sein eigenes Denken in Richtung Optimismus zu verändern ist reine Gewohnheitssache.

Bei Busfahrern zu meiner Schulzeit konnte ich das wunderbar beobachten: Der eine grüßte nett und lächelte stets, als hätte er nie einen schlechten Tag. Ein anderer machte mir regelmäßig vor meiner Nase die Tür zu und guckte grimmig und schadenfroh. Du hast jeden Tag die Möglichkeit, dich zu entscheiden, ob du dich mit allen anlegen und ein gestresster Miesepeter sein willst oder ob du lieber in Harmonie leben möchtest.

Ein anderes Beispiel, dass du sicherlich auch gut kennst: An manchen Tagen sind gewisse Vorsätze besonders schwer zu erfüllen. Dann bricht man die Joggingrunde doch vorzeitig ab oder macht es sich gleich auf der Couch bequem. Kurzfristig fühlt man sich dadurch besser, aber dann ist man schlecht drauf, weil man sich ja eigentlich mehr vorgenommen hatte.

> Es macht dein Leben leichter, wenn du des Öfteren den schweren Weg wählst und dich überwindest.

Besonders deutlich wird das, wenn man sich folgendes Experiment aus den 1950er-Jahren ansieht: Man steckte zwei Ratten in je ein Glas mit Wasser. Sie ertranken nach zwei Minuten. Man wiederholte das Experiment mit zwei neuen Ratten, setzte aber, kurz bevor sie aufgaben, eine Leiter ins Wasser, damit sie hinausklettern konnten. Dieselben Ratten setzte man anschließend erneut in zwei Gläser. Sie schwammen unfassbare 80 Stunden lang. Diese Studie ist zwar ethisch vollkommen inakzeptabel, doch zeigt sie uns, wozu ein Tier mental imstande ist. Und wenn eine kleine Ratte sich von zwei Minuten auf 80 Stunden „verbessern" kann, zu welchen geistigen Höhenflügen kann dann ein Mensch in der Lage sein?[13] Gib nicht bei der ersten Anstrengung auf! Überwinde und kämpfe dich aus deiner alten Komfortzone hinaus. Verlasse schlechte Gewohnheiten und sei über dich selbst erstaunt, zu welchen positiven Veränderungen du in der Lage bist!

Zusammen-
fassung

„In der ersten Hälfte unseres Lebens opfern wir unsere Gesundheit, um Geld zu erwerben, in der zweiten Hälfte opfern wir unser Geld, um die Gesundheit wieder-zuerlangen. Und während dieser Zeit gehen Gesundheit und Leben von dannen. "

– Voltaire, französischer Philosoph und Schriftsteller der Aufklärungszeit

Der französische Philosoph bringt eines der Kernprobleme – damals wie heute – auf den Punkt: Wir rennen unser Leben lang irgendwelchen Dingen hinterher und vergessen dabei, nach deren Wert und Bedeutung zu fragen.

Und kaum hat man sich versehen, ist die Zeit auch schon um oder zumindest der Körper unwiederbringlich geschunden. Und all das, was man endlich im Rentenalter machen wollte, geht nun nicht mehr. Dann ist man sein Leben lang gehetzt, hat sich stressen lassen und wenig genossen. Wofür?

Gesundheit kann man nicht und wird man vermutlich auch nie kaufen können. Warte nicht, bis es zu spät ist, nur um der Karriere willen oder aufgrund von Existenzängsten. Natürlich geht wenig ohne Geld. Mit Kreativität, Genügsamkeit und bedingungsloser Freundlichkeit braucht es jedoch nicht viel davon, um ein gutes und gesundes Leben zu führen. Beispielhaft seien Foodsharing, Minimalismus, Sharing, Repair-Cafés und Selbermachen nochmals genannt.

Und wer seine Gesundheit nicht in fremde Hände legt, sondern selbst für sich und sein Leben Verantwortung übernimmt, der hat bereits viel gewonnen (und Geld, Zeit und Nerven gespart).

„Besonders überwiegt die Gesundheit alle äußeren Güter so sehr, daß wahrlich ein gesunder Bettler glücklicher ist, als ein kranker König. "

– Arthur Schopenhauer, deutscher Philosoph

Denn die fremden Köpfe sehen in der Regel nur das Offensichtliche, die Symptome. Der erste Schritt zu lang anhaltender Gesundheit besteht aber darin, die *Ursachen* von Krankheiten zu erkennen und diese zu meiden.

Das fällt vielen, Patienten und Ärzten gleichermaßen, deshalb so schwer, weil Ursache und Symptome von Krankheiten oftmals zeitlich weit auseinanderliegen. Krankheit beginnt oft weit vor dem Beginn von Schmerzen oder anderen Symptomen und Beschwerden. Umgekehrt bedeutet das für die Gesundheit, dass sie bereits im Mutterleib beginnt und von da an gefördert werden muss. Eine natürliche Lebensweise ist – evolutionsbiologisch betrachtet – dafür die Voraussetzung.

Denn wir, die modernen Menschen, sind das Ergebnis hunderttausend Jahre langer Anpassung an unsere Umweltfaktoren. Die grundlegenden Körpermechanismen haben sich in den letzten 20.000 Jahren nicht wesentlich verändert. Ja, einige von uns vertragen jetzt die Lactose in der Kuhmilch, andere sind gegen Malaria immun. Aber für uns alle gilt noch immer, dass beispielsweise regelmäßige und vielfältige *Bewegung* absolut elementar für die Funktionsweise unzähliger feinst abgestimmter biologischer Prozesse ist. Wer jedoch entgegen der (teils) über Milliarden von Jahren entwickelten Körperfunktionen lebt, riskiert, krank zu werden. Denn die Evolution ist in der Kürze der Zeit und durch das Eingreifen des Menschen in die natürliche Auslese nicht in der Lage, notwendige Anpassungen für ein beschwerdefreies Leben als Couch-Potato oder Büroarbeiter zu vollziehen. Wir sind biologisch gesehen noch immer eher Savannenbewohner als Bürohengste und -stuten.

Unser Alltag hat sich aufgrund der Globalisierung, Technisierung und Digitalisierung innerhalb weniger Generationen so extrem verändert, dass weder unser Schlaf- noch unser Ess-, Bewegungs- und Sozialverhalten auch nur annähernd dem von vor einigen 100 Jahren vergleichbar wäre. Hinzu kommen kapitalistische Wirtschaftsinteressen, die unsere Umwelt und uns selbst einer täglichen und noch nie zuvor da gewesenen chemischen Giftzufuhr aussetzen.

Die Summe all dieser unnatürlichen Faktoren ist es, die uns letztlich krank macht. Das ist bei Mensch, Tier und Pflanze gleich: Ändert sich die Umwelt über ein erträgliches Maß hinaus, werden alle Lebewesen krank oder können nicht mehr überleben. Wer jedoch um die Gefahren weiß, kann sie meiden und/oder kompensieren.

Die Erkenntnisse dieses Buches sollten nicht in die Vorstellung münden, dass früher alles besser war und wir zurück in die Höhlen gehörten. Man kann durchaus die Annehmlichkeiten der Moderne mit den Erfordernissen unseres biologischen Erbes vereinen. Der Schlüssel dafür ist – wie bei allem im Leben – das richtige Verhältnis.

So erhöht zu wenig Hygiene das Sterblichkeitsrisiko genauso wie zu viel. Das Gleiche gilt für zu viel Bewegung, zu wenig Essen beziehungsweise ständige Völlerei, zwanghafte Askese und unstillbarer Konsum. Nicht die eine Pizza ist schlecht und nicht die eine Tomate gut. Die richtige *Balance* lässt Gesundheit oder Krankheit entstehen.

Und diese Balance gilt es auch gegenüber der Medizin zu beherzigen. So wären viele nicht mehr am Leben ohne Operationen, Antibiotika oder gewisse Arzneimittel. Andere wären stark eingeschränkt ohne Prothese, Zahnersatz, Brille oder Hörgerät. Mediziner aber als allwissend hinzustellen beziehungsweise in den Himmel zu heben ist ebenso fatal wie das grundsätzliche Verteufeln des Gesundheitssystems und aller Beteiligten.

Viel wichtiger, als dich zwischen reiner Selbstheilung oder ausschließlicher Behandlung durch Mediziner zu entscheiden, ist allerdings grundsätzlich die *Prävention*. Der Großteil unseres Gesundheitsapparates könnte eingespart werden, wenn ein jeder mehr Engagement für die Prävention von Krankheiten als für ihre Bekämpfung aufbrächte. Dafür nötig wären jedoch groß angelegte Aufklärungskampagnen, die als Nebenwirkung jedoch den finanziellen Ruin vieler Pharmaunternehmen zur Folge hätten. Und wenn Politiker sich zwischen Menschenleben und Lobbyisten entscheiden müssen, hat die Gesundheit leider nur sehr schlechte Karten.

Die so nötige Gesundheitsrevolution ist daher nicht von dieser symptombekämpfenden Reparaturmedizin, nicht von Politikern und auch nicht von der Pharmaindustrie zu erwarten. Diese Revolution kann nur durch aufklärerische Bildungsmaßnahmen der Bevölkerung erreicht werden.

> Mein Vorschlag wäre die Schaffung eines neuen Schulfaches, eine Art „Gesundheitslehre", in der sich Fächer wie Biologie, Chemie, Physik, Evolutionsgeschichte, Sport, Ernährung, Achtsamkeit und Empathie überschneiden.

Ich wünsche mir Bildung als die nächste „globale Epidemie". Eine utopische Vorstellung, ich weiß. Vielleicht schafft es dieses oder das ein oder andere hier empfohlene Buch in die eine oder andere Kinder-, Lehrer-, Arzt- oder sonstige Menschenhand, um dergestalt eine schrittweise Veränderung herbeizuführen. Vielleicht ja sogar durch dich?

Natürlich rüttle ich mit diesem Buch an „Wahrheiten" und lege den Finger in Wunden. Und es ist nur verständlich, wenn der eine oder andere sich dadurch angegriffen fühlt, sich erklären will oder in eine Abwehrhaltung geht. Und natürlich kann ein Buch auch niemals allumfassend und vollständig sein, weshalb mancher aufgrund eines für ihn unklaren Punktes gleich das Ganze infrage stellen wird.

Ja, ich erhoffe es mir sogar, dass ich dich dazu ermutigen kann, nicht einfach alles und jedem zu glauben – besonders dann nicht, wenn es um deine Gesundheit geht. Denn *du* kennst dich – spätestens seit der Lektüre dieses Buches – am besten.

Deshalb: Nimm all die Informationen aus diesem Buch als Einladung, über den Tellerrand hinaus zu schauen, dich und alles, was dir verkauft wird, kritisch zu hinterfragen und als Inspiration für einen gesünderen Lebensstil zu sehen.

Jeder muss *seinen* Weg und *seine* Wahrheit finden. Denn kein Körper ist wie der andere, und alles allein an Studien festzumachen ist so sinnvoll, wie Mäusen Yoga beibringen zu wollen. Es ist ein Irrglaube, jemals ein Studienmodell entwickeln zu können, dessen Ergebnis eins zu eins auf dich übertragbar wäre.

Finde *deine* Probleme und suche den für *dich* richtigen Weg. Wenn dein Weg der vor den Fernseher ist und du kein Problem mit Tabletten und Beschwerden hast, dann ist das eben so. Es ist genauso zu akzeptieren wie bei jemandem, der jetzt sein Leben umkrempelt. Du musst dich vor niemandem rechtfertigen außer vor dir selbst!

Gleich des Standes, der Ethik, des Aussehens oder der Herkunft

- Wissen öffnet Türen!

Lass dich nicht (ver)führen, scheu dich nicht zu fragen,
prüfe die Rechnung

- Übernimm Verantwortung!

Liebe die Ameise, den Narr, die Andersdenkenden und deine
Widersacher

- Wertschätze und lerne von allem Lebendigen!

Zu jeder Zeit: Übernimm die Zügel, verschaffe dir Wissen,
forme dein Leben

- Der Weise lernt nie aus!

- Krystian Manthey, Lob des ewig Lernenden

Zum Abschluss bedanke ich mich bei dir als Leser, dass du das Kostbarste, was du hast – nämlich deine Lebenszeit –, mit dem Lesen dieses Buches und meiner Gedanken verbracht hast. Ich hoffe sehr, dass ich dir dabei helfen konnte, deinen Körper besser zu verstehen, und du dich nun in der Lage siehst, tiefer in die für dich wichtigen Gesundheitsthemen einzutauchen – auch als „Normalo", wie ich selbst einer bin. Ich wünsche dir und deinen Lieben von Herzen beste Gesundheit und ein erfülltes Leben.

Wenn du das Buch gelungen findest und mich bei der Aufklärungsarbeit unterstützen möchtest, würde ich mich sehr über eine

Rezension auf der Website freuen, über die du dieses Buch erworben hast. Gleichzeitig hilfst du damit potenziellen Lesern, besser einschätzen zu können, ob das Buch für sie das richtige ist. Auch über Anregungen und *konstruktive* Kritik freue ich mich, die du gern an **wahre-gesundheit@gmx.de** senden kannst. Bitte habe jedoch Verständnis, dass ich auf unfreundliche Mails und individuelle Gesundheitsfragen nicht eingehen kann.

Danksagung

„Nichts existiert unabhängig. "

– Dalai Lama, geistliches Oberhaupt der Tibeter

Dieses Buch beruht auf den Erkenntnissen und der Vorarbeit vieler beachtenswerter Menschen, denen ich unendlich dankbar bin. Denn sie waren der Antrieb für mich, über den Tellerrand hinauszuschauen, meine Schmerzen nicht als gegeben hinzunehmen, nicht zu resignieren und letztlich nicht vor mich hin zu vegetieren, auf dass möglichst bald die Frühverrentung kommt.

Diese inspirierenden Persönlichkeiten haben mir neue Blickwinkel eröffnet und dabei geholfen, aus dem gesellschaftlichen Gedankenkorsett auszubrechen und endlich meine Schmerzen in den Griff zu bekommen sowie mein Leben in aussichtsreiche Bahnen zu lenken. All das erworbene Wissen und die zahlreichen Erfahrungen wurden in diesem Buch vereint. Was mich eine gefühlte Ewigkeit gekostet hat, wird dir somit in wenigen Stunden zugänglich und hilft dir hoffentlich ebenso sehr wie mir.

Insbesondere danken möchte ich für ihre inspirierenden Werke: Jörg Blech, Tim Schlenzig, Gerd Reuther, Rüdiger Dahlke, Detlev Ganten, Gerald Hüther, Harald Lesch, Bas Kast, Niko Rittenau, Stefanie Stahl, Max Daunderer, Giulia Enders, Clemens G. Arvay und einigen weiteren Autorinnen und Autoren.

Besonders möchte ich auch den Erstlektoren – vor allem meiner Großmutter und meiner Mutter – sowie dem Verlagslektor Dr. Richard Reschika für das kritische Feedback und den textlichen Feinschliff danken.

Dass dieses Buch verlegt und verbreitet wurde, verdanke ich unter anderem Dr. Gerald Hüther, Joachim Kamphausen und Klaus Altepost. Vielen herzlichen Dank für die sehr wertvolle Unterstützung!

Auch meiner liebevollen Partnerin möchte ich danken: Danke für deine Geduld und das „Aushalten" der arbeitsreichen Wochenenden.

Danke für deine emotionale Unterstützung und deine inspirierenden und hinterfragenden Gedanken!

Mein Dank geht auch an die Mitarbeiter und die Geschäftsführung von Ergotopia. Die Firma hat sich der gesundheitlichen Aufklärung verpflichtet und informiert kostenfrei, evidenzbasiert und ganzheitlich zu diversen gesundheitlichen Themen und hilft Menschen und Organisationen dabei, das optimale Arbeits- und Lebensumfeld zu kreieren. Durch die Arbeit bei Ergotopia wurde mein Gesundheitswissen stark gefördert und einige der Grafiken von Ergotopia durfte ich freundlicherweise für mein Buch verwenden.

Empfehlenswerte Bücher, Websites und Co.

- Zu den Machenschaften im Gesundheitswesen mit weiteren schockierenden Fakten: *Die weiße Mafia* von Frank Wittig.
- *After Work – Radikale Ideen für eine Gesellschaft jenseits der Arbeit* von Tobi Rosswog.
- *Der betrogene Patient: Ein Arzt deckt auf, warum Ihr Leben in Gefahr ist, wenn Sie sich medizinisch behandeln lassen* von Gerd Reuter.
- *Werde ein geschmeidiger Leopard* von Kelly Starrett.
- Möchtest du mehr über potenziell kritische Nährstoffe erfahren, empfehle ich dir das exzellent recherchierte und undogmatisch verfasste Buch des Ernährungswissenschaftlers Niko Rittenau *Vegan Klischee – ade!*, sehr verständlich und unvoreingenommen Grundlagenwissen zu verschiedenen Lebensmittelgruppen, Ernährungsdogmen und Mythen auf der Basis aktueller Forschung vermittelt – auch für alle „Fleischliebhaber".
- *Der Ernährungskompass – Das Fazit aller wissenschaftlichen Studien zum Thema Ernährung* von Bas Kast.
- Wenn du mehr über Plastik und seine Auswirkungen erfahren möchtest, empfehle ich dir den Dokumentarfilm *Plastic Planet* und *Das Jenke-Experiment: Das Plastik in mir: Wie der Müll uns krank macht*, die zeigen, wie Kunststoffe in die entlegensten Gebiete der Erde verteilt werden.
- Das Ideenportal *smarticular* veröffentlicht Anleitungen und Tipps rund um ein einfaches und nachhaltiges Leben. Anstatt nur Probleme aufzuzeigen, werden täglich neue Lösungen, Rezepte und Alternativen veröffentlicht, die es jedem ermöglichen, das Leben ein bisschen einfacher, gesünder und grüner zu machen und nebenbei auch noch Geld zu sparen – beispielsweise wie man Haushaltsreiniger selbst machen kann: *smarticular.net/haushaltsprodukte-selbst-herstellen*
- Für einen detaillierten Einblick in die Wechselwirkungen von Stress und Immunsystem empfehle ich dir das Buch vom Universitätsprofessor Christian Schubert *Was uns krank macht – was uns heilt.*

- *Etwas mehr Hirn, bitte: Eine Einladung zur Wiederentdeckung der Freude am eigenen Denken und der Lust am gemeinsamen Gestalten* von Gerald Hüther.
- *Jedes Kind ist hoch begabt: Die angeborenen Talente unserer Kinder und was wir aus ihnen machen* von Gerald Hüther.
- *Würde* von Gerald Hüther.
- *Krankheit als Symbol* von Rüdiger Dahlke.
- *Die Kunst, möglichst lange zu leben* von Gerd Reuther.
- *Artgerecht: 13 Thesen für die Zukunft des Homo sapiens* von Markus Strauß.
- *Das Buch der Freude* vom Dalai Lama.
- *Der tägliche Stoiker: 366 nachdenkliche Betrachtungen über Weisheit, Beharrlichkeit und Lebensstil* von Ryan Holiday und Stephen Hanselman.
- *6-Minuten-Tagebuch* von Dominik Spenst.
- *Der Biophilia-Effekt – Heilung aus dem Wald* von Clemens G. Arvay.
- *Was würdest du tun? Wie uns das bedingungslose Grundeinkommen verändert* von Michael Bohmeyer und Claudia Cornelsen.
- **Dokumentationen:** *The Game Changers, Eine unbequeme Wahrheit, Tomorrow – Die Welt ist voller Lösungen, Hope for All: Unsere Nahrung – unsere Hoffnung, Cowspiracy – das Geheimnis der Nachhaltigkeit, What the Health, Unsere große kleine Farm", Taste the Waste, The True Cost – Der Preis der Mode", Plastic Planet", Minimalism, Let's make Money, Hope for All, Kiss the ground, e-motion, Embrace, Food Inc., Gabel statt Skalpell.*
- **Filme:** *Das Streben nach Glück, 100 Dinge, Downsizing, Das Beste kommt zum Schluss, Die fabelhafte Welt der Amélie, Verborgene Schönheit, Die Hütte – Ein Wochenende mit Gott, Der Ja-Sager, Peaceful Warrior, Ziemlich beste Freunde, V wie Vendetta, Das Glücksprinzip.*

Literaturverzeichnis/Endnoten

„Wissen ist Macht"

1 Von Hirschhausen E.: Wunder wirken Wunder – wie Medizin und Magie uns heilen. Rowohlt Taschenbuch, Hamburg 2018. S. 16.

Fortschritte der Medizin: Fluch oder Segen für unsere Gesundheit?

1 https://de.statista.com/themen/1364/rueckenschmerzen/ (Abruf: 21.12.2018).

2 a) Arztdichte: Bundesärztekammer: Ärztestatistik zum 31. Dezember 2018: https://www.bundesaerztekammer.de/fileadmin/user_upload/downloads/pdf-Ordner/Statistik2018/Stat18AbbTab.pdf
b) Muskel-Skelett-Erkrankungen: Global Burden of Disease Collaborative Network. Global Burden of Disease Study 2017 (GBD 2017) Results. Seattle, United States: Institute for Health Metrics and Evaluation (IHME), 2018. Available from http://ghdx.healthdata.org/gbd-results-tool.

3 https://www.krankenkassen.de/gesundheit/gesundheit-aktuell/arztbesuche-krankheiten/ (letzer Abruf: 4.5.2020).

Krankes Deutschland: Hohe Lebenserwartung, hohe Krankheitserwartung

1 a) http://data.un.org/Data.aspx?q=life+expectancy&d=PopDiv&f=variableID:68 (letzter Abruf: 4.5.2020)
b) https://www.cia.gov/library/publications/resources/the-world-factbook/fields/355rank.html (letzter Abruf: 4.5.2020).

2 https://vizhub.healthdata.org/gbd-compare/ (letzter Abruf: 4.5.2020).

3 https://www.aerzteblatt.de/archiv/13416/Armut-und-Krankheit-Infektionskrankheiten-Geissel-der-dritten-Welt (letzter Abruf: 4.5.2020). 392

4 Hoy D, March L, Brooks P, et al.: The global burden of low back pain: estimates from the Global Burden of Disease 2010 study. Annals of the Rheumatic Diseases 2014;73:968-974.

5 DAK Gesundheit: DAK-Gesundheitsreport 2018. 2018.
a) https://ourworldindata.org/burden-of-disease (letzter Abruf: 4.5.2020).
b) https://www.welt.de/gesundheit/article142167267/Nur-jeder-zwanzigste-Mensch-ist-wirklich-gesund.html (letzter Abruf: 4.5.2020).

Mehr Kranke als Gesunde: Fehler im System?

1 a) https://ourworldindata.org/burden-of-disease (letzter Abruf: 4.5.2020).
b) https://www.welt.de/gesundheit/article142167267/Nur-jeder-zwanzigste-Mensch-ist-wirklich-gesund.html (letzter Abruf: 4.5.2020).

2 https://www.dw.com/de/wohlstandskrankheiten-nehmen-dramatisch-zu/a-6139375 (letzter Abruf: 4.5.2020).

3 https://www.krankenkassen.de/gesundheit/gesundheit-aktuell/arztbesuche-krankheiten/

4 https://www.who.int/gho/health_workforce/physicians_density/en/ (letzter Abruf: 4.5.2020).

5 a) https://www.aerzteblatt.de/nachrichten/64714/Arbeitsbelastung-beeintraechtigt-Gesundheit-der-Aerzte (letzter Abruf: 4.5.2020).
b) IQME: MB-Monitor 2015 – Arbeitsbelastungen im Krankenhaus, 2015.

6 https://www.zeit.de/2018/28/ambulanz-notaufnahme-krankenhaus-ueberlastung-patienten-wehwehchen (letzter Abruf: 4.5.2020).

7 Evans, Sharon et al.: "Fever and the thermal regulation of immunity: the immune system feels the heat." Nature reviews. Immunology vol. 15,6 (2015): 335-49. doi:10.1038/nri3843.

8 M. J. Kluger, W. Kozak, C. A. Conn et al.: „The adaptive value of fever", Infect Dis Clin North Am 1996;10:1-20.

9 a) https://www.sueddeutsche.de/wissen/medikamente-und-nebenwirkungen-bis-zu-25-000-todesfaelle-durch-medikamente-1.793240 (letzter Abruf: 6.5.2020).
b) https://www.tierversuche-verstehen.de/faktencheck-teil-4 (letzter Abruf: 6.5.2020).

10 Häuser, Winfried et al.: "Nocebo phenomena in medicine: their relevance in everyday clinical practice." Deutsches Arzteblatt international vol. 109,26 (2012): 459-65. doi:10.3238/arztebl.2012.0459.

11 James Davies: Cracked: Why Psychiatry is Doing More Harm Than Good. Icon Books, London 2013.

12 a) https://www.aerzteblatt.de/nachrichten/95908/ICD-11-WHO-stellt-neuen-Diagnoseschluessel-vor (letzter Abruf:12.10.2020).
b) https://www.dimdi.de/dynamic/de/faq/faq/Wie-viele-Schluesselnummern-gibt-es-in-der-ICD-9-und-in-der-ICD-10/ (letzter Abruf:12.10.2020).

13 https://www.arznei-telegramm.de/html/2003_06/0306057_01.html (letzter Abruf: 6.5.2020).

14 Arguedas JA, Perez MI, Wright JM.: Treatment blood pressure targets for hypertension. Cochrane Database of Systematic Reviews 2009, Issue 3. Art. No.: CD004349. DOI: 10.1002/14651858.CD004349.pub2.

15 http://www.spiegel.de/gesundheit/diagnose/unnoetige-rueckenoperationen-die-medizin-verfuehrt-die-patienten-a-850066.html (letzter Abruf: 6.5.2020)

16 Verhaltene Schätzung/Hochrechnung aus https://www.bundesgesundheits ministerium.de/themen/gesundheitswesen/gesundheitswirtschaft/bedeutung-der-gesundheitswirtschaft.html und https://destatis.de/DE/PresseService/Presse/Pressemitteilungen/2017/01/PD17_030_23621.html (letzter Abruf: 6.5.2020).

17 Kölbel, Prof. Dr. Ralf, Fakultät für Rechtswissenschaft, Lehrstuhl für Kriminologie, Universität Bielefeld: Gutachten für den AOK Bundesverband: Die Prüfung der Abrechnungen von Krankenhausleistungen in der Gesetzlichen Krankenversicherung. Eine Bewertung aus kriminologischer Perspektive, 2010, Kapitel 3.2.

18 a) Domenighetti G, Casabianca A: Rate of hysterectomy is lower among female doctors and lawyers' wives. BMJ Clinical Research 1997; (7091):1417.
b) Bisig B, Gutzwiller F, Domenighetti G: Die Häufigkeit von Operationen in der Schweiz nach Versicherungsstatus. Swiss Surgery 1998; 4(3):109-16.

19 Frank, Dr. med. Gunter: Schlechte Medizin. Ein Wutbuch, Albrecht Knaus Verlag, München 2012, S. 142.

20 Deutsche Hochdruckliga e.V. DHL: Fördernde Mitglieder, https://www.hochdruckliga.de/ueber-uns/organe-und-gremien/kuratorium (letzter Abruf: 12.10.2020).

21 Mosely, J.B.; O'Malley, K.; Petersen, N. J. et al.: A controlled trial of arthroscopic surgery for osteoarthritis of the knee. Arthroscopic surgery was not effective for relieving pain or improving function in osteoarthritis of the knee, in: The New England Journal of Medicine, 347, 2002, S. 81-88.

22 Gerd Gigerenzer: „Risiko – Wie man die richtigen Entscheidungen trifft", C. Bertelsmann, München 3. Auflage, 2013, S. 229.

23 Steurer, Johan & Held, Ulrike & Schmidt, Mathias & Gigerenzer, Gerd & Tag, Brigitte & Bachmann, Lucas: Legal concerns trigger prostate-specific antigen testing. 2009. Journal of evaluation in clinical practice. 15. 390-2. 10.1111/j.1365-2753.2008.01024.x.

24 Gerd Gigerenzer: „Risiko – Wie man die richtigen Entscheidungen trifft", C. Bertelsmann, 3. Auflage, München 2013, S. 86.

25 a) Institute of Medicine (US) Committee on Quality of Health Care in America; Kohn LT, et. al. To Err is Human: Building a Safer Health System. Washington (DC): National Academies Press (US); 2000. doi: 10.17226/9728.
b) Schrappe, Matthias, Mit Geleitworten von Jens Spahn, and Don Berwick: „APS-Weißbuch Patientensicherheit." Sicherheit in der Gesundheitsversorgung: neu

denken, gezielt verbessern [APS Report on Patient safety]. 1st ed. Berlin: Medizinisch Wissenschaftliche Verlagsgesellschaft (2018).
c) World Health Organization: „Patient safety fact file." Geneva: WHO (2019). URL: https://www.who.int/features/factfiles/patient_safety/patient-safety-fact-file.pdf?ua=1 (letzter Abruf: 6.5.2020).

26 Zitat aus dem Buch von Gerd Gigerenzer: „Risiko – Wie man die richtigen Entscheidungen trifft", C. Bertelsmann, 3. Auflage, München 2013, S. 72.

27 https://www.welt.de/gesundheit/article146458110/Hier-ist-die-Pille-die-Krankheit-finden-wir-noch.html (letzter Aufruf: 17.02.2019).

28 Krogsbøll, Lasse T. et al.: "General health checks in adults for reducing morbidity and mortality from disease: Cochrane systematic review and meta-analysis." BMJ (Clinical research ed.) vol. 345 e7191. 20 Nov. 2012, doi:10.1136/bmj.e7191.

29 https://www.spiegel.de/gesundheit/diagnose/cochrane-studie-gesundheits-check-up-verlaengert-das-leben-nicht-a-861565.html (letzter Abruf: 6.5.2020).

30 Sakr, W. A. et al.: Age and racial distribution of prostatic intraepithelial neoplasia, in: European Urology, 1996, 30(2), S. 138-144.

31 Harris, R., Lohr K.N.: Screening for postate cancer: an update of the evidence for the U.S. Preventive Services Task Force. Ann Intern Me 2002; 137:917.

32 Lichtenfeld, Len: "Overdiagnosed: Making people sick in the pursuit of health." The Journal of Clinical Investigation vol. 121,8 (2011): 2954. doi:10.1172/JCI57171.

33 Wegwarth, Odette et al.: "Do physicians understand cancer screening statistics? A national survey of primary care physicians in the United States." Annals of internal medicine vol. 156,5 (2012): 340-9. doi:10.7326/0003-4819-156-5-201203060-00005.

34 https://www.test.de/Frueherkennung-I-Urologen-im-Test-Dilemma-1152277-2152277/ (letzter Abruf: 2.6.2020).

35 Wilson, J. M. G.; Jungner, G.: "Principles and practice of screening for disease." The Journal of the Royal College of General Practitioners vol. 16,4 (1968): 318. https://www.who.int/cancer/prevention/diagnosis-screening/screening/en/ (letzter Abruf: 6.5.2020).

36 https://www.gesundheitsinformation.de/nutzen-und-schaden-von.2271.de.html (letzter Abruf: 6.5.2020).

37 https://www.webmd.com/a-to-z-guides/features/truth-about-whole-body-scans#1 (letzter Abruf: 6.5.2020).

38 www.who.int/medicines (letzter Abruf: 6.5.2020).

39 a) https://www.sueddeutsche.de/wissen/medikamente-und-nebenwirkungen-bis-zu-25-000-todesfaelle-durch-medikamente-1.793240 (letzter Abruf: 6.5.2020).
b) https://www.tierversuche-verstehen.de/faktencheck-teil-4 (letzter Abruf: 6.5.2020).

40 Zich, Karsten, and Thorsten Tisch: Faktencheck Rücken: Rückenschmerzbedingte Krankenhausaufenthalte und operative Eingriffe – Mengenentwicklung und regionale Unterschiede. Bertelsmann Stiftung, 2017. URL: https://faktencheck-gesundheit.de/de/faktenchecks/faktencheck-ruecken/ergebnis-ueberblick-rueckenoperationen/ (letzter Abruf: 6.5.2020).

41 Mosely, J. B. et al.: A controlled trial of arthroscopic surgery for osteoarthritis of the knee. Arthroscopic surgery was not effective for relieving pain or improving function in osteoarthritis of the knee, in: The New England Journal of Medicine, 347, 2002, S. 81-88.

42 https://www.aerztezeitung.de/medizin/krankheiten/skelett_und_weichteilkrankheiten/arthrose/article/889261/arthroskopie-ruf-nach-neubewertung.html (letzter Abruf: 6.5.2020).

43 Almashat S, Wolfe SM, Carome M: Twenty-five years of pharmaceutical industry criminal and civil penalties: 1991 through 2015. Public Citizen 31.03.2016; https://www.citizen.org/sites/default/files/2311.pdf (letzter Zugriff 17.02.2019).

44 https://www.derwesten.de/gesundheit/wenig-zeit-und-falsche-anreize-id3796148.html (letzter Abruf: 6.5.2020).

45 https://www.welt.de/gesundheit/article146458110/Hier-ist-die-Pille-die-Krankheit-finden-wir-noch.html (letzter Abruf: 6.5.2020).

46 Musixmatch, Songwriter: Daniel Dickopf, https://www.musixmatch.com/de

47 Fischer C.: „No free lunch" hat Zukunft! MEZIS Nachrichten 2015; 3:11-2.

48 https://www.cochrane.de/de/leitlinien, https://www.awmf.org/leitlinien/leitlinien-suche.html (Verhältnis von S2e und S3 Leitlinien, die laut Cochrane evidenzbasiert sind, zur Gesamtzahl aller Leitlinien) (Stand 15.1.19).

49 https://www.leitlinienwatch.de/bewertete-leitlinien/ (letzter Zugriff: 28.1.2017).

50 http://www.spiegel.de/wirtschaft/soziales/gesundheit-in-deutschland-wird-taeglich-mehr-als-eine-milliarde-euro-ausgegeben-a-1193779.html (letzter Abruf: 6.5.2020).

51 Sen, A.: Health: perception versus observation. In: British Medical Journal 324, S. 860-861, 2002.

52 https://www.sueddeutsche.de/gesundheit/pharmaindustrie-das-gefaehrliche-geschaeft-der-pillen-panscher-1.3507937-2 (letzter Abruf: 6.5.2020). 53 Nayyar, Gaurvika ML, Joel G. Breman, and James E. Herrington. „The global pandemic of falsified medicines: laboratory and field innovations and policy perspectives." The American journal of tropical medicine and hygiene 92.6_Suppl (2015): 2-7.

54 https://www.sueddeutsche.de/gesundheit/kritik-an-arzneimittelherstellern-die-pharmaindustrie-ist-schlimmer-als-die-mafia-1.2267631 (letzter Abruf: 6.5.2020).

55 Daniel Harrich: „Pharma-Crime – Kopiert, gepanscht, verfälscht – Warum unsere Medikamente nicht mehr sicher sind", Wilhelm Heyne Verlag, München 2017.

56 https://www.bundesgesundheitsministerium.de/themen/gesundheitswesen/gesundheitswirtschaft/bedeutung-der-gesundheitswirtschaft.html (letzter Abruf: 6.5.2020).

57 a) https://de.statista.com/statistik/daten/studie/6588/umfrage/gesundheitsausgaben-in-deutschland-je-einwohner-seit-1996/#targetText=Die%20Statistik%20zeigt%20die%20Entwicklung,Jahr%202017%20durchschnittlich%204.544%20Euro (letzter Abruf: 6.5.2020).
b) https://www.aerztezeitung.de/politik_gesellschaft/praevention/article/978463/praeventionsbericht-2018-ausgaben-gesundheitsfoerderung-praevention.html (letzter Abruf: 6.5.2020).
c) Bauer, S. et al.: Präventionsbericht 2018. Medizinischer Dienst des Spitzenverbandes Bund der Krankenkassen e. V.

58 https://www.gesundheitsforschung-bmbf.de/de/infektionen-6299.php (letzter Abruf: 6.5.2020).

59 a) Cassini, A. et al.: Burden of Six Healthcare-Associated Infections on European Population Health: Estimating Incidence-Based Disability-Adjusted
b) Life Years through a Population Prevalence-Based Modelling Study. 2016. PLoS Med 13(10): e1002150. https://doi.org/10.1371/journal.pmed.1002150.

60 https://de.statista.com/statistik/daten/studie/380949/umfrage/getoetete-personen-durch-terroranschlaege-weltweit/ (letzter Abruf: 6.5.2020).

Ursache für Krankheiten: Unveränderbare Gene?

1 a) https://www.independentsciencenews.org/science-media/science-and-social-control-political-paralysis-and-the-genetics-agenda/ (letzter Abruf: 6.5.2020).
b) Rietveld, Cornelius A et al.: "GWAS of 126,559 individuals identifies genetic variants associated with educational attainment." Science (New York, N.Y.) vol. 340,6139 (2013): 1467-71. doi:10.1126/science.1235488.

2 a) http://www.spiegel.de/wissenschaft/mensch/gen-und-gewohnheit-ungesundes-essen-nicht-veranlagung-macht-dick-a-475301.html (letzter Abruf: 6.5.2020).
b) Pomplun, Doreen et al.: "Reduced expression of mitochondrial frataxin in mice exacerbates diet-induced obesity." Proceedings of the National Academy of Sciences of the United States of America vol. 104,15 (2007): 6377-81. doi:10.1073/pnas.0611631104.

3 www.genome.gov/gwastudies/ (letzter Abruf: 6.5.2020).

4 https://www.nytimes.com/2008/01/16/health/16cnd-cancer.html (letzter Abruf: 6.5.2020).

5 Jörg Blech: Gene sind kein Schicksal – Wie wir unsere Erbanlagen und unsere Gene steuern können, S. Fischer Verlag, Frankfurt am Main 2010, S. 17-19.

6 Jörg Blech: Gene sind kein Schicksal – Wie wir unsere Erbanlagen und unsere Gene steuern können, S. Fischer Verlag, Frankfurt am Main 2010.

7 https://www.spiegel.de/spiegel/a-626442.html (letzter Abruf: 12.10.2020).

8 https://www.mpg.de/431776/forschungsSchwerpunkt (letzter Abruf: 6.5.2020).

9 Waterland, Robert A, and Randy L Jirtle: "Transposable elements: targets for early nutritional effects on epigenetic gene regulation." Molecular and cellular biology vol. 23,15 (2003): 5293-300. doi:10.1128/mcb.23.15.5293-5300.2003.

10 Bauer, J.: Das Gedächtnis des Körpers: Wie Beziehungen und Lebensstile unsere Gene steuern. Piper Verlag, München 2004, S. 33.

11 a) https://de.wikipedia.org/wiki/Johanna_Quaas (letzter Abruf: 6.5.2020).
   b) https://www.nzz.ch/gesellschaft/er-ist-82-und-laeuft-1500-meter-in-54735-minuten-ld.1417078 (letzter Abruf: 6.5.2020).

12 https://www.fitforfun.de/abnehmen/gesund-essen/epigenetik-gesundheit-ist-nicht-erblich_aid_10688.html (letzter Abruf: 6.5.2020).

Schmerzen: Etwas Positives?

1 Nesse, Randolph M., and Jay Schulkin: „An evolutionary medicine perspective on pain and its disorders." Philosophical Transactions of the Royal Society B 374.1785 (2019): 20190288.

2 Ekhtiari, Seper, et al. „Opioid use in athletes: a systematic review." Sports Health 12.6 (2020): 534-539.

3 Zürcher, Urs: „Wenn es schmerzt, wo nichts mehr ist. Aspekte einer Körper-Geschichte der Phantomschmerzen." Historische Anthropologie 13.1 (2005): 61-90.

4 van Vonderen, A.: „Mehrdimensionales Belastungs-Belastbarkeits-Modell: Ein konzeptuelles Modell für die Physiotherapie." manuelletherapie 9.05 (2005): 230-236.

5 Cohen, Milton, John Quintner, and Simon van Rysewyk: „Reconsidering the International Association for the Study of Pain definition of pain." Pain reports 3.2 (2018).

6 Ronald Melzack: „The puzzle of pain", 1973.

7 Deutsche Schmerzliga e.V.: Chronischer Schmerz: Daten, Fakten, Hintergründe. Stand 01.2013. schmerzliga.de/download/Dossier_Schmerzliga.pdf (letzter Abruf: 22.08.2019).

8 Henningsen, Harald Gündel, Andres Ceballos-Baumann: Neuro-Psychosomatik – Grundlagen und Klinik neurologischer Psychosomatik. Schattauer, Stuttgart 2006, ISBN 3-7945-2378-4, S. 19-22.

9 Louw, Adriaan, et al.: „The efficacy of pain neuroscience education on musculoskeletal pain: a systematic review of the literature." Physiotherapy theory and practice 32.5 (2016): 332-355.

10 Tabor, Abby, et al.: „Pain: a statistical account." PLoS computational biology 13.1 (2017): e1005142.

11 Hanna, Fahad, et al.: „The relationship between sedentary behavior, back pain, and psychosocial correlates among university employees." Frontiers in public health 7 (2019): 80

12 Moseley, Lorimer: „Combined physiotherapy and education is efficacious for chronic low back pain." Australian journal of physiotherapy 48.4 (2002): 297-302.

13 Crombez, Geert, et al.: „Fear-avoidance model of chronic pain: the next generation." The Clinical journal of pain 28.6 (2012): 475-483.

14 Vlaeyen, Johan WS, Geert Crombez, and Steven J. Linton: „The fear-avoidance model of pain." Pain 157.8 (2016): 1588-1589.

15 Booth, Frank W., Christian K. Roberts, and Matthew J. Laye: „Lack of exercise is a major cause of chronic diseases." Comprehensive physiology 2.2 (2011): 1143-1211.

16 Janal, Malvin N., et al.: „Pain sensitivity, mood and plasma endocrine levels in man following long-distance running: effects of naloxone." Pain 19.1 (1984): 13-25.

17 Rajeswaran, G., et al.: „MRI findings in the lumbar spines of asymptomatic elite junior tennis players." Skeletal radiology 43.7 (2014): 925-932.

18 Brinjikji, Waleed, et al.: „Systematic literature review of imaging features of spinal degeneration in asymptomatic populations." American Journal of Neuroradiology 36.4 (2015): 811-816.

19 Cholewicki, Jacek, Manohar M. Panjabi, and Armen Khachatryan: „Stabilizing function of trunk flexor-extensor muscles around a neutral spine posture." Spine 22.19 (1997): 2207-2212.

20 Meulders, Ann: „Fear in the context of pain: Lessons learned from 100 years of fear conditioning research." Behaviour research and therapy 131 (2020): 103635.

21 https://drugabuse.com/opioids/prescription/effects-use/#are-painkillers-harmful-letzter Abruf: 4.

Hauptursachen fast aller Krankheiten

1 https://de.wikipedia.org/wiki/Geschichte_der_Medizin (letzter Abruf: 6.5.2020).

2 Stone, J.: What should we say to patients with symptoms unexplained by disease? The „number needed to offend". In: British Medical Journal 325, „. 1449-1450, 2002.

3 https://www.aerzteblatt.de/archiv/165576/Selbstregulation-Selbstheilung-als-Teil-der-Medizin (letzter Abruf: 6.5.2020). https://www.pharmazeutische-zeitung.de/ausgabe-51522013/kraft-durch-spiritualitaet/ (letzter Abruf: 6.5.2020).

4 Rougeot, C. et al.: Systemically active human opiorphin is a potent yet non-addictive analgesic without drug tolerance effects. Journal of physiology and pharmacology: an official journal of the Polish Physiological Society. 2010. 61. 483-90.

5 a) Melinda L. Irwin et al.: Influence of Pre- and Postdiagnosis Physical Activity on Mortality in Breast Cancer Survivors: The Health, Eating, Activity, and Lifestyle Study. Journal of Clinical Oncology, 2008, 26, S. 3958-3964.
b) Jörg Blech: Heilen mit Bewegung. Frankfurt am Main. 2009.
c) Andrew Haydon et al.: Physical Activity, Insulin-like Growth Factor 1, Unsulin-like Growth Factor Binding Protein 3, and Survival from Colorectal Cancer. Gut, 2006, 55, S. 689-694.
d) Jeffrey A. Meyerhardt et al.: Association of Dietary Patterns With Cancer Recurrence and Survival in Patients With Stage III Colon Cancer. The Journal Of the American Medical Association, 2007, 298, S. 754-764.
e) Dean Ornish et al.: Changes in Prostate Gene expression in Men Undergoing an Intensive Nutrtion and Lifestyle Intervention. Proceedings of the National Academy of Sciences, 2008, 105, S. 8369-8374.

Bewegungsmangel: Zum Laufen geboren!

1 https://www.ergotopia.de/infografik-sitzen-kann-toedlich-sein.

2 a) http://www.focus.de/gesundheit/mein-ruecken-und-ich/oefter-mal-stehen-bleiben-depressionen-krebs-rueckenschmerzen-so-schaedlich-ist-sitzen-fuer-ihre-gesundheit_id_4902038.html (letzter Abruf: 6.5.2020).
b) Owen, Neville et al.: "Sedentary behavior: emerging evidence for a new health risk." Mayo Clinic proceedings vol. 85,12 (2010): 1138-41. doi:10.4065/mcp.2010.0444.

3 Booth, Frank W et al.: "Lack of exercise is a major cause of chronic diseases." Comprehensive Physiology vol. 2,2 (2012): 1143-211. doi:10.1002/cphy.c110025.

4 a) http://www.zeit.de/karriere/beruf/2012-10/sitzen-gesundheit-arbeit (letzter Abruf: 6.5.2020).

b) Finni, T. et al.: Inactivity time is independent of exercise. Scand J Med Sci Sports, 24: 211-219. 2014. doi:10.1111/j.1600-0838.2012.01456.x.

5 https://www.bkk-dachverband.de/fileadmin/presse/pressemitteilungen/Zahlen_Daten_Fakten.pdf (letzter Abruf: 6.5.2020).

6 https://www.ergotopia.de/infografik-sitzen-kann-toedlich-sein.

7 a) Paluska, SA & Schwenk, T.: Physical activity and mental health: Current concepts. Sports medicine (Auckland, N.Z.). 2010. 29. 167-80.
b) Biddle, Stuart: "Physical activity and mental health: evidence is growing." World psychiatry: official journal of the World Psychiatric Association (WPA) vol. 15,2 (2016): 176-7. doi:10.1002/wps.20331
c) Coulson, J.C., McKenna, J. and Field, M.: „Exercising at work and self-reported work performance", International Journal of Workplace Health Management. 2008. Vol. 1. No. 3. pp. 176-197. https://doi.org/10.1108/17538350810926534.

8 O'Donovan G et al.: Association of „Weekend Warrior" and Other Leisure Time Physical Activity Patterns With Risks for All-Cause, Cardiovascular Disease, and Cancer Mortality, JAMA Intern Med 2017; 177(3):335-42.

9 Keum N et al.: Association of Physical Activity by Type and Intensity with Digestive System Cancer Risk. JAMA Oncol 2016; 2(9):1146-53.

10 Neufer PD et al.: Understanding the cellular and molecular mechanisms of physical activity-induces health benefits. Cell Metab 2015; 22:4-11.

11 a) Andre Fischer et al.: Recovery of Learning and Memory is Associated with Chromatin Remodelling. Nautre, 2007, 447, S. 178-182.
b) Marcela Covic et al. Epigenetic Regulation of Neurogenesis in the Adult Hippocampus. Heredity, doi: 10.1038/hdy.2010.27.

12 Ekblom-Bak Elin, et al.: "The importance of non-exercise physical activity for cardiovascular health and longevity." British journal of sports medicine 48.3 (2014): 233-238. Br J Sports Med 2014; 48(3):233-8.

13 Glasmachers, J.: Langlebigkeitsvölker – ein Überblick, https://www.gesundheitsfundament.de/fundament/langlebigkeitsvoelker/ (letzter Zuriff: 20.02.2019).

14 Wroblewski, A. et al.: Chronic Exercise Preserves Lean Muscle Mass in Masters Athletes. The Physician and Sportsmedicine. Volume: 39, No.3. DOI: 10.3810/psm.2011.09.1933.

Sport ist Mord?

1 Finni, T. et al.: Inactivity time is independent of exercise. Scand J Med Sci Sports. 2014 24: 211-219. doi:10.1111/j.1600-0838.2012.01456.x.

2 Leon Chaitow: Fascial Dysfunktion. Manual Therapy Approaches. Handspring Publishing 1. Auflage 2014.

3 Jayanthi, Neeru et al.: "Sports specialization in young athletes: evidence-based recommendations." Sports health vol. 5,3 (2013): 251-7. doi:10.1177/1941738112464626.

4 Jayanthi, N. A. et al.: „Sports-specialized intensive training and the risk of injury in young athletes: a clinical case-control study." Am J Sports Med. 2015 Apr;43(4):794-801. doi: 10.1177/0363546514567298.

5 Draganski, B. et al.: Changes in grey matter induced by training. Nature 427, 311–312 (2004). https://doi.org/10.1038/427311a.

Fußfehlstellungen: Hightech und High Heels machen krank!

1 a) Lazzarini, Peter A., et al.: „Prevalence of foot disease and risk factors in general inpatient populations: a systematic review and meta-analysis." BMJ open 5.11 (2015).
b) Nix, Sheree et al.: "Prevalence of hallux valgus in the general population: a systematic review and meta-analysis." Journal of foot and ankle research vol. 3 21. 27 Sep. 2010, doi:10.1186/1757-1146-3-21.

2 https://www.ergotopia.de

3 Hoffmann, P.: Conclusions drawn from a comparative study of the feet of barefooted and shoe-wearing peoples. J Bone Joint Surg Am. 1905;s2-3:105-136. (Bild angepasst, Fußskelett darübergelegt).

4 https://www.welt.de/gesundheit/article126778690/Barfusslaufen-ist-Doping-fuer-die-Fuesse.html (letzter Abruf: 7.5.2020).

5 Franklin, Simon, et al.: „Barefoot vs common footwear: a systematic review of the kinematic, kinetic and muscle activity differences during walking." Gait & posture 42.3 (2015): 230-239.

6 Klaus-Dieter Neander: „Sturzgefahr Rollator. Verhindern Rollatoren Stürze bei älteren Menschen?", 2017, GRIN Verlag.

Stress: Gut oder schlecht?

1 http://aok-bv.de/imperia/md/aokbv/presse/pressemitteilungen/archiv/2017/03_pressemeldung_pk_fehlzeiten_report_2017web.pdf (letzter Abruf: 7.5.2020).

2 https://www.wiwo.de/erfolg/beruf/teure-arbeitsausfaelle-psychische-erkrankungen-kosten-8-3-milliarden-euro-pro-jahr/13671902.html (letzter Abruf: 7.5.2020).

3 Vgl. Die Zeit: So ein Stress. https://www.zeit.de/2013/41/arbeitsplatz-druck-stress-schweiz (letzter Abruf: 7.5.2020).

4 a) Schmidt, Charles: „Mental health: thinking from the gut." Nature 518.7540 (2015): S12-S15.
b) Rook GAW, et al.: Can we vaccinate against depression? Drug Discovery Today 2012;17(9-10),451-458.
c) Distrutti E, et al.: Gut microbiota role in irritable bowel syndrome: New therapeutic strategies. World J Gastroenterol 2016;22(7):2219-2241.
d) Naseribafrouei A, et al.: Correlation between the human fecal microbiota and depression. Neurogastroenterol Motil 2014 Aug;26(8):1155-62.

5 https://www.aerzteblatt.de/nachrichten/99365/Hypnotherapie-bei-Reizdarm-auch-in-Gruppensitzungen-haeufig-hilfreich (letzter Abruf: 7.5.2020).

6 Britta K. Hölzel et al.: Stress Reduction Correlates with Structural Changes in the Amygdala. Social Cognitive and Affective Neuroscinece, 2009, doi: 10.1093/scan/nsp034.

7 DAK Gesundheit: Psychoreport 2019 – Entwicklung der psychischen Erkrankungen im Job Langzeitanalyse: 1997-2018.

8 https://www.theguardian.com/technology/2014/sep/18/smartphones-making-working-lives-more-stressful (letzter Abruf: 7.5.2020).

9 https://www.wiwo.de/technologie/forschung/stress-im-buero-leiser-laerm-kann-krank-machen/9821876.html (letzter Abruf: 7.5.2020).

10 https://www.zeit.de/karriere/2016-08/grossraumbuero-kritik-gesundheit-mitarbeiter (letzter Abruf: 7.5.2020).

11 Techniker Krankenkasse: Entspann dich, Deutschland – TK-Stressstudie 2016.

12 a) https://www.campaigntoendloneliness.org/threat-to-health/ (letzter Abruf: 7.5.2020).
b) Holt-Lunstad, Julianne, Timothy B. Smith, and J. Bradley Layton: „Social relationships and mortality risk: a meta-analytic review." PLoS medicine 7.7 (2010): e1000316.
c) Valtorta, Nicole K., et al.: „Loneliness and social isolation as risk factors for coronary heart disease and stroke: systematic review and meta-analysis of longitudinal observational studies." Heart 102.13 (2016): 1009-1016.

13 https://www.theatlantic.com/magazine/archive/2011/04/secret-fears-of-the-super-rich/308419/ (letzter Abruf: 7.5.2020).

14 Kahneman, Daniel, and Angus Deaton: "High income improves evaluation of life but not emotional well-being." Proceedings of the National Academy of Sciences of the United States of America vol. 107,38 (2010): 16489-93. doi:10.1073/pnas.1011492107.

15 Eva M: Selhub, Alan C. logan: „Your Brain on Natures: The Science of Nature's Influence on Your Health, Happiness, and Vitality", 2012.

Schlechter Schlaf: Sind acht Stunden normal?

1 https://de.statista.com/statistik/daten/studie/71298/umfrage/deutschland-haeufigkeit-von-schlafstoerung/ (letzter Abruf: 7.5.2020).

2 Marschall, J. et al.: Gesundheitsreport 2017. DAK-Gesundheit. medhochzwei Verlag GmbH. Heidelberg.

3 https://www.nytimes.com/2014/01/12/opinion/sunday/goodnight-sleep-clean.html (letzter Abruf: 7.5.2020). Roenneberg, T. The human sleep project. Nature 498, 427–428 (2013). https://doi.org/10.1038/498427a.

4 Rafalson, Lisa et al.: "Short sleep duration is associated with the development of impaired fasting glucose: the Western New York Health Study." Annals of epidemiology vol. 20,12 (2010): 883-9. doi:10.1016/j.annepidem.2010.05.002.

5 Cohen, Sheldon et al.: "Sleep habits and susceptibility to the common cold." Archives of internal medicine vol. 169,1 (2009): 62-7. doi:10.1001/archinternmed.2008.505.

6 Cappuccio, Francesco P et al.: "Sleep duration and all-cause mortality: a systematic review and meta-analysis of prospective studies." Sleep vol. 33,5 (2010): 585-92. doi:10.1093/sleep/33.5.585.

7 a) https://www.ninds.nih.gov/Disorders/Patient-Caregiver-Education/Understanding-Sleep (letzter Abruf: 7.5.2020).
b) https://www.webmd.com/heart-disease/news/20030127/sleep-less-more-linked-to-heart-disease (letzter Abruf: 7.5.2020).
c) https://www.betterhealth.vic.gov.au/health/ConditionsAndTreatments/sleep-deprivation (letzter Abruf: 7.5.2020).

8 General, Inspector: „A review of the FBI's involvement in and observations of detainee interrogation in Guantanamo Bay, Afghanistan, and Iraq." Oversight and Review Division, Office of the Inspector General, US Department of Justice (2008).

9 Jespersen K. V. et al.: Music for insomnia in adults. Cochrane Database of Systematic Reviews 2015, Issue 8. Art. No.: CD010459. DOI:

10. 1002/14651858.CD010459.pub2. 10 Wehr, T. A.: In short photoperiods, human sleep is biphasic. Journal of Sleep Research (1992). 1: 103-107. doi:10.1111/j.1365-2869.1992.tb00019.x.

11 Krahn, L. E. et al.: Are Pets in the Bedroom a Problem? Mayo Clin Proc. 2015 Dec;90(12):1663-5. doi: 10.1016/j.mayocp.2015.08.012.

12 Wehr, T. A.: In short photoperiods, human sleep is biphasic. Journal of Sleep Research (1992). 1: 103-107. doi:10.1111/j.1365-2869.1992.tb00019.x.

13 Yetish, Gandhi et al.: "Natural sleep and its seasonal variations in three pre-industrial societies." Current biology: CB vol. 25,21 (2015): 2862-2868. doi:10.1016/j.cub.2015.09.046.

Ernährung: Lebensmittel versus Nahrungsmittel

1 WHO Study Group: Diet, nutrition and the prevention of chronic diseases. World Health Organ Tech Rep Ser. 2003;916:i-viii, 1-149.

2 a) Fiorenza, Luca et al.: "Molar macrowear reveals Neanderthal eco-geographic dietary variation." PloS one vol. 6,3 e14769. 18 Mar. 2011, doi:10.1371/journal.pone.0014769.
b) https://www.pflanzenforschung.de/de/journal/journalbeitrage/unsere-hochleistungssorten-welche-vielfalt-nutzen-wir-10104 (letzter Abruf: 7.5.2020).

3 Bundesamt für Risikobewertung, Berlin; http://www.bfr.bund.de/de/problematik_der_lebensmittelinfektion-11100.html; (letzter Zugriff: 20.02.2019).

4 a) Fields H et al.: Is Meat Killing Us? J Am Osteopath Assoc 2016; 116(5):296-300.
b) Sotos-Prieto M et al.: Association of Changes in Diet Quality with Total and Cause-Specific Mortality. N Engl J Med 2017; 377(2):143-53.
c) Mirzaei H, Suarez JA, Longo VD: Protein and amino acid restriction, aging and disease: from yeast to humans, Trends Endocrinol Metab 2014; 25(11):558-66.

5 https://www.ifb-adipositas.de/adipositas/entwicklungen (letzter Abruf: 7.5.2020).

6 a) The Global BMI Mortality Collaboration: Body-mass index and all-cause mortality: individual-participant-data meta-analysis of 239 propsective studies in four continents. Lancer 2016; 388 (10046):776-86.
b) Verones N et al.: Combined associations of body weight and lifestyle factors with all cause and cause specific mortality in men and women: prospective cohort study. BMJ 2016; 355:i5855.

7 Deutsche Diabetes Gesellschaft: Deutscher Gesundheitsbericht – Diabetes 2020, 2019, URL: https://www.diabetesde.org/system/files/documents/gesundheitsbericht_2020.pdf (letzter Abruf: 15.10.2020).

8 WHO Study Group: Diet, nutrition and the prevention of chronic diseases. World Health Organ Tech Rep Ser. 2003;916:i-viii, 1-149.

9 Jiang Y et al.: A Sucrose-Enriched Diet Promotes Tumorigenesis in Mammary Gland in Part through the 12-Lipoxygenase Pathway. Cancer Res 2016;76(1):24-9.

10 Von Koerber, Karl, and Claus Leitzmann: Vollwert-Ernährung: Konzeption einer zeitgemäßen und nachhaltigen Ernährung. Georg Thieme Verlag, 2012. Niko Rittenau, Sebastian Copien: „Nutrition Masterclass" eBook, 2020, S. 52.

11 Cantley, Lewis C.: „Cancer, metabolism, fructose, artificial sweeteners, and going cold turkey on sugar." BMC biology vol. 12 8. 31 Jan. 2013, doi:10.1186/1741-7007-12-8.

12 a) Santesso, N et al.: "Effects of higher- versus lower-protein diets on health outcomes: a systematic review and meta-analysis." European journal of clinical nutrition vol. 66,7 (2012): 780-8. doi:10.1038/ejcn.2012.37.
b) Heather J. et al.: The role of protein in weight loss and maintenance, The American Journal of Clinical Nutrition. Volume 101, Issue 6. June 2015. Pages 1320S-1329S, https://doi.org/10.3945/ajcn.114.084038.
c) Thomas P Wycherley, Lisa J. et al.: low-fat diets: a meta-analysis of randomized controlled trials, The American Journal of Clinical Nutrition, Volume 96. Issue 6. December 2012. Pages 1281-1298, https://doi.org/10.3945/ajcn.112.044321.

13 a) Levine, Morgan E et al.: "Low protein intake is associated with a major reduction in IGF-1, cancer, and overall mortality in the 65 and younger but not older population." Cell metabolism vol. 19,3 (2014): 407-17. doi:10.1016/j.cmet.2014.02.006.
b) Song, Mingyang et al.: "Association of Animal and Plant Protein Intake With All-Cause and Cause-Specific Mortality." JAMA internal medicine vol. 176,10 (2016): 1453-1463. doi:10.1001/jamainternmed.2016.4182.

14 Moreira, D. M. et al. (2014): Baseline prostate inflammation is associated with a reduces risk of prostate cancer in men undergoing repeat prostate biopsy: results from the REDUCE study, Cancer, 120(2): S. 190-196.

15 Olaf Adam (Deutsche Rheuma-Liga Bundesverband e.V): Ernährung bei Rheuma, 9. Auflage 2018, URL: https://www.rheuma-liga.de/fileadmin/user_upload/Dokumente/Mediencenter/Publikationen/Merkblaetter/5.2_Ernaehrung.pdf (letzter Abruf: 15.10.2020).

16 https://www.bmel.de/DE/Tier/Nutztierhaltung/Schweine/schweine_node.html (letzter Abruf: 7.5.2020).

17 a) Heinrich-Böll-Stiftung, B. U. N. D. „Le Monde Diplomatique (2018). Fleischatlas 2018." Daten und Fakten über Tiere als Nahrungsmittel. Würzburg (2018).
b) https://www.sueddeutsche.de/wirtschaft/fleischproduktion-in-deutschland-was-sie-ueber-massentierhaltung-wissen-sollten-1.1899021-0#seite-2 (letzter Abruf: 7.5.2020).

18 http://www.worldwatch.org/files/pdf/Livestock%20and%20Climate%20Change.pdf (letzter Abruf: 10.8.2020).

19 Średnicka-Tober, Dominika et al.: "Higher PUFA and n-3 PUFA, conjugated linoleic acid, α-tocopherol and iron, but lower iodine and selenium concentrations in organic milk: a systematic literature review and meta- and redundancy analyses." The British journal of nutrition vol. 115,6 (2016): 1043-60. doi:10.1017/S0007114516000349.

20 https://www.verbraucherzentrale.de/wissen/lebensmittel/gesund-ernaehren/salzkonsum-in-deutschland-11379 (letzter Abruf: 7.5.2020). 21 Eaton, S. et al.:

Review Paleolithic nutrition revisited: A twelve-year retrospective on its nature and implications. Eur J Clin Nutr 51, 207–216 (1997). https://doi.org/10.1038/sj.ejcn.1600389. 22 Young, J. H. et al. (2005): Differential susceptibility to hypertension is due to selection during the out-of-Africa expansion, PLoS Genetics, Vol. 1(6), e82.

23 a) Meneton, P. et al.: Links Between Dietary Salt Intake, Renal Salt Handling, Blood Pressure, and Cardiovascular Diseases. Physiological Reviews 2005 85:2, 679-715.
b) Bernardi, S. et al.: High-salt diet increases glomerular ACE/ACE2 ratio leading to oxidative stress and kidney damage. Nephrology Dialysis Transplantation. Volume 27. Issue 5. May 2012. Pages 1793–1800.

24 Thomas, David.: "A Study on the Mineral Depletion of the Foods Available to us as a Nation over the Period 1940 to 1991*." Nutrition and Health 17 (2003): 115-85.

25 Tucker, K. L., Rich, S., Rosenberg, I., Jackques, P., Dallal, G., Wilson, P. & Selhub, J. (2000): Plasma vitamin B-12 concentrations relate to intake source in the Framingham Offspring Study. Am J Clin Nutr, 71, 514-522 Max-Rubner-Institut. (2008). Nationale Verzehrs Studie II Ergebnisbericht, Teil 2.

26 a) Von Koerber, K., Männle, T. & Leitzmann, C. (2012): Vollwert-Ernährung – Konzeption einer zeitgemäßen und nachhaltigen Ernährung (11. Auflage). Stuttgart: Karl F. Haug Verlag, 33.
b) Verband für Unabhängige Gesundheitsberatung. (2012). Foliensatz „Ernährung aktuell" – Für Kursleiter und Berater (4. Auflage). Wettenberg: UGB-Beratungs- und Verlags-GmbH. ,
c) Statista. (o.D.). Pro-Kopf-Konsum von Getreide in Deutschland in den Jahren 1950/51 bis 2018/19 (in Kilogramm Mehlwert). URL: https://de.statista.com/statistik/daten/studie/175412/umfrage/pro-kopf-verbrauch-von-getreideerzeugnissen-mehlwert-in-deutschland-seit-1935/.

27 Barański, Marcin et al.: "Higher antioxidant and lower cadmium concentrations and lower incidence of pesticide residues in organically grown crops: a systematic literature review and meta-analyses." *The British journal of nutrition* vol. 112,5 (2014): 794-811. doi:10.1017/S0007114514001366.

28 Muller, Adrian et al.: "Strategies for feeding the world more sustainably with organic agriculture." *Nature communications* vol. 8,1 1290. 14 Nov. 2017, doi:10.1038/s41467-017-01410-w.

29 https://www.uni-stuttgart.de/universitaet/aktuelles/presseinfo/Neue-Forschungsergebnisse-der-Universitaet-Stuttgart-zu-Lebensmittelabfaellen/ (letzter Abruf: 8.5.2020).

30 https://de.statista.com/statistik/daten/studie/75719/umfrage/ausgaben-fuer-nahrungsmittel-in-deutschland-seit-1900/ (letzter Abruf: 8.5.2020).

31 Markus Grill: *Vitaminschub für den Volkskörper,* Spiegel online, 19. Januar 2012; unter Bezugnahme auf eine im März 2012 erscheinende Habilitationsschrift von Heiko Stoff.

32 https://www.verbraucherzentrale.de/aktuelle-meldungen/lebensmittel/endlich-klartext-bei-nahrungsergaenzungsmitteln-13409 (letzter Abruf: 8.5.2020).

33 a) Biesalski, H. K. (2016): Vitamine und Minerale – Indikation, Diagnostik, Therapie. Stuttgart: Georg Thieme Verlag, 104.
b) Obeid, Rima et al.: "Vitamin B12 Intake From Animal Foods, Biomarkers, and Health Aspects." Frontiers in nutrition vol. 6 93. 28 Jun. 2019, doi:10.3389/fnut.2019.00093.

34 a) Heberer, M.: Vitaminpräparate steigern Diabetes-Risiko, in: Informationsdienst Wissenschaft, 11. Mai 2009, http://idw-online.de/pages/de/news313433 (letzter Abruf: 8.5.2020).
b) Müller, Thomas: Vitaminpillen fördern Schlaganfall, https://www.aerztezeitung.de/medizin/krankheiten/herzkreislauf/schlaganfall/article/683672/vitaminpillen-foerdern-schlaganfall.html (letzter Abruf: 8.5.2020).
c) Bjelakovic, Goran, et al.: „Meta-analysis: antioxidant supplements for liver diseases-the Cochrane Hepato-Biliary Group." *Alimentary pharmacology & therapeutics* 32.3 (2010): 356-367.

35 Bjelakovic, G.: Antioxidant supplements for prevention of mortality in healthy participants and patients with various diseases. Cochrane Database of Systematic Reviews 2012. Issue 3. Art. No.: CD007176. DOI: 10.1002/14651858.CD007176.pub2.

36 a) Perry, George H et al.: "Diet and the evolution of human amylase gene copy number variation." Nature genetics vol. 39,10 (2007): 1256-60. doi:10.1038/ng2123.
b) Mandel, Abigail L et al.: "Individual differences in AMY1 gene copy number, salivary α-amylase levels, and the perception of oral starch." PloS one vol. 5,10 e13352. 13 Oct. 2010, doi:10.1371/journal.pone.0013352.

37 Hardy, K., Brand-Miller, J., Brown, K. D., Thomas, M. G. & Copeland, L. (2015): The Importance of Dietary Carbohydrate in Human Evolution. Q Rev Biol. 90(3), 251-268.

38 http://humanorigins.si.edu/evidence/human-evolution-timeline-interactive (letzter Abruf: 8.5.2020).

39 Fonseca-Azevedo, K. & Herculano-Houzel, S. (2012): Metabolic constraint imposes tradeoff between body size and number of brain neurons in human evolution. PNAS, 109(45), 18571-18576.

40 Xiao Y, Zhang S, Tong H et al. (2017): Comprehensive evaluation of the role of soy and isoflavone supplementation in humans and animals over the past two decades. Phytother Res 32: 384-394.

41 Hadrich, D.: "Microbiome Research Is Becoming the Key to Better Understanding Health and Nutrition." Frontiers in genetics vol. 9 212. 13 Jun. 2018, doi:10.3389/fgene.2018.00212.

42 Sender, R. et al.: "Revised Estimates for the Number of Human and Bacteria Cells in the Body." PLoS biology vol. 14,8 e1002533. 19 Aug. 2016, doi:10.1371/journal.pbio.1002533.

43 Yatsunenko, T. et al. (2012): „Human gut microbiome viewed across age and geography", Nature, Vol. 486(7402), Mai, S. 222-227, doi: 10.1038/nature11053.

44 Cotillard, A. et al. (2013): Dietary intervention impact on gut microbial gene richness, Nature, Vol. 500, S. 585.

45 Larsen, O.F.A., Claassen, E.: The mechanistic link between health and gut microbiota diversity. Sci Rep 8, 2183 (2018). https://doi.org/10.1038/s41598-018-20141-6.

46 Maoyang, L. et al.: Oral microbiota: A new view of body health. Food Science and Human Wellness. Volume 8 Issue 1. 2019. Pages 8-15. https://doi.org/10.1016/j.fshw.2018.12.001.

47 Dr. Dominik Nischwitz: „In aller Munde: Biologische Zahnmedizin", Mosaik Verlag, 2019, 2. Auflage, S. 69.

48 Detlev Ganten, Jochen Niehaus: „Die Gesundheitsformel: Die großen Zivilisationskrankheiten verstehen und verhindern", 2014, S.188.

49 a) Shaukat A et al.: Systematic review: effective management strategies for lactose intolerance. Ann intern Med 2010;152(12):797-803
b) Mattar R, de Campos Mazo DF, Carillo FJ: Lactose intolerance: diagnosis, genetic, and clinical factors. Clin Exp Gastroenterol 2012; 5:113-21.

50 Oelsner W: Milch – ein Glaubenskrieg. Dokumentation SWR; Erstsendung ARTE 10.1.2017 20.15 Uhr; 52 min.

51 Tognon, Gianluca et al.: "Nonfermented milk and other dairy products: associations with all-cause mortality." The American journal of clinical nutrition vol. 105,6 (2017): 1502-1511. doi:10.3945/ajcn.116.140798.

52 Concin N et al.: Mineral oil paraffins in human body fat and milk. Food and Chemical Toxicology 2008; 46(2):544-52.

53 a) http://www.lukecoutinho.com/blog/lifestyle-en/moving-away-from-plastic-is-the-need-of-the-hour/ (letzter Abruf 17.02.2019).
b) Kim SH, Park MJ: Phthalate exposure and childhood obesity Ann Pediatr Endocrinol Metab 2014; 19(2):69-75 Klöting N et al.: Di-(2-Ethylhexyl)-Phthalate (DEHP) Causes Impaired Adipocyte Function and Alters Serum Metabolites. PLOS 2015; 10(12):e0143190.

54 https://www.oekotest.de/essen-trinken/40-Schokoladen-im-Test_109684_1.html (letzter Zugriff 17.02.2019).

55 https://www.nationalgeographic.com/news/2017/07/ocean-plastic-patch-south-pacific-spd/ (letzter Abruf: 8.5.2020).

56 a) Longo VD, Panda S: Fasting, Circadian Rhythms, and Time-Restricted Feeding in Healthy Lifespan. Cell Metab 2016; 23(6):1048-1059.
b) Froy O: Circadian Rhythms, nutrition and implications for longevity in urban environments. Proc Nutr Soc 2017 Oct 25:1-7; doi: 10.1017/S0029665117003962.

57 https://www.geo.de/magazine/geo-magazin/273-rtkl-ernaehrung-verzichten-heilt-warum-fasten-so-gesund-ist (letzter Abruf: 8.5.2020).

58 Anton SD et al.: Flipping the Metabolic Switch: Understanding and Applying the Health Benefits of Fasting. Obesity (Silver Spring) 2018; 26(2):254-68.

59 Barnosky AR: Intermittent fasting vs daily calorie restriction for type 2 diabetes prevention: a review of human findings. Translational Research 2014, 164,4:302-11.

60 Ho KY et al.: Fasting enhances growth hormone secretion and amplifies the complex rhythms of growth hormone secretion in man. J Clin Invest 1988; 81(4):968-75.

61 Mattson MP, Wan R: Beneficial effects of intermittent fasting and caloric restriction on the cardiovascular and cerebrovascular systems. J Nutr Biochem 2005; 16(3):129-37.

62 Patterson RE, Sears DD: Metabolic Effects of Intermittent Fasting. Annu Rev Nutr 2017; 37:371-93.

63 a) Brandhorst S, Longo VD: Fasting and Caloric Restriction in Cancer Prevention and Treatment. Recent Results Cancer Res 2016; 207:241-66.
b) Sköldstam L, Larsson L, Lindström FD: Effect of fasting and lactovegetarian diet on rheumatoid arthritis. Scand J Rheumatol 1979; 8(4):249-55.
c) Lerche O: Arthrits cure? Painful symptoms of condition could be eased by follwing THIS diet. Express 21.11.2016.
d) https://www.express.co.uk/life-style/health/732999/rheumatoid-arthritis-osteoarthritis-pain-treatment-symptoms-diet-food (letzter Zugriff: 16.02.2019).
e) S. Hift d L'Academis R. des Sciences. An 1769; nach: Hufeland CW: Die Kund, das menschliche Leben zu verlängern. S. 67; Jena 1797.
f) Brandhorst S et al.: Protective effects of short-term dietary restriction in surgical stress and chemotherapy. Ageing Res Rev 2017; 39:68-77.

64 a) Park H et al.: Fasting glucose and risk of colorectal cancer in the Korean Multi-center Cancer Cohort. PLoS One 2017; 12(11): e0188465.
b) Beeken RJ et al.: The Impact of Diet-Induced Weight Loss on Biomarkers for Colorectal Cancer: An Exploratory Study (INTERCEPT). Obesity (Silver Spring) 2017; 25 Suppl 2:S95-S101.
c) Turner K: Radical Remission. Surviving Cancer against all Odds. HarperOne, New York 2014 O'Flanagan CH et al.: When less may be more: calorie restriction and response to cancer therapy. BMC Med 2017; 15(1):106.

65 a) Goodman S: Typical lifetime dietary habits of centenarians. The centenarian; 18.09.2017.
b) Cockburn H: Scientis „find key to longevity" in Italian village where on in 10 people live beyond 100 years. Independent 07.09.2016.
c) https://www.independent.co.uk/life-style/health-and-families/health-news/scientists-key-to-longevity-italy-acciaroli-centenarian-mediterranean-diet-a7230956.html (letzter Zugriff am 16.02.2019).

66 Levin, I. (1910): Cancer among the American Indians and its bearing upon the ethnological distribution of the diesease, J Cancer Res Clin Oncol 9: S. 422-435.

67 Prior, I.A. et al. (1981): Cholesterol, coconuts, and diet on Polynesian atolls: a natural experiment: the Pukapuka and Tokelau island studies, Am J Clin Nutr. 34(8): S. 1552-1561.

Umweltgifte: Unsichtbare Gefahr!

1 Gold, Lois Swirsky, Thomas H. Slone, and Bruce N. Ames: „Natural and synthetic chemicals in the diet: a critical analysis of possible cancer hazards." ISSUES IN ENVIRONMENTAL SCIENCE AND TECHNOLOGY 15 (2001): 95-128.

2 Wang, Xia, et al.: „Fruit and vegetable consumption and mortality from all causes, cardiovascular disease, and cancer: systematic review and dose-response meta-analysis of prospective cohort studies." Bmj 349 (2014): g4490.

3 Michael D. Swanson et al. (2010): A Lectin Isolated from Bananas Is a Potent Inhibitor of HIV Replication. The Journal of Biological Chemistry, March 19, 2010, 285, 8646-8655.

4 Corrigan FM et al.: Organochlorine insecticides in substantia nigra in Parkinson's disease. J Toxicol Environ Health Part A 2000; 59(4):229-34.

5 https://www.atsdr.cdc.gov/spl/ (letzter Abruf: 8.5.2020).

6 Linhart, Caroline, et al.: „Use of underarm cosmetic products in relation to risk of breast cancer: a case-control study." EBioMedicine 21 (2017): 79-85.

7 Bernauer, U., et al.: „SCCS OPINION ON the safety of Aluminium in cosmetic products-Submission II-SCCS/1613/19-Final Opinion." (2020).

8 Schmidt, Charles W.: "In search of 'just right': the challenge of regulating arsenic in rice." Environmental health perspectives vol. 123,1 (2015): A16-9. doi:10.1289/ehp.123-A16.

9 Carey, Manus et al.: "Rethinking Rice Preparation for Highly Efficient Removal of Inorganic Arsenic Using Percolating Cooking Water." PloS one vol. 10,7 e0131608. 22 Jul. 2015, doi:10.1371/journal.pone.0131608.

10 https://www.mlhb.de/labor/schwerpunkte/umweltmedizin/biomonitoring/dmps-test/ (letzter Abruf: 8.5.2020).

11 Wolfgang Bayer, Karlheinz Schmidt, Thomas Schweizer: „Kompendium Schwermetalle", 2017, S. 28, URL: https://www.labor-bayer.de/laborinformationen_publikationen/ schwermetalle/2017-DrBayer-Kompendium-Schwermetalle-web.pdf (letzter Abruf: 8.5.2020).

12 World Health Organization. Review of evidence on health aspects o fair pollution – REVIHAAP Project. 2013, http://www.euro.who.int/__data/assets/pdf_ file/0004/193108/REVIHAAP-Final-technical-report-final-version.pdf?ua=1 (letzter Zugriff 5.2.2019). Hoffmann B et al.: Luftqualität, Schlaganfall und koronare Ereignisse. Dtsch Arztebl 2015; 112:195-201.

13 a) Brook RD et al.: Particulate matter air pollution and cardiovascular disease: An update to the scientific statement from the American Heart Association. Circulation 2010; 121(21):2331-78.
b) Pope A et al.: Lung cancer, cardiopulmonary mortality, and long-term exposure to fine particulate air pollution. JAMA 2002; 287:1132-4.

14 a) Krzyzanowski M, Kuna-Dibbert B, Schneider J (eds.): health effects of transport-related air pollution. WHO 2005.
b) European Environment Agency (EEA), Kopenhagen; https://www.eea.europa.eu/ publications/air-quality-in-europe-2015 (letzter Zugriff am 15.2.19).

15 WHO, 7 million premature deaths annually linked to air pollution, News release, 2014, https://www.who.int/mediacentre/news/releases/2014/air-pollution/en/ (letzter Zugriff: 06.02.2018).

16 http://www.spiegel.de/wissenschaft/natur/nitrat-im-grundwasser-eugh-verurteilt-deutschland-a-1214152.html (letzter Abruf: 15.2.19).

17 Dr. Med. Gerd Reuther: Die Kunst, möglichst lange zu leben, Riva Verlag, 2019, S. 47; Bundesanstalt für Gewässerkunde, Umweltbundesamt, Dessau-Roßlau.

18 Mesnage R et al.: Major pesticides are more toxic to human cells than their declared active principles. Biomed Res Int 2014; 2014:179691.

19 Krüger M, Lindner A, Heimrath J: Nachweis von Glyphosat im Urin freiwilliger, selbstzahlender Studienteilnehmer – „Urinale 2015".

20 a) Umweltbundesamt, Dessau-Roßlau; zitiert nach: Bethge P: Den Bach runter. Der Spiegel 2018; 1:98-9.
b) Norddeutscher Rundfunk, Hamburg https://www.ndr.de/nachrichten/ niedersachsen/Fragen-und-Antworten-zu-Keim-Funden-in-Gewaessern,keime304.html (letzter Abruf: 22.12.2018).
c) Bekelman JE et al.: Comparison of Site of Death, Health Care Utilization, and Hospital Expenditures for Patients Dying with Cancer in Seven Developed Countries. JAMA 2016; 315(3):1-12.

21 Bader W: Sleep safe in a toxic world: Your guide to a safe night's sleep. Freedom Press 2011.

22 a) He C, Morawska L, Taplin L: Particle Emission Characteristics of Office Printers. Environ Sci Technol 2007; 41(17):6039-45.
b) Corsi RL; Siegel JA, Chiang C: Particle resuspension during the use of vacuum cleaners on residential carpet. J Occup Environ Hyg 2008; 5(4):232-8.
c) Knibbs LD et al.: Vacuum cleaner emissions as a source of indoor exposure to airborne particles and bacteria. Environ Sci Technol 2012; 46(1):534-42.

23 Svanes Ø et al.: Cleaning at Home and at Work in Relation to Lung Function Decline and Airway Obstruction. Am J Respir Crit Care Med 2018; 197(9):1157-63.

24 https://www.bmu.de/themen/gesundheit-chemikalien/gesundheit-und-umwelt/ innenraumluft/innenraumluft-was-ist-das-problem/ (letzter Abruf: 8.5.2020).

25 Bergman, Åke, et al.: State of the science of endocrine disrupting chemicals 2012. World Health Organization, 2013. URL: https://www.who.int/ceh/publications/ endocrine/en/ (letzter Zugriff: 18.02.2018).

26 Leonardo T et al.: Estimating Burden and Disease Costs of Exposure to Endocrine-Disrupting Chemicals in the European Union; The Journal of Clinical Endocrinology & Metabolism, Volume 100, Issue 4, 1 April 2015, https://academic.oup.com/jcem/ article/100/4/1245/2815065.

27 López-Abente G et al.: Residential radon and cancer mortality in Galicia, Spain. Sci Total Environ 2018; 610-611:1125-32.

28 European Commission; http://europa.eu/rapid/press-release_IP-03-1278_en.htm (letzter Zugriff: 20.02.2019).

29 a) Kosmetische Mittel: BfR empfiehlt, Schwermetallgehalte über Reinheitsanforderungen der Ausgangsstoffe zu regeln, Stellungnahme Nr. 025/2006 des BfR vom 05. April 2006; https://www.bfr.bund.de/cm/343/kosmetische_mittel_ bfr_empfiehlt_schwermetallgehalte_ueber.pdf (letzter Abruf: 21.02.2019).
b) https://www.bund.net/fileadmin/user_upload_bund/publikationen/chemie/ kosmetik-check_studie.pdf; (letzter Abruf: 21.02.2019). c) https://www.test.de/ Mineraloele-in-Kosmetika-Kritische-Stoffe-in-Cremes-Lippenpflegeprodukten-und-Vaseline-4853357-0/ (letzter Abruf: 21.02.2019).

30 https://www.oekotest.de/cgi/index.cgi?artnr=98750;bernr=10;co=; (letzter Abruf: 21.02.2019).

31 https://www.greenpeace.de/sites/www.greenpeace.de/files/20121119-Studie-Giftige-Garne.pdf (letzter Abruf: 21.02.2019).

32 https://www.oekotest.de/kinder-familie/20-Kinderschlafanzuege-im-Test_101509_1. html (letzter Abruf: 21.02.2019).

33 Lederberg, J.: „Von Mikroben und Menschen. Infektionskrankheiten wie SARS lehren: Wir müssen mit den Erregern in uns kooperieren", Die Welt, 29.4.2003.

34 a) Kondrashova, A. et al. (2013): „The Hygiene hypothesis and the sharp gradient in the incidenc of autoimmune and allergic diseases between Russian Karelia and Finland", APMIS, Vol. 121(6), Juni, S. 478-493, doi: 10.1111/s00125-014-3274-0.
b) Velasquez-Manoff M: An epidemic of absence. Scribner, New York 2013.

35 Schmidt F et al.: Nighttime aircraft noise impairs endothelial function and increases blood pressure in patients with or at high risk for coronary artery disease. Clin Res Cardiol 2015; 104(1):23-30.

36 Hansell A et al.: Aircraft noise and cardiovascular disease near Heathrow Airport in London: small area Study. BMJ 2013; 347:f5432.

37 WHO Regional office for Europe (Fritschi L et al.(Eds.): Burden of Disease from environmental noise: Quantification of healthy life years lost in Europe. Kopenhagen 2011.

38 Wolverton, B. C. et al.: Interior landscape plants for indoor air pollution abatement (Report). NASA. 1989. NASA-TM-101766.

Herz-Kreislauf-Erkrankungen

1 https://www.rki.de/DE/Content/Gesundheitsmonitoring/Themen/Chronische_Erkrankungen/HKK/HKK_node.html (letzter Abruf: 11.5.2020).

2 https://www.gesundheitsforschung-bmbf.de/de/herz-kreislauf-erkrankungen-6297.php (letzter Abruf: 11.5.2020).

3 DuBroff, Robert, and Michel de Lorgeril: "Cholesterol confusion and statin controversy." World journal of cardiology vol. 7,7 (2015): 404-9. doi:10.4330/wjc.v7.i7.404.

4 Mozaffarian, Dariush: „Natural trans fat, dairy fat, partially hydrogenated oils, and cardiometabolic health: the Ludwigshafen Risk and Cardiovascular Health Study." (2016): 1079-1081.

5 a) https://ucdintegrativemedicine.com/2016/08/frightening-facts-trans-fats/ (letzter Abruf: 11.5.2020).
b) Mozaffarian, Dariush et al.: "Trans fatty acids and cardiovascular disease." The New England journal of medicine vol. 354,15 (2006): 1601-13. doi:10.1056/NEJMra054035.

6 Strom A, Jensen RA: Mortality from Circulatory Diseases in Norway 1940-1945. The Lancet. 1951; 1(3): 126-129.

7 Links: Strom A, Jensen RA: Mortality from Circulatory Diseases in Norway 1940-1945. The Lancet. 1951; 1(3): 126-129. Rechts: Malmros H. The Relation of Nutrition to Health, A Statistical Study of the Effect of the War-time on Arteriosclerosis, Cardiosclerosis, Tuberculosis and Diabetes. 1950; 246: 137-153.

8 a) Esselstyn CB Jr, Ellis SG, Medendorp SV, et al.: A strategy to arrest and reverse coronary artery disease: a 5-year longitudinal study of a single physician's practice. J Fam Pract. 1995;41:560-568.
b) Esselstyn CB Jr. Prevent and Reverse Heart Disease. New York, New York: Penguin Group; 2007.

9 Richter, M.et al.: Position der Deutschen Gesellschaft für Ernährung e. V. (DGE) – Vegane Ernährung. Ernährungs Umschau. 2016. 63(04), 92-102.

10 Song M, Fung TT, Hu FB, et al.: Association of Animal and Plant Protein Intake With All-Cause and Cause-Specific Mortality. JAMA Intern Med. 2016;176(10):1453-1463. doi:10.1001/jamainternmed.2016.4182.

11 Forman, J. P. et al.: Plasma 25-Hydroxyvitamin D Levels and Risk of Incident Hypertension. Hypertension. 2007;49:1063-1069.

12 a) Stergiopoulos, Kathleen, and David L. Brown: „Stenting vs Medical Therapy for Stable Coronary Artery Disease: A Minefield for Meta-analyses?–Reply." Archives of internal medicine 172.13 (2012): 1044-1045.
b) Bartens, Werner: „Pillen statt Gefäßstütze", http://www.sueddeutsche.de/gesundheit/koronare-herzkrankheit-pillen-statt-gefaessstuetze-1.1294942 (letzter Abruf: 11.5.2020).

13 Stephan Schirmer et al.: Mechanismen und Möglichkeiten einer therapeutischen Stimulation der Arteriogenese. Deutsche Medizinische Wochenschrift, 2009, 134, S. 302-306.

14 Semlitsch T et al.: Long-term effects of weight-reducing diets in people with hypertension. Cochrane Database Syst Rev 2016; 3:CD008274.

15 Winterfeld, H. J. et al.: Sauna therapy in coronary heart disease with hypertension after bypass operation, in heart aneurysm operation and in essential hypertension. Z Gesamte Inn Med. 1993 May;48(5):247-50.

16 Holt-Lunstad, J. et al.: Is there something unique about marriage? The relative impact of marital status, relationship quality, and network social support on ambulatory blood pressure and mental health. Ann Behav Med. 2008 Apr;35(2):239-44.

17 http://www.focus.de/gesundheit/ratgeber/psychologie/gesundpsyche/tid-14125/weltlachtag-acht-fakten-zum-lachen_aid_394952.html (letzter Abruf: 11.5.2020).

Erkrankungen des Bewegungsapparates

1 https://www.helmholtz-muenchen.de/presse-medien/pressemitteilungen/2008/pressemitteilung/article/18233/index.html (letzter Abruf: 14.5.2020).

2 https://www.arthrose.de/arthrose/was-ist-arthrose (letzter Abruf: 14.5.2020).

3 https://www.welt.de/gesundheit/article167686266/Uebergewicht-ist-nicht-die-einzige-Ursache-fuer-Kniearthrose.html (letzter Abruf: 14.5.2020).

4 https://www.ergotopia.de/blog/arthrose-behandlung.

5 Wallace, Ian J et al.: "Knee osteoarthritis has doubled in prevalence since the mid-20th century." Proceedings of the National Academy of Sciences of the United States of America vol. 114,35 (2017): 9332-9336. doi:10.1073/pnas.1703856114.

6 http://www.spiegel.de/karriere/stress-bei-der-arbeit-jeder-zweite-hat-rueckenschmerzen-a-1095569.html (letzter Abruf: 14.5.2020).

7 https://www.bertelsmann-stiftung.de/fileadmin/files/BSt/Publikationen/GrauePublikationen/VV_SpotGes_Rueckenschmerz_final.pdf (letzter Abruf: 14.5.2020).

8 https://commons.wikimedia.org/wiki/File:Human_anatomy_Koerperebenen.svg.

9 https://www.ergotopia.de/infografik-sitzen-kann-toedlich-sein.

Krankheiten der Sinnesorgane

1 a) Williams, Katie M et al.: "Prevalence of refractive error in Europe: the European Eye Epidemiology (E(3)) Consortium." European journal of epidemiology vol. 30,4 (2015): 305-15. doi:10.1007/s10654-015-0010-0.
b) https://www.zeit.de/2018/23/kurzsichtigkeit-augenkrankheit-kinder-jugendliche-gefahr-smartphone/komplettansicht (letzter Abruf: 14.5.2020).

2 a) Abusharha, Ali A.: "Changes in blink rate and ocular symptoms during different reading tasks." Clinical optometry vol. 9 133-138. 20 Nov. 2017, doi:10.2147/OPTO.S142718.
b) Ratnayake, Kasun et al. "Blue light excited retinal intercepts cellular signaling." Scientific reports vol. 8,1 10207. 5 Jul. 2018, doi:10.1038/s41598-018-28254-8.
c) Degle, S.: Arbeit und Sehen – Eine interdisziplinäre Erklärung von Veränderungen des Sehens durch Bildschirmarbeit. Universität Augsburg. 2005. S. 32.

3 https://www.aerztezeitung.de/medizin/fachbereiche/sonstige_fachbereiche/umweltmedizin/article/354506/pc-ebnet-kurzsichtigkeit-weg.html (letzter Abruf: 14.5.2020).

4 a) Lertwisuttipaiboon, Sudaw et al.: "Effectiveness of a participatory eye care program in reducing eye strain among staff computer users in Thailand." Risk management and healthcare policy vol. 10 71-80. 11 May. 2017, doi:10.2147/RMHP.S134940.
b) Kim, Sang-Dol: "Effects of yogic eye exercises on eye fatigue in undergraduate nursing students." Journal of physical therapy science vol. 28,6 (2016): 1813-5. doi:10.1589/jpts.28.1813.

5 https://www.welt.de/gesundheit/article146081080/Smartphone-Co-lassen-Kurzsichtigkeit-explodieren.html (letzter Abruf: 14.5.2020).

6 a) Williams, K. M. et al.: Association Between Myopia, Ultraviolet B Radiation Exposure, Serum Vitamin D Concentrations, and Genetic Polymorphisms in Vitamin D Metabolic Pathways in a Multicountry European Study. JAMA Ophthalmol. 2017;135(1):47–53. doi:10.1001/jamaophthalmol.2016.4752.

b) Sherwin, Justin C. et al.: The Association between Time Spent Outdoors and Myopia in Children and Adolescents. Ophthalmology, Volume 119, Issue 10, 2141 - 2151. 2011.
c) https://www.zeit.de/2018/23/kurzsichtigkeit-augenkrankheit-kinder-jugendliche-gefahr-smartphone/komplettansicht (letzter Abruf: 14.5.2020).

7 Zhou, Zhongqiang et al.: "Pilot study of a novel classroom designed to prevent myopia by increasing children's exposure to outdoor light." PloS one vol. 12,7 e0181772. 31 Jul. 2017, doi:10.1371/journal.pone.0181772.

8 Ramessur, Rishi et al.: "Risk factors for myopia in a discordant monozygotic twin study." Ophthalmic & physiological optics: the journal of the British College of Ophthalmic Opticians (Optometrists) vol. 35,6 (2015): 643-51. doi:10.1111/opo.12246. 9 He, Shikun et al. "Review: Epigenetic mechanisms in ocular disease." Molecular vision vol. 19 (2013): 665-74.

10 a) https://www.stern.de/gesundheit/ernaehrung/vitamin-d-im-winter--sind-praeparate-als-ergaenzung-sinnvoll--3123106.html (letzter Abruf: 14.5.2020).
b) Kipshoven, Christoph. Querschnittsstudie zur Abschätzung des Vitamin-D-Status in der Bevölkerung in Deutschland (DEVID-Studie). Diss. Köln, Univ., Diss., 2010, 2010.

11 Cordain, L. et al.: An evolutionary analysis of the aetiology and pathogenesis of juvenile-onset myopia. Acta Ophthalmol Scand. 2002 Apr;80(2):125-35.

12 https://www.hno-aerzte-im-netz.de/krankheiten/schwerhoerigkeit/definition-und-haeufigkeit.html (letzter Abruf: 14.5.2020).

Tumore

1 Center of Disease Control; zitiert nach: Wiechmann JC: Am Ende verlor die Staubfrau den langen Kampf. Der Stern vom 26.08.2015.

2 Zeig-Owens R et al.: Early assessment of cancer outcomes in New York City firefighters after the 9/11 attacks: an observational cohort study. Lancet 2011; 378:898-905.

3 https://www.who.int/cancer/prevention/en/ (letzter Abruf: 17.05.2020). https://www.who.int/tobacco/quitting/benefits/en/ (letzter Abruf: 17.05.2020).

4 Wink, Michael, ed (Im Auftrag der Universitätsgesellschaft Heidelberg): Vererbung und Milieu. Springer, 2001. S. 34.

5 https://www.krebsinformationsdienst.de/grundlagen/spontanheilung.php (letzter Abruf: 17.05.2020).

6 Welch HG, Schwartz LM, Woloshin S. Are increasing 5-year survival rates evidence of success against cancer? JAMA. 2000;283(22):2975-2978. doi:10.1001/jama.283.22.2975.

7 Zentrum für Krebsregisterdaten im Robert-Koch-Institut, www.krebsdaten.de/abfrage, Abfrage der 5-Jahre-Überlebensrate (Relative Rate in Prozent) in Deutschland, Gewählte Filter: Altersgruppen: 15–74, Diagnose: Krebs gesamt (C00-C97 ohne C44), Geschlecht: männlich, weiblich, Intervall- Jahre: 2007-2008, 2009-2010, 2011-2012, 2013-2014, 2015-2016, Datenstand: 31.07.2019.

8 https://deutsch.medscape.com/artikelansicht/4904552 (letzter Abruf: 17.05.2020).

9 a) Sun, Yu et al.: "Treatment-induced damage to the tumor microenvironment promotes prostate cancer therapy resistance through WNT16B." Nature medicine vol. 18,9 (2012): 1359-68. doi:10.1038/nm.2890.
b) https://www.welt.de/gesundheit/article13327768/Wenn-die-Krebsbehandlung-neuen-Krebs-verursacht.html (letzter Abruf: 17.05.2020).
c) https://www.krebsgesellschaft.de/onko-internetportal/basis-informationen-krebs/bewusst-leben/krebsrisiko-strahlung.html (letzter Abruf: 17.05.2020).
d) https://www.cancer.net/research-and-advocacy/clinical-trials/placebos-cancer-clinical-trials (letzter Abruf: 17.05.2020).

10 Morgan, G. et al.: „The contribution of cytotoxic chemotherapy to 5-year survival in adult malignancies." Clinical oncology 16.8 (2004): 549-560.

11 https://www.cochrane.org/de/about-us (letzter Abruf: 17.05.2020).

12 https://www.dkfz.de/de/presse/pressemitteilungen/2005/dkfz_pm_05_60.php (letzter Abruf 4.4.2019).

13 a) Stuart G. Baker und Jaakko Kaprio: Common Susceptibility Genes for Cancer: Search for the End of the Rainbow. British Medical Journal, 2006, 332, S. 1150-1152.
b) Paul Lichtenstein et al.: Environmental and Heritable Factors in the Causation of Cancer – Analyses of Cohorts of Twins from Sweden, Denmark, and Finland. The New England Journal of Medicine, 2000, 343, S. 78-85.

14 a) Taksler, G. B. et al.: „Implications of false-positive results for future cancer screenings." Cancer 124.11 (2018): 2390-2398.
b) Hubbard, Rebecca A., et al. „Cumulative probability of false-positive recall or biopsy recommendation after 10 years of screening mammography: a cohort study." Annals of internal medicine 155.8 (2011): 481-492.

15 Román, M. et al.: Long-term risk of screen-detected and interval breast cancer after false-positive results at mammography screening: joint analysis of three national cohorts. Br J Cancer 120, 269-275 (2019). https://doi.org/10.1038/s41416-018-0358-5.

16 a) Preston, Dale L. et al.: „Radiation effects on breast cancer risk: a pooled analysis of eight cohorts." Radiation research 158.2 (2002): 220-235.
b) National Research Council. 2006. Health Risks from Exposure to Low Levels of Ionizing Radiation: BEIR VII Phase 2. Washington, DC: The National Academies Press. https://doi.org/10.17226/11340.

17 Krebs in Deutschland für 2015/2016. 12. Ausgabe. Robert-Koch-Institut (Hrsg.) und die Gesellschaft der epidemiologischen Krebsregister in Deutschland e.V. (Hrsg.). Berlin, 2019. URL: https://www.krebsdaten.de/Krebs/DE/Content/Krebsarten/krebsarten_node.html.

18 https://www.krebsdaten.de/Krebs/DE/Datenbankabfrage/datenbankabfrage_stufe1_node.html (Abfrage am 8.4.2019, siehe Exceltabelle im Ordner).

19 Ziegler RG et al.: Migration patterns and breast cancer risk in Asian-American women. J Natl Cancer Inst 1993; 85:1819-27.

20 Hrdlička, Aleš. 1908: „Physiological and medical observations among the Indians of southwestern United States and northern Mexico." Bureau of American Ethnology Bulletin. 34:1-460.

21 Jean-Pierre J. Issa und Hagop M. Kantarjian: Targeting DNA Methylation. Clinical Cancer Research, 2009, 15, S. 3938-3946.

22 a) Tsujimoo T, Kajio H, Sugiyama T: Association between hyperinsulinemia and increased risk of cancer death in nonobese and obese people: A population-based observational study. Int J Cancer 2017; 141(1):102-11.
b) Thune I, Furberg AS: Physical activity and cancer risk: dose-response and cancer, all sites and site-specific. Med Sci Sports Exerc 2001; 33(6 Suppl.): S. 530-50.
c) Brandhorst S et al.: Protective effects of short-term dietary restriction in surgical stress and chemotherapy.
d) Willyard, C. Lifestyle: Breaking the cancer habit. Nature 471, S16-S17 (2011). https://doi.org/10.1038/471S16a.

23 a) O. Warburg: „The Metabolism of tumors", London: Constable, 1930.
b) O. Warburg: „On the Origin of Cancer Cells", Science 123, no. 3191 (24. Februar 1956): 309-14.

24 a) Steven J. T. Jackson, Keith W. Singletary: Sulforaphane Inhibits Human MCF-7 Mammary Cancer Cell Mitotic Progression and Tubulin Polymerization, The Journal of Nutrition, Volume 134, Issue 9, September 2004, Pages 2229-2236.
b) Meng, Q., Qi, M., Chen, D. et al. Suppression of breast cancer invasion and migration by indole-3-carbinol: associated with up-regulation of BRCA1 and E-cadherin/catenin complexes. J Mol Med 78, 155-165 (2000).
d) Dong, Zigang. (2000). Effects of food factors on signal transduction pathways. BioFactors (Oxford, England). 12. 17-28. 10.1002/biof.5520120104.

25 a) Fontana, Luigi et al.: "Long-term effects of calorie or protein restriction on serum IGF-1 and IGFBP-3 concentration in humans." Aging cell vol. 7,5 (2008): 681-7. doi:10.1111/j.1474-9726.2008.00417.x.
b) Die „China Study", Kap. 8, Anm. 99-101.

26 Campbell, T. Colin, and Thomas M. Campbell II: The China study: Revised and expanded edition: The most comprehensive study of nutrition ever conducted and the startling implications for diet, weight loss, and long-term health. Kap. 8, Anm. 98, BenBella Books, Inc., 2016.

27 Armstrong, B., Doll, R.: „Environmental factors and cancer incidence and mortality in different countries, with special reference to dietary practices." International journal of cancer 15.4 (1975): 617-631.

28 Campbell, T Colin.: "Cancer Prevention and Treatment by Wholistic Nutrition." Journal of nature and science vol. 3,10 (2017): e448.

29 Campbell, T. Colin, and Thomas M. Campbell II: The China Study: Revised and expanded edition: The most comprehensive study of nutrition ever conducted and the startling implications for diet, weight loss, and long-term health. Kap. 8, Anm. 66, BenBella Books, Inc., 2016.

30 Bingham, Sheila A., et al.: „Dietary fibre in food and protection against colorectal cancer in the European Prospective Investigation into Cancer and Nutrition (EPIC): an observational study." The lancet 361.9368 (2003): 1496-1501. URL: http://epic.iarc.fr/about/background.php (letzter Abruf: 17.5.2020).

31 https://www.spektrum.de/magazin/die-evolution-der-hautfarben/829886 (letzter Abruf: 17.5.2020).

32 Mead, M.N. (2007): „Sunny side of cancer prevention", Environ Health Perspect, Vol. 115(8), August, A402-403.

33 Goodwin PJ, Ennis M, Pritchard KI, Koo J, Hood N.: Prognostic effects of 25-hydroxyvitamin D Levels in early breast cancer. J Clin Oncol. 2009 May 18.

34 Mel Greaves: Cancer Causation: the Darwinian Downside of Past Success? The Lancet Oncology, 2002, 3, S. 244-251.

35 https://www.krebsgesellschaft.de/onko-internetportal/basis-informationen-krebs/krebsarten/brustkrebs/ursachen-und-risikofaktoren.html (letzter Abruf: 17.5.2020).

36 a) https://www.manchester.ac.uk/discover/news/scientists-suggest-that-cancer-is-man-made (letzter Abruf: 17.5.2020).
b) David, A. Rosalie, and Michael R. Zimmerman. „Cancer: an old disease, a new disease or something in between?" Nature Reviews Cancer 10.10 (2010): 728-733.

37 Melinda L. Irwin et al.: Influence of Pre- and Postdiagnosis Physical Activity on Mortality in Breast Cancer Survivors: The Health, Eating, Activity and Lifestyle Study. Journal of Clinical Oncology, 2008, 26, S. 3958-3964.

38 a) Jörg Blech: Heilen mit Bewegung. Frankfurt am Main 2009.
b) https://www.health.harvard.edu/blog/exercise-as-part-of-cancer-treatment-2018061314035 (letzter Abruf: 17.5.2020).

39 Tomlinson, D. et al. (2014): Effect of Exercise on Cancer-Related FAtigue: A Meta-analysis, Am J Phys Med Rehabil, 16. April.

40 Jeffrey A. Meyerhardt et al.: Association of Dietary Patterns With Cancer Recurrence and Survival in Patients With Stage III Colon Cancer. The Journal Of the American Medical Association, 2007, 298, S. 754-764.

41 Dean Ornish et al.: Changes in Prostate Gene Expression in Men Undergoing an Intensive Nutrition and Lifestyle Intervention. Proceedings of the National Academy of Sciences, 2008, 105, S. 8369-8374.

42 a) https://www.who.int/news-room/fact-sheets/detail/cancer (letzter Abruf: 17.5.2020).
b) DeJong, W., et al.: „Harvard Report on Cancer Prevention. Volume 1: Causes of human cancer." Cancer Causes & Control (1996). pp. 53-55.
c) https://www.health.harvard.edu/newsletter_article/The-10-commandments-of-cancer-prevention (letzter Abruf: 17.5.2020).

43 Beuth, J.: Komplementäre Behandlungsmethoden bei Krebserkrankungen. Krebsgesellschaft Nordrhein-Westfalen e.V. (überarbeitete Auflage Dez. 2016).

44 http://www.komplementaermethoden.de/Broschueren.

45 a) P. Zimmet, C. R. Thomas: Genotype, obesity and cardiovascular disease – has technical and social advancement outstripped evolution? In: J Intern Med. 254, 2003, S. 114-125. PMID 12859692 (Review).
b) F. Rollo, M. Ubaldi, L. Ermini, I. Marota: Ötzi's last meals: DNA analysis of the intestinal content of the Neolithic glacier mummy from the Alps. In: Proceedings of the National Academy of Sciences. Band 99, Nummer 20, Oktober 2002, S. 12594-12599, doi:10.1073/pnas.192184599.

46 The Nobel Assembly at Karolinska Institutet (Hrsg.) (2016). www.nobelprize.org/nobel_prizes/medicine/laureates/2016/press.html (letzter Abruf: 17.05.2020).

47 Nassour, Joe et al.: „Autophagic cell death restricts chromosomal instability during replicative crisis." Nature 565.7741 (2019): 659-663.

48 www.krebsinformationsdienst.de/fachkreise/nachrichten/2017/fk13-kurzzeitfasten-chemotherapie.php (letzter Abruf: 17.05.2020).

49 a) Reynolds, Peggy, et al.: „The relationship between social ties and survival among black and white breast cancer patients. National Cancer Institute Black/White Cancer Survival Study Group." Cancer Epidemiology and Prevention Biomarkers 3.3 (1994): 253-259.
b) Nancy Waxler-Morrison, et al.: „Effects of social relationships on survival for women with breast cancer: A prospective study", Social Science & Medicine Volume 33, Issue 2, 1991, Pages 177-183.

50 Chou, Ann F et al.: "Social support and survival in young women with breast carcinoma." Psycho-oncology vol. 21,2 (2012): 125-33. doi:10.1002/pon.1863.

51 Uchino, B. N., Cacioppo, J. T., & Kiecolt-Glaser, J. K. (1996): The relationship between social support and physiological processes: A review with emphasis on underlying mechanisms and implications for health. Psychological Bulletin, 119(3), 488-531.

52 Dockray, Samantha, and Andrew Steptoe: "Positive affect and psychobiological processes." Neuroscience and biobehavioral reviews vol. 35,1 (2010): 69-75. doi:10.1016/j.neubiorev.2010.01.006.

Psychische Leiden

1 https://www.dgppn.de/schwerpunkte/zahlenundfakten.html (letzter Abruf: 17.05.2020).

2 a) https://www.deutsche-apotheker-zeitung.de/news/artikel/2017/08/01/doppelt-so-viele-antidepressiva-verordnungen-wie-2007 (letzter Abruf: 17.05.2020). b) OECD. „Antidepressant drugs consumption, 2000 And 2015 (or nearest year)", in pharmaceutical sector." (2017).

3 Vgl. Stefan Schleim, „Bei 90% wirken Antidepressiva nicht besser als Placebo", Telepoli, (29.03.2018). https://www.heise.de/tp/features/Bei-rund-90-wirken-Antidepressiva-nicht-besser-als-Placebo-4005704.html?seite=all.

4 a) Hansen, Ernil, and Nina Zech: "Nocebo Effects and Negative Suggestions in Daily Clinical Practice – Forms, Impact and Approaches to Avoid Them." Frontiers in pharmacology vol. 10 77. 13 Feb. 2019, doi:10.3389/fphar.2019.00077.
b) Colagiuri, Ben, et al.: „The placebo effect: from concepts to genes." Neuroscience 307 (2015): 171-190.
c) Wolf, Stewart: „Effects of suggestion and conditioning on the action of chemical agents in human subjects – the pharmacology of placebos." The Journal of clinical investigation 29.1 (1950): 100-109.

5 a) https://www.dasgehirn.info/denken/emotion/bewusste-gefuehle (letzter Abruf: 17.05.2020).
b) Servan-Schreiber, David: Die neue Medizin der Emotionen: Stress, Angst, Depression: gesund werden ohne Medikamente. Antje Kunstmann, München 2015.

6 https://www.mpg.de/21486/Neuronale_Plastizitaet (letzter Abruf: 17.05.2020).

7 Krens, I. und Krens, H.: Beziehungsraum Mutterleib. In: Krens, I. Krens, H.: Risikofaktor Mutterleib. Göttingen 2006, S. 15 ff.

8 Shaffer, J: „Neuroplasticity and positive psychology in clinical practice: A review for combined benefits." Psychology 3.12 (2012): 1110.

9 a) Hüther, G. und Krens, I.: Das Geheimnis der ersten neun Monate – Unsere frühesten Prägungen. Beltz, Weinheim, 4. Auflage 2011.
   b) https://www.dijg.de/ehe-familie/bindung/mutterleib-vorgeburtliche-entwicklung/ (letzter Abruf: 21.5.2019).

10 Rondó, P.H.C. et al. (2003): Maternal psychological stress and distress as predictors of low birth weight, prematurity and intrauterine growth retardation, European Journal of Clinical Nutrition 57, S. 266-272.

11 Robertson, Lindsay A., Helena M. McAnally, and Robert J. Hancox: „Childhood and adolescent television viewing and antisocial behavior in early adulthood." Pediatrics 131.3 (2013): 439-446.

12 a) Fleming, R. S.: „Psychosomatic Illness and Emotional Needs." Educational Leadership 9 (1951): 119-123.
   b) Véronneau, M. H. et al.: Intrinsic need satisfaction and well-being in children and adolescents: An application of the self-determination theory (2005). In: Journal of Social and Clinical Psychology 24, S. 280-292.

13 „The Adverse Childhood Experiences (ACE) Study". cdc.gov. Atlanta, Georgia: Centers for Disease Control and Prevention, National Center for Injury Prevention and Control, Division of Violence Prevention. May 2014. Archived from the original on 27 December 2015.

14 a) Lumley, Mark A et al.: "Pain and emotion: a biopsychosocial review of recent research." Journal of clinical psychology vol. 67,9 (2011): 942-68. doi:10.1002/jclp.20816.
   b) Kross, Ethan, et al.: „Social rejection shares somatosensory representations with physical pain." Proceedings of the National Academy of Sciences 108.15 (2011): 6270-6275.

15 Alexander, Bruce K.: „The myth of drug-induced addiction." A paper delivered to the Canadian Senate (2001).

16 B. K. Alexander: The Globalisation of Addiction: A study in poverty of the spirit. Oxford University Press, Oxford 2008, Kap. 6.

17 Lee N. Robins et al.: "Vietnam Veterans Three Years after Vietnam: How Our Study Changed Our View of Heroin," American Journal on Addictions 19, no. 3 (2010), doi:10.1111/j.1521-0391.2010.00046.x.

18 Darlene H. Davis, and David N. Nurco: "How Permanent Was Vietnam Drug Addiction?" American Journal of Public Health 64, no. 12 (suppl.) (1974), doi:10.2105/ajph.64.12_suppl.38.

19 Smolinska, S. et al.: „Biology of the microbiome 1: interactions with the host immune response." Gastroenterology Clinics 46.1 (2017): 19-35.

20 Singh, R. K et al.: "Influence of diet on the gut microbiome and implications for human health." Journal of translational medicine vol. 15,1 73. 8 Apr. 2017, doi:10.1186/s12967-017-1175-y.

21 Őrfi, E. and János Szebeni: „The immune system of the gut and potential adverse effects of oral nanocarriers on its function." Advanced drug delivery reviews 106 (2016): 402-409. Jacka, Felice N.: "Nutritional Psychiatry: Where to Next?" EBioMedicine vol. 17 (2017): 24-29. doi:10.1016/j.ebiom.2017.02.020.

22 Dinan, Timothy G. and John F. Cryan: „The microbiome-gut-brain axis in health and disease." Gastroenterology Clinics 46.1 (2017): 77-89.

23 a) Chen, Xuejie et al.: "HPA-axis and inflammatory reactivity to acute stress is related with basal HPA-axis activity." Psychoneuroendocrinology vol. 78 (2017): 168-176. doi:10.1016/j.psyneuen.2017.01.035
   b) Marsland, Anna L et al.: "The effects of acute psychological stress on circulating and stimulated inflammatory markers: A systematic review and meta-analysis." Brain, behavior, and immunity vol. 64 (2017): 208-219. doi:10.1016/j.bbi.2017.01.011.

24 Li, Ye, et al.: „Dietary patterns and depression risk: a meta-analysis." Psychiatry research 253 (2017): 373-382.

25 a) Chamberlain, J. (1996): The possible role of long-chaing, omega-3 fatty acids in human brain phylogeny, Perspectives in Biology and Medicine, Bd. 39 (3), S. 436-445.
b) Broadhurst, C., S. Cunnane, et al.: (1998), Rift Valley lake fish and shellfish provided brain-specific nutrition for early Homo, British Journal of Nutrtion, Bd. 79 (1), S. 3-21.

26 Stoll, A. L., and C. A. Locke: „Omega-3 Fatty Acids in Mood Disorders: A Review of Neurobiologic and Clinical Applications." Natural Medications for Psychiatric Disorders: Considering the Alternatives: 13-34.

27 Weissman, Myrna M., et al.: „Cross-national epidemiology of major depression and bipolar disorder." Jama 276.4 (1996): 293-299.

28 Endres, Stefan, et al.: „The effect of dietary supplementation with n-3 polyunsaturated fatty acids on the synthesis of interleukin-1 and tumor necrosis factor by mononuclear cells." New England Journal of Medicine 320.5 (1989): 265-271.
Stoll, A. L., and C. A. Locke. „Omega-3 Fatty Acids in Mood Disorders: A Review of Neurobiologic and Clinical Applications." Natural Medications for Psychiatric Disorders: Considering the Alternatives: 13-34.

29 a) Rudin, Donald O.: „The dominant diseases of modernized societies as omega-3 essential fatty acid deficiency syndrome: substrate beriberi." Medical hypotheses 8.1 (1982): 17-47.
b) Simopoulos, A. P, J. Robinson (1998), The Omega Diet, New York, Harper Collins.

30 Stoll, Andrew L., et al.: „Omega 3 fatty acids in bipolar disorder: a preliminary double-blind, placebo-controlled trial." Archives of general psychiatry 56.5 (1999): 407-412.

31 a) Edwards, Rhian, et al.: „Omega-3 polyunsaturated fatty acid levels in the diet and in red blood cell membranes of depressed patients." Journal of affective disorders 48.2-3 (1998): 149-155.
b) Tiemeier, Henning, et al.: „Plasma fatty acid composition and depression are associated in the elderly: the Rotterdam Study." The American journal of clinical nutrition 78.1 (2003): 40-46.

32 Tanskanen, Antti, et al.: „Fish consumption, depression, and suicidality in a general population." Archives of general psychiatry 58.5 (2001): 512-513. 33 a) McDonald, David G. and James A. Hodgdon: The psychological effects of aerobic fitness training: Research and theory. Springer Science & Business Media, 2012. b) Long, Bonita C., and Rosemary van Stavel: „Effects of exercise training on anxiety: A meta-analysis." Journal of Applied Sport Psychology 7.2 (1995): 167-189.

34 a) Thorén, Peter et al.: „Endorphins and exercise: physiological mechanisms and clinical implications." Medicine & science in sports & exercise (1990). Bd. 22 (4), S. 417-428.
b) Armstrong, Neil, and Brian Kirby: „Exercise, wellbeing, and endogenous molecules of mood." The Lancet 348.9025 (1996): 477.

35 a) https://www.adultdevelopmentstudy.org (letzter Abruf: 17.5.2020). https://robertwaldinger.com/about-happiness/ (letzter Abruf: 17.5.2020).
b) Waldinger, Robert J., et al.: „Mapping the road from childhood trauma to adult somatization: the role of attachment." Psychosomatic medicine 68.1 (2006): 129-135.

36 Field, Tiffany M., ed.: Touch in early development. Psychology Press, 2014. S. 67-80.

37 Medalie, Jack H., et al.: „The importance of biopsychosocial factors in the development of duodenal ulcer in a cohort of middle-aged men." American Journal of Epidemiology 136.10 (1992): 1280-1287.

38 Reynolds, Peggy, et al.: „The relationship between social ties and survival among black and white breast cancer patients. National Cancer Institute Black/White Cancer Survival Study Group." Cancer Epidemiology and Prevention Biomarkers 3.3 (1994): 253-259.

39 Levenson, Robert W., Laura L. Carstensen, and John M. Gottman: „Long-term marriage: Age, gender, and satisfaction." Psychology and aging 8.2 (1993): 301.

40 Friedmann, Erika, and Sue A. Thomas: „Pet ownership, social support, and one-year survival after acute myocardial infarction in the Cardiac Arrhythmia Suppression Trial (CAST)." The American journal of cardiology 76.17 (1995): 1213-1217.

41 Siegel, Judith M.: „Stressful life events and use of physician services among the elderly: the moderating role of pet ownership." Journal of personality and social psychology 58.6 (1990): 1081.

42 Wilson, E. O.: „Die soziobiologischen Grundlagen menschlichen Verhaltens." Frankfurt M./Berlin/Wien 159 (1980).

43 Walsh, R. N.: „Les chemins de l'eveil." Montreal, QC: Le Jour, editeur (2000).

44 a) Myers, David G., and Ed Diener: „The pursuit of happiness." Scientific American 274.5 (1996): 70-72.
b) Argyle, Michael: The psychology of happiness. Routledge, 2013.

45 Warneken, F., Tomasello, M. (2008): Extrinsic Rewards Undermine Altruistic Tendencies in 20-Month-Olds, Developmental Psychology, Vol. 44(6), S. 1785-1788. 46 Cocco G. Erectile Dysfunction after Therapy with Metoprolol: The Hawthorne Effect. Cardiology 2009; 112: 174-7.

Demenz

1 Bickel, Horst: „Die Häufigkeit von Demenzerkrankungen." Online verfügbar unter: https://www. deutsche-alzheimer. de/fileadmin/alz/pdf/factsheets/infoblatt1_ haeufigkeit_demenzerkrankungen_dalzg. pdf (16.07. 2015) (2014).

2 Pickett, James, and Carol Brayne: „The scale and profile of global dementia research funding." Lancet (London, England) 394.10212 (2019): 1888.

3 a) David A. Snowdon: „Healthy Aging and Dementia: Findings of the Nun Study", in Annals of Internal Medicine 139: 450-454 (2003).
b) David A. Snowdon: „Aging with Grace. What the Nun Study Teaches Us About Leading Longer, Healthier and More Meaningful Lives." Bantam Books 2001.

4 Jill B. Taylor: „Mit einem Schlag. Wie eine Hirnforscherin durch ihren Schlaganfall neue Dimensionen des Bewusstseins entdeckt. Knaur, 2010; www.mpg.de/1236220/ Behandlung_Schlaganfall (letzter Abruf: 17.05.2020).

5 Chida Y, Steptoe A: Positive psychological well-being and mortality: a quantitative review of prospective observational studies. Psychosum Md 2008; 70(7):741-56.

6 a) www.aerzteblatt.de/nachrichten/65708/Framingham-Studie-Bildung-schuetzt-vor-Demenz (letzter Abruf: 17.05.2020).
b) S. Alladi et. al.: „Bilingualism Delays the Age of Onset of Dementia", in: Neurology 10: 1212-1221 (2014).

7 Erickson, K. I. et al. (2012): Exercise training increases size of hippocampus and improves memory, PNAS, Vol. 108, No 7.

8 a) Ngandu, Tiia, et al.: „A 2 year multidomain intervention of diet, exercise, cognitive training, and vascular risk monitoring versus control to prevent cognitive decline in at-risk elderly people (FINGER): a randomised controlled trial." The Lancet 385.9984 (2015): 2255-2263.
b) Tesky, V.A. et al. (2009): AKTIVA: aktive kognitive Stimulation – Vorbeugung im Alter, Akt Neurol 36 – M251 DOI: 10.1055/s-0029-1238441.

9 Boyle PA, et al.: Effect of a purpose in life on risk of incident alzheimer disease and mild cognitive impairment in community-dwelling older persons. Arch Gen Psychiatry 2010; 67(3): 304–10.

10 https://harvardmagazine.com/2010/09/the-mindfulness-chronicles (letzter Abruf: 17.05.2020).

11 Ailshire, Jennifer A et al.: "Becoming centenarians: disease and functioning trajectories of older US Adults as they survive to 100." The journals of gerontology. Series A, Biological sciences and medical sciences vol. 70,2 (2015): 193-201. doi:10.1093/gerona/glu124.

Stoffwechselstörungen

1 Araújo, Joana, Jianwen Cai, and June Stevens: „Prevalence of Optimal Metabolic Health in American Adults: National Health and Nutrition Examination Survey 2009–2016." Metabolic syndrome and related disorders 17.1 (2019): 46-52.

2 https://www.br.de/radio/bayern2/sendungen/radiowissen/mensch-natur-umwelt/stoffwechsel-zelle-biologie-100.html (letzter Aufruf: 18.19.2020).

3 Schmid, S. M. et al.: „The metabolic burden of sleep loss." The lancet Diabetes & endocrinology 3.1 (2015): 52-62.

4 a) Cohen, Sheldon et al.: "Sleep habits and susceptibility to the common cold." Archives of internal medicine vol. 169,1 (2009): 62-7. doi:10.1001/archinternmed.2008.505.
b) https://www.ninds.nih.gov/Disorders/Patient-Caregiver-Education/Understanding-Sleep (letzter Abruf 18.5.2020). https://www.webmd.com/heart-disease/news/20030127/sleep-less-more-linked-to-heart-disease (letzter Abruf 18.5.2020).
c) https://www.betterhealth.vic.gov.au/health/ConditionsAndTreatments/sleep-deprivation (letzter Abruf 18.5.2020).

5 Ebbeling CB et al.: Effects of dietary composition on energy expenditure during weight-loss maintenance. JAMA 2012; 307(24):2627-62.

6 Kiecolt-Glaser, Janice K., et al.: „Depression, daily stressors and inflammatory responses to high-fat meals: when stress overrides healthier food choices." Molecular psychiatry 22.3 (2017): 476-482.

7 Heindel, Jerrold J., et al.: „Parma consensus statement on metabolic disruptors (vol 14, 54, 2015)." (2017): 130.

8 https://cordis.europa.eu/project/id/227391/reporting (letzter Abruf 18.5.2020).

9 Neuhauser HK, Ellert U: Prävalenz des metabolischen Syndroms in Deutschland: eine Sensitivitätsanalyse. gms german medical science 2005; Meeting abstract, http://www.egms.de/en/meetings/gmds2005/05gmds183.shtml.

10 NCD Risk Factor Collaboration. „Trends in adult body-mass index in 200 countries from 1975 to 2014: a pooled analysis of 1698 population-based measurement studies with 19· 2 million participants." The Lancet 387.10026 (2016): 1377-1396.

11 a) Hu G, Qiao Q, Tuomilehto J et al.: Plasma insulin and cardiovascular mortality in non-diabetic European men and women: a meta-analysis of data from eleven prospective studies. The DECODE Insulin Study Group. Diabetologia 2004;47:1245–56.
b) Zimmet P, Alberti KGMM, Shaw J. Global and societal implications of the diabetes epidemic. Nature 2001;414:782-7.
c) Carey VJ, Walters EE, Colditz GA et al. Body fat distribution and risk of noninsulin-dependent diabetes in women: the Nurses' Health Study. Am J Epidemiol 1997;145:614-19.

12 www.diabetesatlas.org (letzter Abruf 18.5.2020).

13 a) Tamayo, Teresa, et al.: „The prevalence and incidence of diabetes in Germany: an analysis of statutory health insurance data on 65 million individuals from the years 2009 and 2010." Deutsches Ärzteblatt International 113.11 (2016): 177.
b) https://diabetesinformationsdienst.de/die-epidemiologie-des-diabetes/ (letzter Abruf 18.5.2020).

14 Diabetes, D. E. „Deutscher Gesundheitsbericht Diabetes 2010." Kirchheim, Mainz (2010). URL: https://www.diabetesde.org/system/files/documents/gesundheitsbericht_2010_gesamt_28_10_2009.pdf.

15 a) Diabetes, D. E. „Deutscher Gesundheitsbericht Diabetes 2010." Kirchheim, Mainz (2010). URL: https://www.diabetesde.org/system/files/documents/gesundheitsbericht_2010_gesamt_28_10_2009.pdf.
b) Paul, Dirk S., et al. „Increased DNA methylation variability in type 1 diabetes across three immune effector cell types." Nature communications 7.1 (2016): 1-11.

16 https://www.diabetesinformationsdienst-muenchen.de/forschung/genforschung/index.html (letzter Abruf: 19.5.2020).

17 Kaiserschnitt erhöht das Risiko für Typ-1-Diabetes: Ergebnisse aus der BABYDIAB-Studie DZKF 9/10-2012.

18 U. Kraft: Dem Diabetes auf der Spur. Ursprung des Diabetes Typ-1. DIABETES Nr. 2 2016. S. 42-50.

19 Mohr, S. B., et al.: „The association between ultraviolet B irradiance, vitamin D status and incidence rates of type 1 diabetes in 51 regions worldwide." Diabetologia 51.8 (2008): 1391-1398.

20 Parker, O. Hashmi u. a.: Levels of vitamin D and cardiometabolic disorders: systematic review and meta-analysis. In: Maturitas. Band 65, Nummer 3, März 2010, S. 225-236, doi:10.1016/j.maturitas.2009.12.013. PMID 20031348.

21 Kunz, C. et al.: „No improvement in vitamin D status in German infants and adolescents between 2009 and 2014 despite public recommendations to increase vitamin D intake in 2012." European journal of nutrition 58.4 (2019): 1711-1722.

22 a) De Noni, Ivano, et al.: „Review of the potential health impact of β-casomorphins and related peptides." EFSA Sci Rep 231 (2009): 1-107.
b) Chia, J S J et al.: "A1 beta-casein milk protein and other environmental pre-disposing factors for type 1 diabetes." Nutrition & diabetes vol. 7,5 e274. 15 May. 2017, doi:10.1038/nutd.2017.16.

23 a) Sabine Marienfeld, Sandra Hummel, Anette-Gabriele Ziegler, Michael Hummel: Frühkindliche Ernährung und Typ-1-Diabetes. In: Deutsches Ärzteblatt. Band 104, Nr. 9. Deutscher Ärzte-Verlag, 2. März 2007.
b) E. V. Marietta, A. M. Gomez u. a.: Low incidence of spontaneous type 1 diabetes in non-obese diabetic mice raised on gluten-free diets is associated with changes in the intestinal microbiome. In: PloS one. Band 8, Nummer 11, 2013, S. e78687, doi:10.1371/journal.pone.0078687. PMID 24236037. PMC 3827256.

24 a) Wu, Lu, and Jiao et al.: Paternal Psychological Stress Reprograms Hepatic Gluconeogenesis in Offspring. Cell Metabolism, In press (2016).
b) Wu, Ling, et al.: „Paternal psychological stress reprograms hepatic gluconeogenesis in offspring." Cell metabolism 23.4 (2016): 735-743.

25 https://www.diabetesinformationsdienst-muenchen.de/erkrankungsformen/typ-1-diabetes/risikofaktoren/index.html (letzter Abruf: 20.5.2020).

26 a) Kaati, Gunnar, Lars O. Bygren, and Soren Edvinsson: „Cardiovascular and diabetes mortality determined by nutrition during parents' and grandparents' slow growth period." European journal of human genetics 10.11 (2002): 682-688.
b) Frihauf, Jennifer B., et al.: „Maternal Western diet increases adiposity even in male offspring of obesity-resistant rat dams: early endocrine risk markers." American Journal of Physiology-Regulatory, Integrative and Comparative Physiology 311.6 (2016): R1045-R1059.
c) Huypens, Peter, et al.: „Epigenetic germline inheritance of diet-induced obesity and insulin resistance." Nature genetics 48.5 (2016): 497-499. d) Ryan, D. P., et al. „A paternal methyl donor-rich diet altered cognitive and neural functions in offspring mice." Molecular psychiatry 23.5 (2018): 1345-1355.

27 a) https://www.aerztezeitung.de/Medizin/Auf-das-Bauchfett-kommt-es-an-355297.html (letzter Abruf: 20.5.2020).
b) https://www.ugb.de/ernaehrungsberatung/metabolisches-syndrom/ (letzter Abruf: 20.5.2020).
c) I. Muraki, F. Imamura u. a.: Fruit consumption and risk of type 2 diabetes: results from three prospective longitudinal cohort studies. In: BMJ (Clinical research ed.). Band 347, 2013, S. f5001, PMID 23990623. PMC 3978819.

28 Dariush Mozaffarian et al.: Lifestyle Risk Factors and New-Onset Diabetes Mellitus in Older Adults. Archives of Internal Medicine, 2009, 169, S. 789-807.

29 Thomas, Diana, and Elizabeth J. Elliott: „Low glycaemic index, or low glycaemic load, diets for diabetes mellitus." Cochrane Database of Systematic Reviews 1 (2009).

30 https://www.verbraucherzentrale.de/wissen/lebensmittel/schlankheitsmittel-und-diaeten/glykaemischer-index-gi-und-glykaemische-last-gl-11176 (letzter Abruf: 20.5.2020).

31 Schwingshackl, Lukas, et al.: „A network meta-analysis on the comparative efficacy of different dietary approaches on glycaemic control in patients with type 2 diabetes mellitus." (2018): 157-170.

32 a) McMacken, M. & Shah, S. (2017): A plant-based diet for the prevention and treatment of type 2 diabetes. J Geriatr Cardiol, 14(5), 342-354.
b) Tonstad, S., Stewart, K., Oda, K., Batech, M., Herring, R.p., & Fraser, G. E. (2013): Vegetarian diets and incidence of diabetes in the Adventist Health Study-2. Nutr Metab Cardiovasc Dis, 23(4), 292-299.

33 Polak, Rani et al.: "Legumes: Health Benefits and Culinary Approaches to Increase Intake." Clinical diabetes: a publication of the American Diabetes Association vol. 33,4 (2015): 198-205. doi:10.2337/diaclin.33.4.198.

34 a) M. E. Valencia, P. H. Bennett, E. Ravussin et al.: „The Pima Indians in Sonora, Mexico", Nutrition Reviews 57, S.55-77, 1999.
b) LO Schulz, PH Bennet, E Ravussin et al.: „Effects of traditional and western environments on prevalence of type 2 diabetes in Pima Indians in Mexico and the U.S.", Diabetes Care. 2006 Aug;29(8): 1866-71.

35 https://www.bzfe.de/inhalt/zucker-geliebt-und-verteufelt- 33794.html (letzter Abruf: 20.5.2020).

36 Iwashita et al.: The Glycemic Index of Soybean Nutrition Bar and Its Second Meal Effect. Jpn Pharmacol Ther 36(5)417-27(2008).

37 a) Marventano, S., Izquierdo Pulido, M., Sánchez-González, C., Godos, J., Speciani, A., Galvano, F., & Grosso, G. (2017): Legume consumption and CVD risk: A systematic review and meta-analysis. Public Health Nutrition, 20(2), 245-254. doi:10.1017/ S1368980016002299.
b) Zhu, Beibei et al.: "Dietary legume consumption reduces risk of colorectal cancer: evidence from a meta-analysis of cohort studies." Scientific reports vol. 5 8797. 5 Mar. 2015, doi:10.1038/srep08797.
c) Li, Jie, and Qi-Qi Mao: "Legume intake and risk of prostate cancer: a meta-analysis of prospective cohort studies." Oncotarget vol. 8,27 (2017): 44776-44784. doi:10.18632/oncotarget.16794.

38 Sievenpiper, John & Kendall, C & Esfahani, A & Wong, Julia & Carleton, A.J. & Jiang, Henry & Bazinet, R.P. & Vidgen, Ed & Jenkins, D. (2009): Effect of non-oil-seed pulses on glycaemic control: A systematic review and meta-analysis of randomised controlled experimental trials in people with and without diabetes. Diabetologia. 52. 1479-95. 10.1007/s00125-009-1395-7.

39 a) Cheng, Chia-Wei, et al.: „Fasting-mimicking diet promotes Ngn3-driven β-cell regeneration to reverse diabetes." Cell 168.5 (2017): 775-788.
b) University of Southern California. „Fasting-mimicking diet may reverse diabetes: Periodic cycles of fasting reprogram pancreatic cells and restore insulin production." ScienceDaily. ScienceDaily, 23 February 2017.

40 Kaeberlein TL et al.: Lifespan extension in Caenorhabditis elegans by complete removal of food. Aging Cell 5 (2006) 487-494.

Lungenerkrankungen

1 https://www.lungenaerzte-im-netz.de/krankheiten/copd/haeufigkeit/ (letzter Abruf: 20.5.2020).

2 https://europa.eu/rapid/press-release_IP-16-4358_de.htm.

3 Gollwitzer, E. et al. (2014): Lung microbiota promotes tolerance to allergens in neonates via PD-L1, Nature Medicine online, doi: 10.1038/nm.3568.

4 Trompette, A. et al. (2014): Gut microbiota metabolism of dietary fiber influences allergic airway disease and hematopoiesis through GPR41, Nature Medicine, doi: 10.1038/nm.3444.

5 Yanping Li et al.: Impact of Healthy Lifestyle Factors on Life Expectancies in the US Population. Circulation 2018 April 30, 2018; doi.org/10.1161/ CIRCULATIONAHA.117.032047.

Autoimmungerkrankungen

1 Lerner, A. et al.: The World Incidence and Prevalence of Autoimmune Diseases is Increasing. International Journal of Celiac Disease. 3 (4), 151-155 (2015).

2 Sven Böttcher: "Diagnose: unheilbar. Therapie: selbstbestimmt – Vom souveränen Umgang mit der Schulmedizin. Ein Erfahrungsbericht", Ludwig Verlag, München 2015.

3 Allergieinformationsdienst des Helmholtz Zentrum München – Deutsches Forschungszentrum für Gesundheit und Umwelt: Aufbau und Funktion des Immunsystems, URL: https://www.allergieinformationsdienst.de/immunsystem-allergie/grundlagen-des-immunsystems.html (letzter Abruf: 20.5.2020).

4 a) Grzegorek, Katharina: „Rheuma-Patienten auf den Kopf stellen!" CME 10.9 (2013): 26-26.
b) Ott, Christina: „Rheuma kommt selten allein..." CME 12.7-8 (2015): 47-47.
c) Kathmann, Wiebke: „Rheuma und Infektionen." Orthopädie & Rheuma 19.2 (2016): 15-19.
d) Unger, M., and S. Winkler: „Infektionen und Rheuma." rheuma plus 13.1 (2014): 13-16.
e) Güler-Yüksel, Melek, et al.: „Glucocorticoids, inflammation and bone." Calcified tissue international 102.5 (2018): 592-606. Es gilt der wahre Spruch: „Keine Wirkung ohne Nebenwirkung".

5 Darwin, Charles: „The origin of species by means of natural selection." (1859): 365.

6 a) Klein, Kerstin et al.: "Epigenetic contributions in the development of rheumatoid arthritis." Arthritis research & therapy vol. 14,6 227. 9 Nov. 2012, doi:10.1186/ar4074.
b) World Health Organization: "State of the Science: Endocrine Disrupting Chemicals 2012".

7 a) Krüger M, Lindner A, Heimrath J.: Nachweis von Glyphosat im Urin freiwilliger, selbstzahlender Studienteilnehmer – „Urinale 2015".
b) Bader W: Sleep safe in a toxic world: Your guide to a safe night's sleep. Freedom Press 2011.
c) He C, Morawska L, Taplin L: Particle Emission Characteristics of Office Printers. Environ Sci Technol 2007; 41(17):6039-45 .
d) Svanes Ø et al.: Cleaning at Home and at Work in Relation to Lung Function Decline and Airway Obstruction. Am J Respir Crit Care Med 2018; 197(9):1157-63.

8 a) Pollard, K Michael et al.: "Toxicology of autoimmune diseases." Chemical research in toxicology vol. 23,3 (2010): 455-66. doi:10.1021/tx9003787; Chang-Hung, K. et. al.: "Immunomodulatory effects of environmental endocrine disrupting chemicals", 2012.
b) Bergman, Åke, et al.: „Manufacturing doubt about endocrine disrupter science – A rebuttal of industry-sponsored critical comments on the UNEP/WHO report "State of the Science of Endocrine Disrupting Chemicals 2012"." Regulatory Toxicology and Pharmacology 73.3 (2015): 1007-1017.

9 a) Heliovaara M, Aho K, Aromaa A et al. (1993): Smoking and risk of rheumatoid arthritis. J Rheumatol 20 (11): 1830-1835.
b) Bigazzi, P. E. (1994): Autoimmunity and heavy metals. In: Lupus 3 (6), S. 449-453. DOI: 10.1177/096120339400300604.
c) Mesnage R et al.: Major pesticides are more toxic to human cells than their declared active principles. Biomed Res Int 2014; 2014:179691
d) Bundesinstitut für Risikobewertung: „Kosmetische Mittel: BfR empfiehlt Schwermetallgehalte über Reinheitsanforderungen der Ausgangsstoffe zu regeln", Stellungnahme Nr. 025/2006 des BfR vom 05. April 2006; URL: https://www.bfr.bund.de/cm/343/kosmetische_mittel_bfr_empfiehlt_schwermetallgehalte_ueber.pdf.
e) Bund für Umwelt und Naturschutz, BUND-Studie: "Der Kosmetik-Check – Hormoncocktail im Badezimmer".
f) Stiftung Warentest: „Mineralöle in Kosmetika – Kritische Stoffe in Crems, Lippenpflegeprodukten und Vaseline", 2015.
g) Ökotest, Bodylotion mit Urea im Test: „Krebsverdächtiger Konservierer in Cremes von L'loréal", 2012 .
h) Greenpeache e.V.: „Giftige Garte – Der große Textilien-Test von Greenpeace", 2012.

10 Deodhar, S. D. (1992): Autoimmune diseases: overview and current concepts of pathogenesis. In: Clinical biochemistry 25 (3), S. 181-185.

11 Neumaier, Judith: „Trotz Rheuma beschwerdefrei." MMW-Fortschritte der Medizin 154.4 (2012): 18-19.

12 a) Fasano, Alessio (2011): Zonulin and its regulation of intestinal barrier function: the biological door to inflammation, autoimmunity, and cancer.In: Physiological reviews 91 (1), S. 151-175. DOI: 10.1152/physrev.00003.2008.
b) Mu, Qinghui et al.: "Leaky Gut As a Danger Signal for Autoimmune Diseases." Frontiers in immunology vol. 8 598. 23 May. 2017, doi:10.3389/fimmu.2017.00598.

13 a) Croia, C. et al.: "Epstein-Barr virus persistence and infection of autoreactive plasma cells in synovial lymphoid structures in rheumatoid arthritis.", 2013, in Ann Rheum Dis.
b) Draborg AH et. al.: "Epstein-Barr virus in systemic autoimmune diseases.", 2013, in Clin Dev Immunol.

14 Kiecolt-Glaser, Janice K. (2010): Stress, Food, and Inflammation: Psychoneuroimmunology and Nutrition at the Cutting Edge. In: Psychosomatic medicine 72 (4), S. 365-369. DOI: 10.1097/PSY.0b013e3181dbf489.

15 a) Tawakol, A. et al. (2017): Relation between resting amygdalar activity and cardiovascular events: a longitudinal and cohort study. In: The Lancet.
b) Stojanovich, Ljudmila and Marisavljevich, Dragomir (2008): Stress as a trigger of autoimmune disease. In: Autoimmunity reviews 7 (3), S. 209-213. DOI: 10.1016/j. autrev.2007.11.007.

16 Festa, A., et al.: „The relation of body fat mass and distribution to markers of chronic inflammation." International journal of obesity 25.10 (2001): 1407-1415.

17 Oz, Helieh S.: "Nutrients, Infectious and Inflammatory Diseases." Nutrients vol. 9,10 1085. 30 Sep. 2017, doi:10.3390/nu9101085.

18 a) Deutsche Rheuma-Liga Bundesverband e.V.: „Ernährung bei Rheuma", 2018, Link: https://www.rheuma-liga.de/fileadmin/user_upload/Dokumente/Mediencenter/ Publikationen/Merkblaetter/5.2_Ernaehrung.pdf.
b) Harvard Medical School – Harvard Health Publishing: "Foods that fight inflammation", 2018.
c) Arthritis Foundation: "8 Food Ingredients That Can Cause Inflammation", Link: https://www.arthritis.org/living-with-arthritis/arthritis-diet/foods-to-avoid-limit/food-ingredients-and-inflammation.php.
d) Oz, Helieh S. "Nutrients, Infectious and Inflammatory Diseases." Nutrients vol. 9,10 1085. 30 Sep. 2017, doi:10.3390/nu9101085.
e) Pattison DJ, Harrison RA, Symmons DP (2004): The role of diet in susceptibility to rheumatoid arthritis: a systematic review. J Rheumatol 31 (7): 1310-1319.

19 a) Faris, E. et al.: "Intermittent fasting during Ramadan attenuates proinflammatory cytokines and immune cells in healthy subjects", 2012.
b) Aksungar F, B, Topkaya A, E, Akyildiz M: Interleukin-6, C-Reactive Protein and Biochemical Parameters during Prolonged Intermittent Fasting.Ann Nutr Metab 2007;51:88-95. doi: 10.1159/000100954.

20 Ava Hosseinzadeh Paul R. Thompson Brahm H. Segal Constantin F. Urban: "Nicotine induces neutrophil extracellular traps", 2016, in Journal of Leukocyte Biology.

21 González, Delia Almeida, et al.: „Sex hormones and autoimmunity." Immunology letters 133.1 (2010): 6-13.

22 Ngo, Shyuan T., Frederik J. Steyn, and Pamela A. McCombe: „Gender differences in autoimmune disease." Frontiers in neuroendocrinology 35.3 (2014): 347-369.

23 a) Williams, William V.: "Hormonal contraception and the development of autoimmunity: A review of the literature." The Linacre quarterly vol. 84,3 (2017): 275-295. doi:10.1080/00243639.2017.1360065.
b) Moulton, Vaishali R.: "Sex Hormones in Acquired Immunity and Autoimmune Disease." Frontiers in immunology vol. 9 2279. 4 Oct. 2018, doi:10.3389/ fimmu.2018.02279.

24 Hess, Evelyn V.: „Environmental chemicals and autoimmune disease: cause and effect." Toxicology 181 (2002): 65-70.

25 Rigby, W. F., Terryl Stacy, and Michael W. Fanger: „Inhibition of T lymphocyte mitogenesis by 1, 25-dihydroxyvitamin D3 (calcitriol)." The Journal of clinical investigation 74.4 (1984): 1451-1455.

26 a) Mowat, Allan M., and William W. Agace: „Regional specialization within the intestinal immune system." Nature Reviews Immunology 14.10 (2014): 667-685.
b) Veldhoen, Marc, and Verena Brucklacher-Waldert: „Dietary influences on intestinal immunity." Nature Reviews Immunology 12.10 (2012): 696-708.

27 Yang, Chen-Yen et al.: "The implication of vitamin D and autoimmunity: a comprehensive review." Clinical reviews in allergy & immunology vol. 45,2 (2013): 217-26. doi:10.1007/s12016-013-8361-3.

28 Kunz, Clemens, et al.: „No improvement in vitamin D status in German infants and adolescents between 2009 and 2014 despite public recommendations to increase vitamin D intake in 2012." European journal of nutrition 58.4 (2019): 1711-1722.

29 a) Ana Jéssica Pinto et. al.: "Physical inactivity and sedentary behavior: Overlooked risk factors in autoimmune rheumatic diseases?", 2017, In: Autoimmunity Reviews.
b) Kassem Sharif et. al.: "Physical activity and autoimmune diseases: Get moving and manage the disease", 2018, In: Autoimmunity Reviews.
c) Diego Sales de Oliveira, Rafael Giovani Misse, Fernanda Rodrigues Lima and Samuel Katsuyuki Shinjo: "Physical exercise among patients with systemic autoimmune myopathies", 2018, In: Advances in Rheumatology.

30 Medina, Gabriela, et al.: „Metabolic syndrome, autoimmunity and rheumatic diseases." Pharmacological research 133 (2018): 277-288.

31 a) Purnak T., Yilmaz Y.: "Liver disease and malnutrition.", 2013, In: Best Pract Res Clin Gastroenterol.
b) Björnsson, Einar, et al.: „Drug-induced autoimmune hepatitis: clinical characteristics and prognosis." Hepatology 51.6 (2010): 2040-2048. 32 Watson, Ronald Ross, and William DS Killgore, eds. Nutrition and lifestyle in neurological autoimmune diseases: multiple sclerosis. Academic Press, 2016.

Was wir für Gesundheit halten und was sie wirklich ist

1 World Health Organization. „Verfassung der Weltgesundheitsorganisation." New York, NY (1946). URL: https://www.admin.ch/opc/de/classified-compilation/19460131/2014 05080000/0.810.1.pdf (Stand: 08.05.2014).

2 https://www.zeit.de/2014/05/leben-ohne-schmerz-genmutation/komplettansicht (letzter Abruf: 22.5.2020).

3 Schiavon, Cecilia C et al.: "Optimism and Hope in Chronic Disease: A Systematic Review." Frontiers in psychology vol. 7 2022. 4 Jan. 2017, doi:10.3389/fpsyg.2016.02022.

4 a) https://de.statista.com/outlook/90040300/137/t-shirts-unterhemden/deutschland#market-volume (letzter Abruf: 22.5.2020).
b) https://www.fairschnitt.org/index.php/materialien-db/item/30-im-visier-discounter-eine-studie-ueber-die-arbeitsbedingungen-bei-zulieferern-von-aldi-lidl-und-kik-in-bangladesch (letzter Abruf: 22.5.2020).

5 a) Bundesanstalt für Landwirtschaft und Ernährung: Presseinformation – Jeder Deutsche isst im Jahr rund 60 kg Fleisch. Bonn. 28. September 2015. URL: https://www.ble.de/SharedDocs/Downloads/DE/Pressemitteilungen/150928_Fleisch.pdf?__blob=publicationFile&v=1.
b) https://www.regenwald.org/themen/fleisch-soja#start (letzter Abruf: 22.5.2020).

6 Dirzo, R. et al. (2014): Review: Defaunation in the Anthropocene, Science, Vol. 345(6195), S. 401-406.

Gesundheit und Krankheit aus Sicht der evolutionären Medizin

1 Romanes, G. J. (1892): Darwin and After Darwin. Open Court, Chicago: Ernst Haeckel's Embryological Illustrations", Isis 97 (2006), 260-301 https://commons.wikimedia.org/wiki/File:Haeckel_drawings.jpg.

2 a) Anthony A. Volk, Jeremy A. Atkinson: Infant and child death in the human environment of evolutionary Adaptation. In: Evolution and Human Behavior 34,3 (Mai 2013) S. 182-192.
b) Roser, M.: „Child mortality. Our World in Data." (2013).

3 D. P. Kwiatkowski: „How malaria has affected the human genome and what human genetics can teach us about malaria", Am. J. Hum. Genet. (200) 77:171-192.

Selbstheilung: Dein „innerer Arzt" heilt, nicht der Doktor

1 Chipidza, Fallon E et al.: "Impact of the Doctor-Patient Relationship." The primary care companion for CNS disorders vol. 17,5 10.4088/PCC.15f01840. 22 Oct. 2015, doi:10.4088/PCC.15f01840.

2 a) Al-Lamee R et al.: Percutaneous coronary intervention in stable angina (ORBITA): a double-blind-randomised controlled trial. Lancet 2018; 391(10115):31-40.
b) Monk P et al.: The urgent need for evidence in arthroscopic meniscal surgery. Am J Sports Med 2017; 45(4):956-73.
c) Wartolowska K et al.: Use of placebo controls in the evaluation of surgery: systematic review. BMJ 2014; 348:g3253.

3 Osteoporose Selbsthilfegruppen Dachverband e.V.: "Knochenumbau (bone remodeling)", Url: https://www.osd-ev.org/osteoporose/knochen/knochenumbau/ (letzter Abruf: 25.6.2019).

4 Osteoporose Selbsthilfegruppen Dachverband e.V.: "Belastung stärkt den Knochen. Warum?", Url: https://www.osd-ev.org/osteoporose/knochen/belastung/ (letzter Abruf: 26.6.2019).

5 J. H Keyak, A. K. Koyama, A. Leblanc et al.: „Reduction in proximal femoral strength due to long-duration spaceflight", Bone. 3.12.18.

6 Qing Li u.a.: „Effect of phytoncides from forest environments on immune function", in: Qing Li, Forest Medicine, S. 159-169, Nova Biomedical Verlag, New York, 2013.

7 Qing Li u.a.: „Effect of phytoncides from forest environments on immune function", in: Qing Li, Forest Medicine, S. 71, Nova Biomedical Verlag, New York, 2013.

8 Qing Li u.a.: „Effect of phytoncides from forest environments on immune function", in: Qing Li, Forest Medicine, S. 71 und S. 77, Nova Biomedical Verlag, New York, 2013.

9 Qing Li, Maiko Kobayashi, Tomoyuki Kawada: „Relationships between percentrage of forest coverage and standardized mortality ratios (SMR) of cancers in all prefectures in japan", in: The Open Public Health Journal 1/2008, S. 1-7, Beijing, 2008.

10 Bum-Jin Park et. al.: „Psychological evaluation of forest environment and physical variables" in: Qing Li, Forest Medicine, S. 37-54, Nova Biomedical Verlag, New York, 2013.

11 Bum-jin Park u.a.: „Effect of the forest environment on Physiological Relaxation using results of field tests at 35 sites throughout Japan", in: Qing Li, Forest Medicine, S. 57-67, Nova Biomedical Verlag, New York, 2013.

12 Tatsuro Ohira und Naoyuki Matsui: „Phytoncides in forest atmosphere", in: Qing Li, Forest Medicine, S. 31-32, Nova Biomedical Verlag, New York, 2013.

13 Artist as Family, Patrick Jones, https://permapoesis.blogspot.com/

14 Patricia Norris, Garret Porter: „I Choose Life: The Dynamics of Visualization and Biofeedback", 2012.

15 Barbara Hewson-Bower und Peter Drummond: „Psychological treatment for recurrent symptoms of cold and flue in children", in: Journal of Psychsomatic Research (2001:51, Amsterdam, 2001.

16 Wolf-Dieter Storl im ZDF bei Markus Lanz am 29.1.2014.

17 a) Stephen Kaplan in: Rebecca Clay, Green is good for you, Monitor on Psychology 32, Washington, Nr. 4, April 2001.
b) Rachel Kaplan, Stephen Kaplan und Robert Ryan: „With people in mind - Design and management of everyday nature", Island Press, Washington DC, 1998.
c) Richard Louv: Das letzte Kind im Wald – Geben wir unseren Kindern die Natur zurück, S. 136-137, Herder Verlag, Freiburg im Breisgau, 2013.

18 Andrea Faber Taylor, Frances Kuo und William Sullivan: „Coping with ADD - The surprising connection to green pla settings", in Environment and Behavior 33, Nr. 1, S. 54-77, 2001.

19 Christos Gallis: „Green Care for human therapy, social innovation, rural economy, and educations", S. VII, Nova Biomedical Verlag, New York, 2013.

Artgerechte Menschenhaltung im 21. Jahrhundert

1 Moorehead, Bob. „The Paradox of Our Age." (1995). (Abdruckgenehmigung vorhanden)

Der Schlüssel für ein gesundes und langes Leben

1 Anthony Robbins (2012): Change, Robbins Research International.

2 Zaltman, Gerald: How customers think: Essential insights into the mind of the market. Harvard Business Press, 2003.

3 Wood, Wendy, Jeffrey M. Quinn, and Deborah A. Kashy: „Habits in everyday life: Thought, emotion, and action." Journal of personality and social psychology 83.6 (2002): 1281.

4 McClure, Samuel M., et al.: „Time discounting for primary rewards." Journal of neuroscience 27.21 (2007): 5796-5804.

5 a) Hüther, Gerald: Biologie der Angst: wie aus Streß Gefühle werden. Vandenhoeck & Ruprecht, 2016.
b) https://www.spektrum.de/magazin/neurobiologie-der-angst/820965 (letzter Abruf: 22.5.2020).

6 Lally, Phillippa, et al.: „How are habits formed: Modelling habit formation in the real world." European journal of social psychology 40.6 (2010): 998-1009.

7 Hagger, Martin S., et al.: „Ego depletion and the strength model of self-control: a meta-analysis." Psychological bulletin 136.4 (2010): 495.

8 Spenst, Dominik: Das 6-Minuten-Tagebuch: ein Buch, das dein Leben verändert, Rowohlt Taschenbuch Verlag, Hamburg 2019.

9 Brewer, Judson A., et al.: „Mindfulness training for smoking cessation: results from a randomized controlled trial." Drug and alcohol dependence 119.1-2 (2011): 72-80.

10 Biss, Renée K., and Lynn Hasher: „Happy as a lark: Morning-type younger and older adults are higher in positive affect." Emotion 12.3 (2012): 437.

11 Tomporowski, Phillip D.: „Effects of acute bouts of exercise on cognition." Acta psychologica 112.3 (2003): 297-324.

12 Lee, Paul / Calugar-Pop, Cornelia (2015): Global Mobile Consumer Survey. Insights into global consumer mobile trends. URL: https://www2.deloitte.com/global/en/pages/technology-media-and-telecommunications/articles/gx-global-mobile-consumer-trends.html (letzter Aufruf: 22.5.2020).

13 https://www.psychologytoday.com/us/blog/kidding-ourselves/201405/the-remarkable-power-hope (letzter Abruf: 22.5.2020).

Über den Autor

Krystian Manthey ist Medizinredakteur und engagiert sich mit all seiner Energie für mehr Gesundheitskompetenz und Nachhaltigkeit in der Gesellschaft. Durch seinen eigenen (erfolgreich beendeten) Leidensweg weiß der erfolgreiche Blogger, wie ermüdend die Suche nach gesundheitlicher Hilfe oft ist. Seine Wissensartikel verhelfen monatlich hunderttausenden Ratsuchenden mit evidenzbasierten Informationen zu mehr Wohlbefinden und Zufriedenheit.

Gesunder Alltag trotz 40h + Arbeit? So gelingt es mir:

Ich habe den Luxus, meine Tage relativ flexibel gestalten zu können. Deshalb verzichte ich auf einen Wecker. In der Regel werde ich dennoch kurz nach 6 Uhr morgens wach und starte meinen Tag mit einer festen Routine: Um die Tiere kümmern, Geschirrspüler ausräumen, Frühstück vorbereiten, danach arbeite ich erst einmal eine Stunde am Computer. Im zweitägigen Wechsel folgen anschließend 20-50 Minuten Yoga oder Körpergewichtstraining und dann das verdiente Müsli, bestehend aus gekeimten Mehrkornflocken, verschiedensten Saaten, Nüssen, Kakao, unterschiedlichen Gewürzen und Smoothie-Pulvern sowie etwas frischem Obst.

Danach folgen 2-3 Stunden fokussierter Arbeit am Schreibtisch, die ich abwechselnd im Stehen und im Sitzen verbringe – und bald auch in der Hocke (schaffe ich leider noch nicht ganz) für noch mehr Bewegungsdynamik. Im Anschluss bereite ich entweder das Mittagessen vor oder fahre mit dem Rad zum Foodsharing, wo ich zusammen mit anderen aus dem gleichnamigen Verein Lebensmittel von einem der vielen kooperierenden Betriebe abhole, die sonst weggeschmissen worden wären. Dadurch bewege ich mich, tue etwas gegen die Lebensmittelverschwendung und spare auch noch jede Menge Geld.

Anschließend ist meist noch Zeit für eine weitere Stunde Arbeit, bevor es zum Mittag in der Regel Brot mit diversen Aufstrichen und Rohkost-Gemüse gibt. Danach stehen weitere 3-5 Stunden Arbeit an, die ich immer wieder unterbreche für Spaziergänge, kurze Mobilisations- und Entspannungsübungen oder Lesepausen.

Zum Abend gibt es häufig eine Gemüsepfanne mit Reis, Kartoffeln oder Nudeln. Ab und an nehmen wir uns aber auch die Zeit für eine selbst gemachte Pizza, Wrap oder sonstige Köstlichkeiten.

Du siehst: Für ein gesundes Leben benötigt es keine ausgefeilten Diäten, übermäßig viel Sport oder unglaubliche Willenskraft. Du brauchst „lediglich" gesunde Gewohnheiten und gute Strukturen.

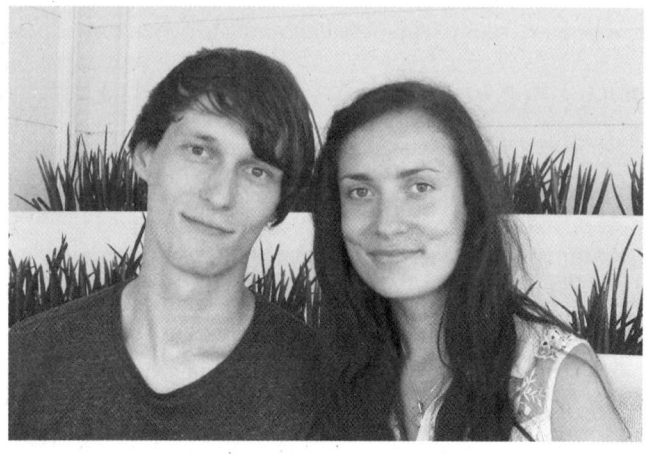

Krystian Manthey und seine Partnerin

Der ewige Streit um die Wahrheit

Fehler einzugestehen, *fällt den meisten Menschen sehr schwer. Noch schwerer fällt es vielen,* ihr Gegenüber nicht mit ihren altklugen Weisheiten zu unterbrechen, wenn diese „Falsches" aussprechen. Die Frage ist: Möchten wir anderen wirklich helfen, wenn wir sie mit unserem Besserwissen belehren, oder geht es uns einfach darum, unsere Wahrheit lauter als der andere herauszuposaunen und damit unsere Meinung „wahrer" zu machen?

Schon seit Ewigkeiten streiten sich die Menschen darüber, was richtig und was falsch ist. In der Vergangenheit bestimmte vor allem die regierende Macht darüber. Neue Erkenntnisse (Wahrheiten?) wurden gerne angenommen, wenn sie dem Machterhalt dienten. Hinterfragten diese Erkenntnisse aber das machtgebende Weltbild – oder auch nur die Meinung der gerade Regierenden –, wurden die Erkenntnisbringer nicht selten unterdrückt und bekämpft.

Heutzutage – zumindest in unserem Land – herrscht zum Glück (eine mehr oder weniger gesicherte) Meinungsfreiheit und mir wird nicht sofort der Denkapparat via Guillotine vom Leib getrennt, wenn ich an der „Wahrheit" der Mainstream-Meinung öffentlich zweifle. Dennoch werden auch heute noch Whistleblower wie Edward Snowden oder Julian Assange von den sich bedroht fühlenden Eliten verfolgt, denunziert, und ihr Leben wird zur Hölle auf Erden gemacht.

Aber nicht nur Konzernbosse und Regierungen versuchen die absolute Wahrheit für sich zu beanspruchen und reagieren aggressiv auf das Veröffentlichen von geheimen Informationen oder auf andere Meinungen. Unser zwischenmenschlicher Alltag ist geprägt davon, dass Menschen im Recht sein wollen.

...

Artikel weiterlesen: kamphausen.media/streit-wahrheit

Alltagseinblicke und Routinen des Autors:

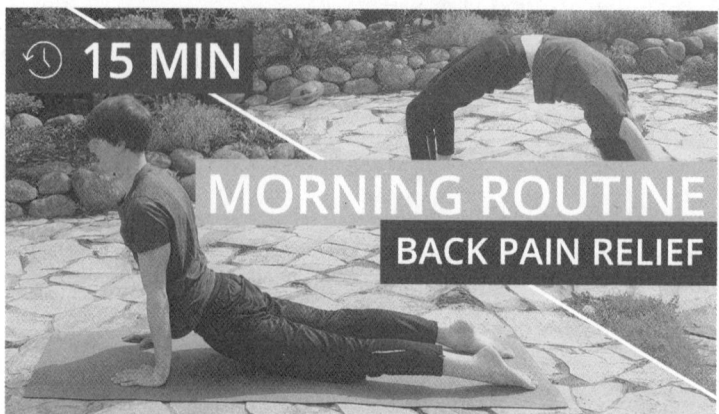

kamphausen.media/manthey-morgenroutine

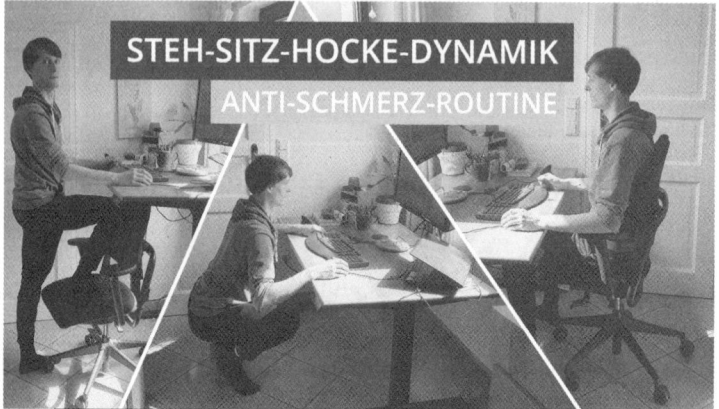

kamphausen.media/manthey-steh-sitz-dynamik

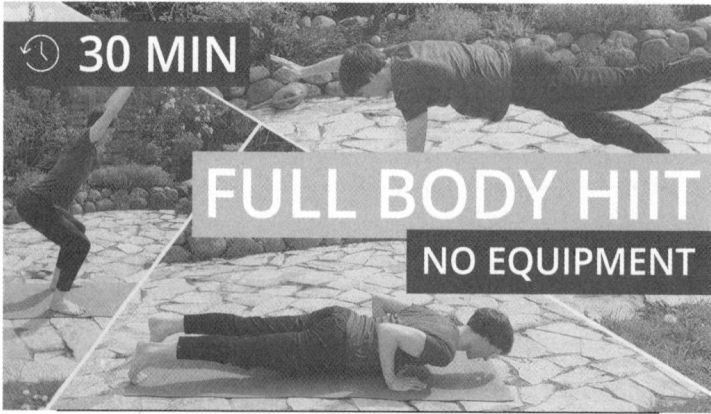

kamphausen.media/manthey-workout